Maureen Mylander

Der vitale Mann

Maureen
Mylander

Der vitale Mann

Das umfassende Gesundheitsbuch für Männer und ihre Frauen

BLV

CIP-Titelaufnahme der Deutschen Bibliothek

Mylander, Maureen:
Der vitale Mann: das umfassende Gesundheitsbuch für Männer und ihre Frauen / Maureen Mylander [Übers. aus d. Amerikan.: Maria Zybak]. - München; Wien; Zürich: BLV, 1989
Einheitssacht.: The healthy male <dt.>
ISBN 3-405-13694-6

BLV Verlagsgesellschaft mbH
München Wien Zürich
8000 München 40

Titel der amerikanischen Originalausgabe:
The Healthy Male · A Comprehensive Health Guide for Men.

Übersetzung aus dem Amerikanischen:
Maria Zybak

Gesamtherstellung: F. Pustet, Regensburg

Printed in Germany · ISBN 3-405-13694-6

Für Willard G. Root,
Michael J. Halberstam und
Donald S. Jewell

An diese drei Männer mußte ich während der zwei Jahre, die ich an diesem Buch schrieb, sehr oft denken. Der erste, mein Vater, ist mit einundfünfzig Jahren an einem Herzleiden gestorben. Er hätte viel länger leben können, hätte er sich von den beiden anderen behandeln lassen.
Mit Dr. Michael J. Halberstam, Internist und Kardiologe, habe ich mehrere Jahre zusammengearbeitet, als ich Gesundheitstips für eine Zeitung schrieb. Er starb auf tragische Weise im Alter von achtundvierzig Jahren an den Schußverletzungen eines Einbrechers.
Dr. Donald S. Jewell, klinischer Psychologe, ist bei guter Gesundheit und lebt in Washington, wo er vielen Menschen zu einem zufriedenen Leben verhilft. Ich wünsche ihm ein langes und glückliches Leben.

Inhalt

Geleitwort

Der vitale Mann von Maureen Mylander ist meines Wissens das erste umfassende Buch, in dem es ausschließlich darum geht, wie Männer sich gesund erhalten und Krankheiten vorbeugen können. Wichtige Themen wie Ernährung, Sport, Sexualität, Erholung, Schlaf und Streß sowie die häufigsten Todesursachen wie Herzkrankheiten und Krebs, aber auch andere wie Unfall, Selbstmord und verschiedene Formen der Abhängigkeit werden ausführlich behandelt. Dutzende von Experten verschiedener Institute haben die zu ihrem Fachbereich gehörenden Kapitel überarbeitet.

Zur Sprache kommen auch die besonderen Fragen, die sich durch das Älterwerden ergeben. Dabei fällt der relativ große Unterschied bei der Lebenserwartung auf: Männer werden im Durchschnitt 71,8 Jahre alt, Frauen hingegen 78,3 Jahre. Daß Frauen länger leben als Männer, kann aber auch negative Seiten haben. Witwen sind finanziell oft sehr schlecht gestellt, leiden an vielen chronischen Krankheiten, haben mit emotionalen und sozialen Problemen zu kämpfen. Es ist also für Männer und Frauen gleichermaßen wichtig, sich damit zu befassen, wie dieser große Unterschied in der Lebenserwartung verringert werden kann. *Der vitale Mann* wirft Fragen auf wie: Inwieweit ist der Unterschied in der Lebenserwartung veränderbar? Ist er hauptsächlich auf genetische Faktoren zurückzuführen oder vielleicht darauf, daß das Hormon- oder das Immunsystem von Frauen leistungsfähiger ist als bei Männern? Inwieweit hat das Verhalten etwas damit zu tun? Was alles kann sofort getan werden, und inwieweit sind längerfristige gesellschaftliche Veränderungen notwendig? Es liegen einige Informationen dazu vor, aber die Forschung interessiert sich noch nicht so sehr für dieses Thema, wie es angebracht wäre.

Die wichtigsten Gründe für Krankheiten sind in genetischen Faktoren zu suchen, dem Alterungsprozeß und den Umwelteinflüssen – wozu auch Krankheitserreger von außen und unser eigenes Verhalten in dieser Hinsicht gehören, nämlich was wir essen und wie wir auf unsere Gesundheit achten. Die genetischen Anlagen und der Alterungsprozeß sind sehr wichtige Faktoren, auf die wir erst seit kurzem und auch nur sehr bedingt einwirken können. Etwa zur Hälfte sind Krankheiten oder ein langes Leben auf Umwelteinflüsse zurückzuführen. So dürfte die geringere Lebenserwartung von Männern zu einem Drittel darauf beruhen, daß sie mehr rauchen. Dies ist einer der wenigen Fälle, wo Vorurteile gegen Frauen sich für sie positiv ausgewirkt haben, denn es wurde bis weit ins 20. Jahrhundert als sehr negativ angesehen, wenn eine Frau rauchte. Der Tabakkonsum insgesamt ist in den letzten Jahren zwar deutlich zurückgegangen, aber es beginnen immer mehr junge Frauen zu rauchen als junge Männer mit dem gleichen sozioökonomischen Hintergrund.

Der Tabakkonsum mag zwar der wichtigste Einzelfaktor für die unterschiedliche Lebenserwartung von Männern und Frauen sein, »mitschuldig« sind aber weitere Faktoren wie ein gefährlicher Beruf, Umgang mit Giftstoffen, »Macho-Verhalten« und Alkoholmißbrauch, die vielleicht noch schwerer in den Griff zu bekommen sind als das Rauchen. Wie Betty Friedan einmal gesagt hat, könnten die Männer vielleicht von den Frauen lernen, wie sie ihr Verhalten ändern und länger leben können.

Es ist falsch zu denken, daß man ohnehin nichts dazu tun kann, gesund alt zu werden und lange zu leben. Die Gerontologie, eine der umwälzendsten Entwicklungen in der modernen Medizin, und die Geriatrie sind der Beweis dafür, daß man das Leben sehr wohl durch vielerlei Vorkehrungen im Bereich der Gesellschaft, des Verhaltens und der Umwelt verlängern und dabei auch aktiv, vital und gesund bleiben kann.

Dr. Robert N. Butler
New York
April 1987

Zu diesem Buch

Der vitale Mann ist ein Buch über »Bodybuilding« – allerdings nicht mit neuen Tips, wie man möglichst schnell zu dicken Muskelpaketen kommt, sondern wie man, dem Wortsinn nach, den Körper so aufbaut, daß er bedrohliche Krankheiten abwehren kann, an denen Männer im besten Alter sterben, und daß Männer länger leben und dabei gesund und fit bleiben. Die folgende Definition des Begriffs Fitness scheint mir recht zutreffend:

> ... die Fähigkeit, seinen täglichen Pflichten mit Energie und Umsicht nachzukommen, ohne sich dadurch über Gebühr zu verausgaben, und genügend Energie zu behalten, um die Freizeit zu genießen und auch für unvorhergesehene Ereignisse gerüstet zu sein.

Diese Definition schließt die Teilnahme an Marathonläufen ebenso ein wie den angenehmen Abend, den Sie mit Ihrer Frau oder Freundin, den Kindern, Freunden oder mit sich allein verbringen.

Mit »Sie« sind in diesem Buch Männer jeden Alters gemeint. Dieses Buch spricht sicher auch viele Frauen an, die an ihren Ehegatten, Freund, Vater, Bruder, Sohn, Großvater, Onkel oder an einen anderen Mann in ihrem Leben denken. Auch für Frauen selbst kann das Buch sehr interessant sein, denn die meisten der gesundheitlichen Probleme betreffen beide Geschlechter. An sich habe ich dieses Buch aber für und über Männer geschrieben.

Dafür gibt es zwei Gründe. Erstens hat bis jetzt noch niemand ein umfassendes Gesundheitsbuch für Männer geschrieben. Bücher, die sich mit einzelnen Aspekten wie männliche Sexualität, Vasektomie, Prostataproblemen, Midlifecrisis, richtiger Ernährung, Fitness und Bodybuilding beschäftigen, gibt es inzwischen viele. Es gibt aber noch kein Buch, in dem all diese Dinge zusammengefaßt sind, obwohl es unzählige Gesundheitsbücher für Frauen gibt, darunter Dutzende zu dem Thema, wie man sich gesund erhält und schön bleibt. Zweitens haben Männer im Durchschnitt eine um sieben Jahre geringere Lebenserwartung als Frauen. Im Jahr 1987 lag die Lebenserwartung von Männern bei 71,8 Jahren, die von Frauen bei 78,3 Jahren. Dieser Abstand – der zwischen 1900 und 1972 immer größer wurde – hat sich seit 1979 um ein Jahr verringert. Dennoch ist es weiterhin so, daß Männer vorzeitig sterben, hauptsächlich an Herzerkrankungen, Krebs, bei Unfällen, durch Schlaganfälle, chronische Lungenkrankheiten, Lungenentzündung und Grippe, Selbstmord, Leberkrankheiten, Mord und Diabetes (die Todesursachen sind in der Reihenfolge ihrer Häufigkeit genannt). Die Sterblichkeitsziffern im einzelnen sind wie folgt:

- ▷ An Herzerkrankungen sterben doppelt soviel Männer wie Frauen;
- ▷ an Krebs 1,5mal soviel Männer wie Frauen;
- ▷ bei Unfällen 2,8mal soviel Männer wie Frauen;

- ▷ durch Schlaganfälle 1,2mal soviel Männer wie Frauen;
- ▷ an chronischen Lungenkrankheiten einschließlich Emphysem 2,4mal soviel Männer wie Frauen;
- ▷ an Lungenentzündung/Grippe 1,8mal soviel Männer wie Frauen;
- ▷ durch Selbstmord 3,6mal soviel Männer wie Frauen (das ist der größte Unterschied bei den Todesursachen);
- ▷ an Leberzirrhose und chronischen Leberkrankheiten 2,2mal soviel Männer wie Frauen;
- ▷ durch Mord 3,3mal soviel Männer wie Frauen;
- ▷ an Diabetes 1,1mal soviel Männer wie Frauen.

Warum sterben Männer früher, und warum ist die Sterblichkeitsziffer bei fast allen Todesursachen zwei- bis über dreimal so hoch wie bei Frauen? Das mag teilweise an genetischen Faktoren und hormonellen Unterschieden liegen. Die Hauptursache, warum Frauen länger leben als Männer – und gleichzeitig das Thema dieses Buches –, ist aber, daß vieles auf die Lebensführung zurückzuführen ist – das heißt, Männer müßten nicht »jung« sterben. Die *potentielle Lebenserwartung* von Männern ist viel länger als die *tatsächliche Lebenserwartung.* Das heißt ganz konkret, daß Sie – als Mann und nicht als statistischer Faktor – nicht nur länger leben, sondern auch länger vital sein und das Leben genießen könnten, wenn Sie sich um ihre Gesundheit kümmern und das Risiko, vorzeitig an einem Herzschlag oder einer anderen führenden Todesursache zu sterben, möglichst verringern. Es ist besser, Sie beginnen damit spät als nie.

Im ersten Teil werden grundsätzliche Dinge behandelt, die die Gesundheit beeinflussen: richtige Ernährung, Sport, gesunde Sexualität, Schlaf und Erholung, bessere Streßbewältigung. Im zweiten Teil geht es um die zehn wichtigsten Ursachen von vorzeitigem Tod. Drei davon – Unfall, Selbstmord und Mord – werden in den üblichen Gesundheitsbüchern meist außer acht gelassen. In diesem Teil kommen auch die Probleme zur Sprache, die besonders Männer betreffen, unter anderem extrem starker Haarausfall, Fußpilz, Vasektomie, Prostataprobleme und Abhängigkeit von Alkohol, Drogen und krankmachenden Beziehungen. Im dritten Teil werden Mittel gegen das Altern behandelt, wie Sie besser auf die Signale Ihres Körpers achten können und wie nachteilig es sein kann, Ärzten blind zu vertrauen. Außerdem finden Sie dort Orientierungshilfen dafür, wie Sie einen Arzt finden, der Ihnen liegt. In diesem Buch geht es darum, wie Männer länger leben können: nicht indem sie einen Risikofaktor wie die falsche Ernährung ausschalten und alle anderen unberücksichtigt lassen, nicht durch irgendwelche schnellen Wunderkuren, sondern durch grundlegende Veränderungen der Einstellung, aus denen sich auf ganz natürliche Weise gesundheitsfördernde Entscheidungen und ein ebensolches Verhalten entwickeln.

Dr. Herb Goldberg hat in seinem Buch *The New Male* (*Veränderungen. Das neue Verhältnis zwischen Mann und Frau.* Rowohlt, 1987.) geschrieben, daß Männer, wenn sie sich von überkommenem Rollenverhalten und belastenden

Verhaltensmustern befreien wollen, die sie einschränken und destruktiv wirken, damit beginnen sollten, sich mehr um ihr körperliches Wohlbefinden zu kümmern. Das Ihnen vorliegende Buch ist ein Schritt in diese Richtung. Es ist allerdings weder eine Garantie für Gesundheit noch ein Ersatz für eine medizinische Untersuchung, falls sie nötig sein sollte. Es kann Ihnen aber sehr wohl eine Hilfe dabei sein zu erkennen, wann Sie einen Arzt aufsuchen sollten und wie Sie, was ich hoffe, eine medizinische Behandlung vermeiden können.

Und warum schreibt nun eine Frau ein Buch über die Gesundheit des Mannes? Frauen haben sich schon immer mehr für alles interessiert, was mit Gesundheit zu tun hat, als Männer; durch Schwangerschaft, Familie und Kinderpflege wissen sie von altersher mehr über ihren eigenen Körper und den ihrer Kinder.

Ich bin seit zwei Jahrzehnten als medizinische Autorin tätig und habe in dieser Zeit verfolgt, wie Wissenschaftler – die meisten von ihnen Männer – die gesundheitlichen Probleme von Männern erforscht und auch Lösungen gefunden haben. Leider hat die Allgemeinheit bisher wenig von dieser wissenschaftlichen Arbeit gehabt, denn bis jetzt hat noch niemand diese Ergebnisse in verständlicher und lesbarer Form zusammengefaßt.

Es gibt auch noch einen tieferen Grund dafür, daß ich dieses Buch geschrieben habe. Mein Vater starb mit einundfünfzig Jahren nach mehr als einem Jahrzehnt körperlichen Verfalls aufgrund eines Herzleidens. Niemand in der Familie hat über seine Krankheit gesprochen. Er äußerte sich nie dazu, wie krank er sich fühlte oder wie sehr er Angst hatte. Meine Mutter verhielt sich ebenso und sprach nicht darüber. Meiner Schwester und mir war nicht klar, daß er ernstlich krank war. Wir dachten, er wäre deshalb so unnahbar und teilnahmslos, weil wir ihn irgendwie schwer gekränkt hätten. Wir beide litten, ebenso wie die Eltern auf ihre Art, an der Geheimnistuerei um seine Krankheit.

Wie viele Menschen – Frauen, Männer, die für Gesundheit zuständigen Institutionen – wollen es nicht wahrhaben, daß der Vater, Ehemann oder Freund krank geworden ist? Wie viele Frauen bereiten sich innerlich auf die Witwenschaft vor statt darauf, mit ihrem Mann zusammen alt zu werden? Wie viele Männer – vor allem solche, deren Vater früh gestorben ist – haben Angst davor, daß es ihnen ebenso geht?

Viele Männer liefern sich dieser Angst nicht mehr aus. Seit vor den Gefahren des Rauchens eindringlich gewarnt wird, ist die Zahl der Raucher stark gesunken. Außerdem joggen viele Männer inzwischen regelmäßig oder üben andere Sportarten aus. Das läßt darauf schließen, daß Männer sich mittlerweile doch sehr um ihre Gesundheit kümmern. Männer, die so viel in Familie und Karriere investiert haben, können jetzt – anhand der Informationen in diesem Buch – in sich selbst investieren, damit sie fit und gesund bleiben und – vor allem – länger und besser leben.

Maureen Mylander — Vienna, Virginia, April 1987

Teil I

Die Lebensführung

1 Die Ernährung – das Richtige auf dem Teller

Ernährungsrichtlinien

Wenige Themen sprechen die Allgemeinheit so sehr an wie, was man essen sollte, was man nicht essen sollte, ja sogar wann und wie man essen sollte. Die Ernährung hat sich in den letzten fünfzig Jahren geändert. In den 20er und 30er Jahren gab es diese Vielzahl von Lebensmitteln, die wir heute kennen, noch nicht. Man ernährte sich hauptsächlich von Kartoffeln, weißen Rüben, Kohl und – gelegentlich – von Fleisch. Frisches Obst gab es zu Weihnachten, wenn überhaupt. Milchprodukte und Salate kannte man kaum, und Rachitis aufgrund von Vitamin-D-Mangel war eine der häufigsten Krankheiten.

Heute ernähren sich die Menschen wesentlich vielseitiger als früher. Allerdings essen wir heute auch rotes Fleisch, Fette, Milchprodukte, Zucker, Weißbrot und andere in hohem Maße behandelte Nahrungsmittel mit wenig Ballaststoffen in Mengen, die der Gesundheit abträglich sind. Im Jahr 1977 wurde eine Studie veröffentlicht, nach der sechs der zehn führenden Todesursachen auf die Ernährung zurückzuführen seien. Wir gefährden unsere Gesundheit, weil wir zuviel Fett, Zucker, cholesterinreiche Nahrungsmittel und Salz essen und zu wenig Obst, Gemüse, Vollkornprodukte und andere komplexe Kohlenhydrate.

Zu jener Zeit bedeutete diese Studie fast eine Revolution. Heute wird sie theoretisch weitgehendst anerkannt und sogar in die Praxis umgesetzt. Allerdings sieht die Ernährung weiterhin so aus, daß sie zu Übergewicht, Arteriosklerose (Fettablagerungen an der Innenwand der Arterien), hohem Blutdruck, Herzkrankheiten und Krebs führt. Also wurden im Jahr 1980 Ernährungsrichtlinien herausgegeben, die – praktisch in unveränderter Form – 1985 neu veröffentlicht wurden:

1. Ernähren Sie sich möglichst vielseitig: mit Obst, Gemüse, Vollkorn- und Milchprodukten, Fleisch, Geflügel und Fisch.
2. Versuchen Sie, Ihr Idealgewicht zu halten (siehe Seite 32).
3. Essen Sie möglichst wenig Fett und cholesterinreiche Nahrungsmittel, das heißt, essen Sie weniger fettes Fleisch, Sahne, Butter, Eier, Gebratenes und Vollmilch, statt dessen mehr fettarme Milch, mageres Fleisch, Geflügel und Fisch.
4. Nehmen Sie Nahrungsmittel mit ausreichendem Anteil an Stärke und Ballaststoffen zu sich: Vollkornprodukte, Obst und Gemüse, Erbsen und Nüsse.

5. Meiden Sie zuviel Zucker: weißen und braunen Zucker, Rohzucker, Honig, Sirup, Süßigkeiten, gesüßte Getränke, Eis, Kuchen und Kekse.
6. Meiden Sie natriumhaltige, salzige Nahrungsmittel: Kartoffelchips, gesalzene Nüsse und Popcorn, Sojasauce, Steaksauce, Knoblauchsalz, Käse und in Essig eingelegte Gemüse; ebenso geräucherte Wurstwaren wie Räucherschinken, Würste und Salami.
7. Trinken Sie Alkohol in Maßen: nicht mehr als zwei Gläser täglich.

Quelle: Nutrition and Your Health: Dietary Guidelines for Americans, U.S. Department of Agriculture and U.S. Department of Health and Human Services, 1985.

Wie sich Männer ernähren sollten

Die oben genannten Ernährungsrichtlinien gelten für Männer und Frauen, obwohl sich die Bedürfnisse von Männern und Frauen in dieser Hinsicht etwas unterscheiden. Männer brauchen mehr Kalorien: Ein erwachsener Mann braucht pro Tag in Ruhe 1480 bis 1750 Kalorien, während eine Frau nur 1240 bis 1430 Kalorien pro Tag in Ruhe braucht. Das liegt hauptsächlich daran, daß Männer größer sind als Frauen. Bei gleichem Alter, Gewicht, gleicher Größe, körperlicher Verfassung und Aktivität ist der Kalorienbedarf ziemlich gleich.

Auch in bezug auf den Bedarf an bestimmten Nährstoffen unterscheiden sich Männer von Frauen, was ebenfalls in den Ernährungsrichtlinien dokumentiert wird. Nach Alter und Geschlecht ist festgestellt, wie hoch der Bedarf an bestimmten Vitaminen, Mineralstoffen und anderen Nährstoffen ist, um gesund zu bleiben. Diese Ernährungsrichtlinien – sie wurden erstmals während des Zweiten Weltkriegs festgelegt, um die Produktion nahrhafter Lebensmittel zu fördern – werden heute zur Essensplanung bei der Armee, in Schulen und Krankenhäusern angewendet, zur Auszeichnung von Lebensmitteln, zur Erstellung von Untersuchungen über Ernährung sowie zur Entwicklung neuer Nahrungsmittel und ergänzender Diätprodukte (siehe Tabelle Seite 19).

Männer jeden Alters verbrauchen nicht nur mehr Kalorien als Frauen, sie brauchen auch mehr Vitamin A, B_1, B_3, B_6, E und Magnesium als Frauen. Der Bedarf eines erwachsenen Mannes an Protein liegt zum Beispiel bei fünfundfünfzig Gramm, der von Frauen bei fünfundvierzig Gramm. Die einzigen Mineralstoffe, von denen Frauen mehr brauchen als Männer – vor allem während der gebährfähigen Jahre –, sind Eisen und Calcium. Ein Mangel an diesen Mineralstoffen kann zu Osteoporose führen, eine Krankheit, unter der vor allem Frauen nach der Menopause leiden, aber auch Männer über 65 Jahren. Besonders die Knochen von Frauen verlieren an Festigkeit, sie werden enorm anfällig für Knochenbrüche. In den Ernährungsrichtlinien wird zwar gesagt, daß Männer und Frauen täglich 800 Milligramm Calcium zu sich nehmen sol-

len, die Gesundheitsämter empfehlen aber 1000 Milligramm für Männer und 1000 bis 1500 Milligramm für Frauen, soweit möglich in Form von Nahrungsmitteln, ansonsten mit Calciumtabletten. Diese Empfehlungen basieren auf den jetzigen wissenschaftlichen Erkenntnissen und können sich möglicherweise ändern. Männer und Frauen aller Altersstufen benötigen die gleichen Mengen an Phosphor, Zink und Jod (siehe Tabelle Seite 19).
In den Ernährungsrichtlinien ist die durchschnittliche Tagesdosis an Nährstoffen festgehalten, die man über längere Zeit zu sich nehmen sollte, nicht nur an einem Tag. Der in den Ernährungsrichtlinien genannte Bedarf an Nährstoffen übersteigt den tatsächlichen, weil eine gewisse Sicherheitsspanne berücksichtigt wird, das unterschiedliche Eßverhalten, die unterschiedliche Aufnahme von Nährstoffen und andere Faktoren.
Die Ernährungsrichtlinien werden gewöhnlich alle fünf Jahre überprüft. Gegen die Neuauflage im Jahr 1985 wurde allerdings erst wegen wissenschaftlicher Meinungsverschiedenheiten über den Bedarf an bestimmten Vitaminen und Mineralstoffen, die ein Mensch zur Gesunderhaltung braucht, Einspruch erhoben. Einem am 7. Februar 1986 im Magazin *Science* erschienenen Bericht zufolge wurde die Veröffentlichung der Richtlinien von 1985 deshalb verschoben, weil darin ein niedrigerer Bedarf an Vitamin A und C, Magnesium, Eisen und Zink und ein höherer Bedarf an Calcium angegeben wurde. Krebsforscher weisen jedoch darauf hin, daß Lebensmittel, die die Vitamine A und C enthalten, bei der Krebsbekämpfung eine wichtige Rolle spielen.

Vitaminpräparate

Zwischen fünfunddreißig und vierzig Prozent aller Erwachsenen nehmen Vitaminpräparate, jedoch nur sieben Prozent von ihnen auf Anweisung des Arztes. In manchen Fällen mag die tägliche Multivitamintablette angebracht sein, besonders wenn man sich einseitig ernährt oder die Nahrungsmittel zu lange kocht, so daß sie praktisch keine Nährstoffe mehr enthalten. Vitaminpräparate sind kein Ersatz für eine ausgewogene Ernährung, können aber manche Mängel ausgleichen, wenn man sich nicht ausgewogen und vielseitig ernährt.
Viele mißachten ihr Leben lang alles, was sie schon als Kind über gesunde Ernährung gehört haben; dabei gibt es einige einfache Grundregeln. Der Körper bekommt alle Vitamine und Mineralstoffe, die er braucht, wenn der tägliche Speiseplan die folgenden Nahrungsgruppen enthält:

▷ Fleisch oder eiweißreiche Alternativen (Soja, Milchprodukte);
▷ Getreideprodukte und Kartoffeln;
▷ Milch und Milchprodukte;
▷ Obst und Gemüse*
▷ kalorienfreie oder -arme Flüssigkeit (Wasser, Tee usw.).

* Sehr weich gekochtes Gemüse enthält keine Vitamine mehr.

Ernährungsrichtlinien für Männer

Nährstoff	Tagesbedarf für Männer
*Fettlösliche Vitamine**	
Vitamin A (Leber, Eier, Milch, Möhren, Spinat, Grünkohl, Tomaten, Aprikosen, Melone, Fisch)	1,0 mg
Vitamin D (Milch, Hering, Makrele, Leber, Eigelb, Margarine; wird auch vom Körper selbst als Reaktion auf Sonnenlicht gebildet)	5 µg
Vitamin E (Nüsse, Weizenkeimöl, Sonnenblumenöl, Maiskeimöl, Sojaöl, Vollkornprodukte, Oliven, Spargel, Spinat)	12 mg
*Wasserlösliche Vitamine**	
Vitamin C/Ascorbinsäure (Obst, Grüngemüse, Kartoffeln, Tomaten)	75 mg
Vitamin B_1/Thiamin (Vollkornprodukte, mageres Fleisch – besonders Schweinefleisch, Fisch, Hülsenfrüchte, Kartoffeln)	1,3–1,5 mg
Vitamin B_2/Riboflavin (Milch, Käse, Eier, Getreideerzeugnisse, Leber, Seefische)	1,7 mg
Vitamin B_3/Niacin (Nüsse, Milchprodukte, Leber, Fleisch, Fisch, Eier)	18 mg
Vitamin B_6/Pyridoxin (Weizenkeime, Sojabohnen, Fleisch, Leber, Makrelen, Sardinen, Milchprodukte, Camembert)	1,8 mg
Vitamin B_{12}/Cobalamine (Leber, Fisch, Eier, Milch, Käse)	5 µg
Folsäure (Weizenkeime, Sojabohnen, Tomaten, Kohl, Spinat, Rote Rüben, Gurken, Brot, Kartoffeln, Fleisch, Leber, Milch und Milchprodukte, Eier)	400 µg
Mineralstoffe	
Calcium (Schweizer Käse, Naturjoghurt mit niedrigem Fettgehalt, Cheddar-Käse, Mozzarella aus teilentrahmter Milch, entrahmte Milch)	800 mg
Phosphor (in fast allen Nahrungsmitteln enthalten, speziell in Milchprodukten und Fleisch)	800 mg
Magnesium (Vollkornprodukte, Milchprodukte, Fleisch, Leber, Fisch, Kartoffeln, viele Gemüsearten, Beerenobst)	350 mg
Eisen (Rinderleber, Muscheln, Hühnerleber, Schwarze Bohnen, Hülsenfrüchte)	12 mg
Zink (Schalentiere, Fisch, Fleisch, Geflügel, Eier, Käse, Leber)	15 mg
Jod (jodiertes Salz, Seefisch)	180–200 µg

* Der Körper speichert fettlösliche Vitamine in der Leber über einen relativ langen Zeitraum, wasserlösliche Vitamine im allgemeinen jedoch nur für kurze Zeit.

Quelle: National Academy of Sciences/National Research Council, *Recommended Dietary Allowances,* 9. Auflage, 1980.

Der Glaube an die »Kraft der Vitamine« beruht wahrscheinlich auf der immerwährenden Suche der Menschen nach Vitalität und »Lebenskraft«, die in Nahrungsmitteln vermeintlich enthalten sind. Das Wort Vitamin bedeutet ja auch »lebenswichtige chemische Substanzen«. Heute nehmen die Menschen Vitamine, weil sie damit Krankheiten zu verhüten oder zu heilen hoffen; oder weil sie sexuell aktiver werden, gesünder aussehen oder mehr Energie haben wollen; oder weil sie länger leben möchten. Daß Vitamine diesen Anspruch erfüllen, ist nur in wenigen Fällen wissenschaftlich nachgewiesen. Den Experten zufolge unterstützen dreizehn der bisher entdeckten Vitamine den Körper dabei, gesunde Knochen, Haut, Zähne, Blutkörperchen, Augen und Organe zu bilden und gesund zu erhalten: kurz, sie sind absolut lebensnotwendig (essentiell).

Viele Männer, vor allem Sportler und Bodybuilder, essen sehr viel Fleisch und andere proteinreiche Nahrungsmittel sowie Aufbaunahrung in der Hoffnung, dadurch größere Muskeln zu bekommen. Dr. Robert Haas, Fachmann für die Ernährung von Sportlern, sagt in seinem Buch *Eat to Win: The Sports Nutrition Bible**, daß sie täglich das Fünffache des Bedarfs an Protein zu sich nehmen. Muskeln werden im Prinzip durch Training, nicht durch spezielle Ernährung aufgebaut. Eine Kost, die sich zu fünfundfünfzig bis sechzig Prozent aus Kohlenhydraten, zu dreißig Prozent aus Fett und zu zehn bis fünfzehn Prozent aus Protein zusammensetzt, entspricht den Ernährungsrichtlinien und liefert dem Körper alle Vitamine und Mineralstoffe, die er braucht.

Vegetarische Ernährung und andere Kostformen

Rein vegetarische Nahrung liefert dem Körper mehr Ballaststoffe und weniger Fett als die übliche Mischkost. Untersuchungen haben ergeben, daß Vegetarier seltener an Übergewicht, Bluthochdruck und koronaren Herzerkrankungen leiden als die Durchschnittsbevölkerung. Diese Untersuchungen lassen zwar einen Zusammenhang zwischen Ursache und Wirkung vermuten, allerdings wurden dabei Tabak- und Alkoholkonsum, körperliche Aktivität und andere Faktoren, die den Gesundheitszustand von Vegetariern beeinflussen können, nicht berücksichtigt.

Bei Vegetariern – besonders bei den strengen »Veganern«, die auch keine Eier und Milchprodukte essen – kann es zu einem Mangel an Protein, Zink, Eisen, Calcium und Vitaminen (vor allem Vitamin B_{12} und D) kommen. Männliche »Veganer« sollten ausreichend proteinreiches Gemüse zu sich nehmen wie getrocknete Bohnen und Erbsen, Kichererbsen, Linsen, Tofu, ganze Getreidekörner, Mais, Teigwaren, in vernünftigem Maß auch Nüsse und Pflanzensamen. Milch-Ei-Vegetarier (Lactovegetabile) bekommen meist genug Protein, da sie auch Käse und andere Milchprodukte essen. Vegetarier sollten sich besonders abwechslungsreich ernähren, damit sie alle wichtigen Nährstoffe bekommen. Milch-Ei-Vegetarier sollten möglichst wenig Eier und nur Milchprodukte mit niedrigem Fettgehalt essen sowie Pflanzenfette und -öle verwenden, damit der Cholesterinspiegel nicht zu hoch wird (siehe Seite 22).

* *Die Dr. Haas Leistungsdiät. Für Sport, Gesundheit und Fitness.* BLV, 1987.

Wie gesund sind alternative Kostformen? Hier wird viel Wert gelegt auf Vitamin- und Mineralstoffpräparate, Proteinpulver, Weizenkeime, Weizenkeimöl, Vitamin E, Ascorbinsäure, Lecithin, Gelee Royale, Pollen, Gelatine, Phosphate, Algen und Bierhefe; all das ist überflüssig. Makrobiotische Ernährung – sie ist auf sehr wenige Nahrungsmittel, nämlich Tee, Naturreis, Bohnen, Nüsse und ganz wenig Fett beschränkt – kann zu Mangelerscheinungen und bei Kindern zu geistiger Retardierung führen. Manche Formen der Makrobiotik empfehlen, weniger Flüssigkeit und mehr Getreide und Gemüse zu sich zu nehmen, wodurch der Körper aber zuwenig Nährstoffe und Flüssigkeit bekommen kann, wenn ein gewisses Maß unterschritten wird.

Cholesterin

Cholesterin, eines der verschiedenen Fette, die im Blut zirkulieren, wird immer wieder mit Herzerkrankungen und Schlaganfall in Verbindung gebracht. Cholesterin unterstützt den Körper jedoch bei der Bildung von Zellmembranen, bei der Produktion von Galle zur Förderung der Verdauung und bei der Produktion verschiedener Hormone, unter anderem der Geschlechtshormone. Cholesterin kann man nicht sehen, schmecken oder riechen, und dennoch ist es in allen tierischen Nahrungsmitteln enthalten, besonders in Eigelb und Innereien wie Bries, Nieren und Leber. Zusätzlich produziert der menschliche Körper – besonders in der Leber und im Darm – die Menge an Cholesterin, die er braucht. Gesunde Menschen können die in der üblichen Durchschnittsernährung enthaltenen Cholesterinmengen problemlos vertragen; Menschen mit Cholesterinstoffwechsel-Störungen beziehen damit mehr Cholesterin, als sie brauchen.

Da sich Cholesterin nicht im Blut auflöst, verpackt es der Körper in »Proteinpakete«, Lipoproteine genannt, die es im Blutkreislauf weiterbefördern. Die Wissenschaft hat bisher dreizehn Lipoproteine identifiziert, darunter drei Grundtypen: das nützliche HDL (Lipoprotein hoher Dichte), das schädliche LDL (Lipoprotein geringer Dichte) und das VLDL (Lipoprotein) sehr geringer Dichte). Letzteres enthält Triglyceride, als Energiereserve gelagerte Fette, die bei hoher Konzentration auch schädlich sein können.

Weltweite Untersuchungen haben gezeigt, daß ein hoher LDL- und VLDL-Spiegel im ganzen Körper allmählich zu Fettablagerungen in den Zellen der Blutgefäße führt. Wenn diese Fettablagerungen die Herzarterien so sehr blokkieren, kann in Verbindung mit gewissen anderen Risikofaktoren wie zum Beispiel übermäßigem Alkoholkonsum, Übergewicht und Nikotinmißbrauch der Blutzustrom plötzlich unterbrochen werden, und das Risiko eines Herzinfarkts wächst. Im Gegensatz dazu scheint ein hoher HDL-Spiegel Cholesterin aus dem Blut abzuziehen. Bei Frauen ist der HDL-Spiegel höher als bei Männern, was ein Grund dafür sein könnte, daß sie trotz gestiegener Risiken seltener einen Herzinfarkt bekommen.

Kein Risiko besteht bei Menschen, die älter sind als dreißig Jahre, wenn der Cholesterinspiegel im Blut (mit HDL, LDL und VLDL) *insgesamt* nicht höher ist als 240 mg/dl (Milligramm pro Deziliter Blut), bei jüngeren 180 mg/dl. Im Durchschnitt liegt der Cholesterinspiegel bei Menschen mittleren Alters aber bei 215 bis 220 mg/dl. Bei höheren Cholesterinwerten als 265 mg/dl steigt das Risiko von koronaren Herzerkrankungen und Herzinfarkt. Ein Gremium von Herzspezialisten hat dazu in sehr überzeugender Weise festgestellt, daß bei etwa der Hälfte der Bevölkerung aufgrund des gesamten Blutcholesterinspiegels ein erhöhtes Risiko für koronare Herzerkrankungen besteht. Bei dieser Fachtagung im Dezember 1984 wurde festgestellt, daß ein hoher Cholesterinspiegel eine *direkte Ursache* von koronaren Herzerkrankungen ist, nicht nur einer von mehreren Risikofaktoren. Sie führten Untersuchungsergebnisse an, die nachwiesen, daß sich das Risiko eines Herzinfarkts vermindert, wenn der Cholesterinspiegel gesenkt wird. Als Beispiel sei eine sich über zehn Jahre erstreckende Untersuchung von 3806 Männern mittleren Alters genannt, deren

Cholesteringehalt einiger Nahrungsmittel

Nahrungsmittel	Cholesterin pro 100 g
Obst, Getreide, Gemüse	0 mg niedrig
Margarine, ganz aus Pflanzenfett	0 mg
Erdnußbutter	0 mg
Magermilch	6 mg
Vollmilch	14 mg
Speiseeis, 10% Fett	25 mg
Austern, gekocht	45 mg
Kammuscheln, gekocht	53 mg
Frankfurter Würstchen	62 mg
Thunfisch, im eigenen Saft	63 mg
Muscheln, gekocht	65 mg
Mayonnaise	70 mg
Huhn/Pute, helles Fleisch ohne Haut, gekocht	80 mg
Hummer, gekocht	85 mg
Schweinefleisch	89 mg
Rindfleisch, mager, gekocht	90 mg
Huhn/Pute, dunkles Fleisch ohne Haut, gekocht	95 mg
Krabben, gekocht	100 mg
Garnelen, gekocht	150 mg
Butter	250 mg
Eigelb	270 mg
Ganzes Ei	270 mg
Rinderleber, gekocht	440 mg
Rindernieren, gekocht	700 mg hoch
Quelle: National Heart, Lung, and Blood Institute und American Dietary Association.	

Anmerkung: Nach jüngsten Untersuchungen ist der Cholesteringehalt der meisten Schalentiere niedriger als bisher angenommen.

Cholesterinspiegel über 265 mg/dl lag. Sie hat gezeigt, daß sich bei einer Senkung des Cholesterinspiegels um ein Prozent das Risiko von koronaren Herzerkrankungen um zwei Prozent verminderte.
Die Experten kamen zu dem Schluß, daß *jeder* – nicht nur Menschen mit erhöhtem Risiko – seinen Cholesterinspiegel feststellen lassen und außerdem weniger Cholesterin und gesättigte Fettsäuren zu sich nehmen sollte, die hauptsächlich für einen erhöhten Cholesterinspiegel verantwortlich sind. Bei Werten von 265 mg/dl und mehr wird empfohlen, Sport zu treiben und abzunehmen (bei Übergewicht erhöht sich bekanntlich der Cholesterinspiegel). Wenn die Werte dadurch nicht wie erforderlich gesenkt werden können, ist eine medikamentöse Behandlung angezeigt.
Diese Empfehlungen können weitreichende Folgen haben, denn sie bedeuten, daß sehr viele ihre Ernährung umstellen müßten, die bisher – ebenso wie ihre Ärzte – der Meinung waren, ihr Cholesterinspiegel sei »normal«. Solche Empfehlungen wurden allerdings auch schon vor über zehn Jahren gegeben.
Jeder von uns nimmt im Durchschnitt 300 bis 500 Milligramm Cholesterin zu sich; vor ein paar Jahren waren es noch 700 Milligramm. Es ist aber immer noch mehr als die maximal 250 bis 300 Milligramm Cholesterin, die in den heutigen Ernährungsrichtlinien genannt werden, um das Risiko von Herzkrankheiten zu verringern.

Nahrungsfette

Nahrungsmittel können wenig oder *kein* Cholesterin enthalten und sich dennoch ungünstig auf den Cholesterinspiegel auswirken, weil sie reich an gesättigten Fettsäuren sind. Die meisten Menschen nehmen vierzig Prozent der Kalorien in Form von Fett zu sich, gesättigte, ein- und mehrfach ungesättigte Fettsäuren und Cholesterin eingeschlossen. Die Begriffe »gesättigt« und »mehrfach ungesättigt« beziehen sich auf die chemische Struktur der Fettmoleküle. Die gesättigten Fettsäuren sind bei Zimmertemperatur normalerweise fest; sie kommen in tierischen Produkten (Rind- und Schweinefleisch, Schinken, Butter, Sahne, Speiseeis, Vollmilch und Käse aus Vollmilch) vor, ebenso in vielen Pflanzenfetten, in Kokosnüssen, Kokosnußöl, Kakaobutter, Palmöl, Fertiggerichten, Milch- und Sahne-Ersatzmitteln, Mayonnaise und Avocados. Mehrfach ungesättigte Fettsäuren – reich daran sind Distelöl und andere Pflanzenöle – sind bei Zimmertemperatur weich oder flüssig. Sie senken den Cholesterinspiegel, allerdings nur halb so viel, wie er durch gesättigte Fettsäuren erhöht wird.
Fett wird zwar für viele Körperfunktionen benötigt, bei zu fettreicher Nahrung steigt jedoch der Cholesterinspiegel und damit das Risiko einer Herzerkrankung. Fachleute empfehlen daher, maximal dreißig Prozent der gesamten Kalorienmenge in Form von Fett zu sich zu nehmen.

Um mit der Nahrung weniger Cholesterin und gesättigte Fettsäuren aufzunehmen, sollten Sie

- ▷ flüssige Pflanzenöle und Margarinesorten nehmen, deren Gehalt an mehrfach ungesättigten Fettsäuren mindestens doppelt so hoch ist wie der an gesättigten; auch mit einfach ungesättigten Fettsäuren (in Olivenöl enthalten) läßt sich der Cholesterinspiegel senken;
- ▷ nicht mehr als zwei Eier pro Woche und nicht mehr als 200 g mageres Fleisch, Fisch oder Geflügel pro Tag essen;
- ▷ die Haut bei Geflügel nicht mitessen und bei rotem Fleisch das Fett vor der Zubereitung wegschneiden;
- ▷ alles Fritierte meiden und statt dessen Zubereitungsarten mit wenig Fett wie Grillen, Braten, Backen, Pochieren, Dünsten, Schmoren oder die Mikrowelle wählen; Öl sehr sparsam verwenden; Fett abgießen oder abschöpfen;
- ▷ mehrere vegetarische Gerichte pro Woche essen;
- ▷ weniger Butter, Sahne, Vollmilch, Speiseeis, Milch- und Sahne-Ersatzmittel, Mayonnaise und Avocados zu sich nehmen;
- ▷ Mager- oder fettarme Milch, magere Käsesorten und Joghurt essen;
- ▷ möglichst wenig Leber, Nieren, Bries, Wurst, Räucherspeck, Frühstücksfleisch und Nahrungsmittel essen, bei denen »gehärtetes Fett« als Inhaltsstoff erwähnt wird;
- ▷ fertig gekauftes Gebäck, Kekse oder Kuchen meiden, die mit Schweinefett, Kokosnußöl, Palmöl oder Backfett hergestellt wurden;
- ▷ beim Essen im Restaurant gegrilltes Fleisch bestellen (oder in chinesische, japanische, italienische und griechische Lokale gehen), sich Saucen und Dressings extra servieren lassen – und wenig davon nehmen, ein Gemüsegericht oder einen Salat nehmen.

Laut Untersuchungen, die am 9. Mai 1985 im *New England Journal of Medicine* veröffentlicht wurden, kann der Cholesterin- und Triglyceridspiegel im Blut durch Fischöl deutlich gesenkt werden. Es enthält sehr viel mehrfach ungesättigte Fettsäuren einer bestimmten Art, die als Omega-3-Fettsäuren bezeichnet werden. Solche Öle kommen bei Fischen mit Fettablagerungen vor, die in der kalten Tiefsee leben, manchmal auch bei Süßwasserfischen, unter anderem bei Lachs, Makrele, Thunfisch, Hering und Forelle. Sie sind sowohl in frischem wie in weiterverarbeitetem Fisch enthalten, sofern sie nicht bei der Verarbeitung entzogen wurden. In einem zweiten Artikel in derselben Zeitschrift wurde über eine Untersuchung an 852 Männern mittleren Alters in den Niederlanden berichtet. Es zeigte sich, daß bei denen, die mindestens dreißig Gramm Fisch pro Tag aßen, die Zahl der Todesfälle durch koronare Herzerkrankungen um fünfzig Prozent niedriger war als bei den Testpersonen, die nicht Kabeljau, Hering oder Makrele aßen. Auch die niedrige Zahl an Todesfällen durch koronare Herzerkrankungen in Japan und Grönland, wo man viel Fisch ißt, wird angeführt. Die Forscher schließen daraus, daß ein oder zwei Mahlzeiten mit

Zusammensetzung von Fetten und Ölen

Fett- oder Ölsorte	Anteil an mehrfach ungesättigten (guten) Fettsäuren	Anteil an gesättigten (schlechten) Fettsäuren
Distelöl	74%	9%
Sonnenblumenöl	64%	10%
Maiskeimöl	58%	13%
Gängiges Pflanzenöl (aus Sojabohnen plus Baumwollsamen)	40%	13%
Erdnußöl	30%	19%
Hühnerfett	26%	29%
Gängiges pflanzliches Backfett	20%	32%
Schweinefett	12%	40%
Rinderfett	4%	48%
Butter	4%	61%
Palmöl	2%	81%
Kokosnußöl	2%	86%

Quelle: National Heart, Lung, and Blood Institute.

Fisch pro Woche einer koronaren Herzerkrankung vorbeugen können. Das gleiche wurde auch bei einer Tagung über die gesundheitlichen Auswirkungen von mehrfach ungesättigten Fettsäuren in Meeresfischen und Schalentieren gesagt, die im Juni 1985 in Washington stattfand. Dr. Scott M. Grundy, Spezialist auf dem Gebiet der Arteriosklerose, meinte, daß es keine negativen Auswirkungen, sehr wohl aber viele Vorteile haben könnte, mehrmals in der Woche Fisch statt Fleisch zu essen.

Fische mit Omega-3-Fettsäuren

Fischsorte	Gehalt pro Portion (110 g)
Königslachs	3,6 g
Weißer Thunfisch	2,6 g
Seelachs	2,3 g
Makrele	1,8–2,6 g
Hering	1,2–2,7 g
Regenbogenforelle	1,0 g
Merlan	0,9 g
Königskrabbe	0,6 g
Garnelen	0,5 g
Kabeljau*	0,3 g

* Kabeljau speichert Fett eher in der Leber als im Fleisch.

Quelle: The Harvard Medical School Health Letter, Mai 1986.

Ballaststoffe

Unter Ballaststoffen versteht man den Teil pflanzlicher Nahrungsmittel, der den Verdauungstrakt größtenteils unverdaut passiert. Zu den ballaststoffreichen Nahrungsmitteln zählen Kleie und andere Getreideprodukte, Vollkornbrot, die meisten Gemüse- und Obstsorten, Popcorn und Naturreis.

Kleie, der älteste aller Ballaststoffe, besteht aus Getreideschalen. Sie kann Wasser bis zum 200fachen ihres Eigengewichts aufnehmen; das bedeutet eine Flüssigkeitsaufnahme von zwei Litern pro Tag. Der Stuhl wird dadurch größer und kann schneller durch den Dickdarm bewegt werden. Bei einer Ernährung mit einer ausreichenden Menge an Ballaststoffen und Flüssigkeit wird die »Durchgangszeit« des Stuhls von neunzig auf etwa vierzig Stunden verkürzt. Ballaststoffe beugen also einer Verstopfung vor und verhindern außerdem eine Divertikulitis, eine Entzündung der Ausstülpungen in der Dickdarmwand, wo sich Abfallstoffe sammeln können. Ballaststoffe wirken auch vorbeugend gegen Hämorrhoiden und andere Erkrankungen des Verdauungstrakts – oder lindern zumindest die Beschwerden, die durch Drücken beim Stuhlgang verursacht werden. Sie sind außerdem ein Segen für alle, die Diät halten, weil sie relativ gut »sättigen«.

Epidemiologische Untersuchungen haben gezeigt, daß Menschen, die zwanzig bis fünfunddreißig Gramm Ballaststoffe täglich zu sich nehmen, seltener Dickdarm- und Mastdarmkrebs bekommen als andere. Aus anderen Versuchen geht hervor, daß bestimmte ballaststoffreiche Pflanzen der Senffamilie – sie gehören zur Gattung der Kreuzblütler – das Risiko einer Krebserkrankung im Magen-Darm-Trakt und den Atemwegen verringern können. Zu diesen Gemüsesorten gehören Pak Choy, Brokkoli, Rosenkohl, Weiß- und Rotkohl, Blumenkohl, Grünkohl, Kohlrabi, Kohlrüben und Weiße Rüben.

Die Erkenntnisse, daß ballaststoffreiche Nahrungsmittel gegen bestimmte Krebsformen vorbeugen, sind zwar noch umstritten; sie wirken sich aber dennoch positiv auf die Gesundheit aus und sind eine gute Alternative zu Nahrungsmitteln, die reich an Cholesterin und gesättigten Fettsäuren sind. Sie sollten auf jeden Fall in der Ernährung berücksichtigt werden. Krebsforscher empfehlen aufgrund jüngster wissenschaftlicher Erkenntnisse, täglich mindestens dreißig, maximal fünfunddreißig Gramm Ballaststoffe zu sich zu nehmen. Da der Durchschnittsbürger gegenwärtig nur zehn bis fünfzehn Gramm Ballaststoffe zu sich nimmt, bedeutet das, daß er zehn Prozent der gesamten Kalorien weniger in Form von Fett und dafür doppelt so viele Ballaststoffe aufnehmen sollte.

Die meisten Menschen denken, daß Salate viele Ballaststoffe enthalten, dabei ist ihr Gehalt bei Blattgemüsen relativ gering. Man kann ganz leicht mehr Ballaststoffe zu sich nehmen, wenn man Weißbrot durch Brot aus Vollweizen ersetzt und zum Frühstück Müsli und Obst ißt oder regelmäßig andere ballaststoffreiche Nahrungsmittel (siehe Tabelle rechts).

Ballaststoffreiche Nahrungsmittel

Nahrungsmittel	Portionsgröße	Ballaststoffanteil
Extra-Kleie	120 g	13,0 g
Normale Kleie	80 g	8,5 g
100% Kleie	120 g	8,4 g
Kleiekekse	160 g	4,6 g
Kleieflocken	180 g	4,0 g
Vollkornspaghetti	235 g	3,9 g
Vollkornbrot	2 Scheiben	2,8 g
Popcorn, ohne Fett	235 g	2,5 g
Kidneybohnen	120 g	7,3 g
Erbsen	120 g	3,6 g
Mais	120 g	2,9 g
Pastinaken	120 g	2,7 g
Kartoffel, mit Schale	1 mittelgroße	2,5 g
Möhren	120 g	2,3 g
Brokkoli	120 g	2,2 g
Apfel	1 mittelgroßer	3,5 g
Orange	1 mittelgroße	2,6 g

Quelle: Elaine Lanza, Dr. phil., und Ritva R. Butrum, Dr. phil., American Journal of Dietetics Nr. 372, Juni 1986.

Man sollte die Ballaststoffzufuhr über mehrere Wochen hinweg langsam steigern, damit sich der Körper anpassen kann, und außerdem viel trinken, damit sie leichter durch den Verdauungstrakt transportiert werden. Ballaststoffreiche Nahrungsmittel können Blähungen verursachen, und bei mehr als fünfunddreißig Gramm kann es Schwierigkeiten dabei geben, Mineralstoffe wie Eisen, Calcium und Zink aufzunehmen. Wer regelmäßig das Herzmittel Digoxin oder ein ähnliches Medikament nimmt oder an einer Darmstörung leidet, die die Aufnahme von Nährstoffen beeinträchtigt, sollte seinen Arzt konsultieren, bevor er von sich aus mehr Ballaststoffe zu sich nimmt.

Salz

Salz gibt Lebensmitteln mehr Geschmack und macht sie haltbarer, außerdem ist es für das Blut wichtig, es reguliert den Wasserhaushalt, übermittelt Nervenimpulse und erfüllt andere lebenswichtige Funktionen. Aus vielen Untersuchungen geht jedoch hervor, daß wir zuviel Salz essen. Die empfohlene Natriummenge pro Tag liegt bei 1,1 bis 3,3 Gramm (½ bis 1½ Teelöffel) Tafelsalz für Erwachsene. Die meisten Menschen nehmen aber täglich durchschnittlich vier bis zehn Gramm Natrium (das sind zwei bis fünf Teelöffel) in Form von Tafelsalz zu sich. Tafelsalz und das von Natur aus in Lebensmitteln enthaltene Natrium machen nur zehn bis fünfundzwanzig Prozent des Natriumverbrauchs aus. Der Rest ist in Fertignahrung enthalten. Die meisten Hersteller solcher Produkte geben so viel Salz hinein – ohne auf dem Etikett darauf hinzuwei-

sen –, daß allein diese Menge schon den täglichen Natriumbedarf deckt, ohne daß man alles andere, was man sonst noch ißt, salzen müßte. Da Salz allerdings nicht für jeden schädlich ist, sind manche Ärzte der Meinung, daß bei einer Reduzierung des Salzgehalts nur diejenigen Menschen einen Vorteil davon hätten, die darauf empfindlich reagieren. Einige Krebsforscher weisen jedoch darauf hin, daß in Essig eingelegte oder mit Salz haltbar gemachte Nahrungsmittel möglicherweise ein erhöhtes Risiko für Magen- oder Speiseröhrenkrebs bedeuten. Man nimmt auch an, daß zuviel Natrium den Blutdruck steigert, weil Wasser im Körper zurückgehalten wird und das Blutvolumen erhöht. Deshalb wird Menschen mit hohem Blutdruck meist geraten, eine natriumarme Diät einzuhalten. Sie kann in manchen Fällen in Verbindung mit einer Gewichtsabnahme dazu verhelfen, daß man langfristig immer weniger Blutdruckmittel einnehmen muß.
Um den Salzverbrauch zu reduzieren, muß man erst einmal lernen, welche Nahrungsmittel wenig Natrium enthalten. Frisches Gemüse, Obst und Fleisch enthalten weniger Natrium als verarbeitete oder Dosennahrung. Auch tiefgefrorenes Gemüse und Obst, Obstkonserven und Fruchtsäfte enthalten im allgemeinen wenig Natrium. Bei vielen Nahrungsmitteln wird Salz während der Bearbeitung zugesetzt. Dazu gehören die meisten Lebensmittel in Dosen, vor allem die, bei denen Natrium als eine der ersten drei Zutaten auf dem Etikett genannt wird. Dosensuppen zum Beispiel enthalten sehr viel Salz. Auch Schnellgerichte, Snacks, weiterverarbeitetes Fleisch, tiefgefrorene Fertiggerichte und ähnliches enthalten viel Salz.

Natriumgehalt einiger Nahrungsmittel

1 Brezel	101 mg
10 Kartoffelchips	200 mg
30 g Mettwurst	350 mg
30 g eines mit Käse überbackenen Fertiggerichts	406 mg
1 TL Glutamat (Geschmacksverstärker)	492 mg
1 Dosis Alka-Seltzer	521 mg
1 Frankfurter Würstchen	540 mg
¼ l Tomatensaft	880 mg
1 Dillgurke	928 mg
½ Dose Suppe	1 500 mg

Anmerkung: Manche Produkte enthalten wesentlich weniger Salz als andere; das bedeutet, daß die Hersteller den Natriumgehalt wesentlich reduzieren könnten.

Um den Natriumgehalt zu reduzieren, kann man gesalzenes Fleisch vor dem Kochen in Wasser legen und die Flüssigkeit von Dosengemüse wegschütten, bevor man es erwärmt. Dadurch spart man Geld, wenn man eine natriumarme Diät einhalten soll. Die Salz-Ersatzstoffe enthalten meist Kalium, sind teuer und zudem bitter. Sie können außerdem für Menschen mit Nierenkrankheiten und bestimmten Herzleiden und, wenn »kaliumarme« harntreibende Mittel eingenommen werden, schädlich sein. Man sollte auf jeden Fall seinen Arzt fragen, bevor man einen Salz-Ersatzstoff verwendet, der Kalium enthält.

Wie man den Salzkonsum reduziert

- ▷ Das Essen probieren, bevor man es salzt.
- ▷ Das Salzfäßchen nicht auf den Tisch stellen.
- ▷ Zum Würzen kein Salz nehmen, sondern Pfeffer, Zitrone, Kräuter, Gewürze, Zwiebel und Knoblauch.
- ▷ Keine Fertiggerichte, gepökelte oder geräucherte Fleisch- und Wurstwaren, Fertigsaucen und ähnliches essen.
- ▷ Statt Kartoffelchips und Brezeln zwischendurch Obst und Gemüse essen, das wenig Natrium enthält.
- ▷ Weniger natriumreiche Würzmittel wie Senf, Ketchup, Chilisauce, Meerrettich, Fleisch- und Gemüseextrakte, Fleisch-Weichmacher, Sojasauce, Worcestersauce, Selleriesalz, Knoblauchsalz, Zwiebelsalz, Natriumbikarbonat zum Backen und Backpulver verwenden.
- ▷ Essen, das fade schmeckt, mit Kräutern würzen und besser kauen, statt es zu salzen.
- ▷ Daran denken, daß man sich an Salz zwar gewöhnen, dies aber im Laufe der Zeit wieder ändern kann.

Zucker

Jeder von uns konsumiert im Durchschnitt 127 Pfund Zucker oder aus Mais gewonnene Süßungsmittel pro Jahr. Das meiste davon nehmen wir in Form von alkoholfreien Getränken, Süßigkeiten, Backwaren, gesüßten Getreideflokken, Fruchtjoghurt und Ketchup zu uns (es hat mehr Kalorien als Schokoladencreme). Zucker oder Sucrose ist an sich nicht unbedingt schädlich. Es ist die *große Menge* an Zucker, die zu Zahnverfall und Übergewicht führt. Eine sehr zuckerhaltige Mahlzeit kann auch zwei bis fünf Stunden später große Probleme verursachen: Zucker gelangt sehr schnell in den Blutkreislauf; der Körper setzt dann Insulin frei, um den Blutzucker zu senken, und das löst ein verstärktes Hungergefühl aus.
Manche meinen, daß bestimmte Formen von Zucker bzw. Süßungsmitteln für die Ernährung sinnvoller seien als andere – zum Beispiel Honig. Honig ist von den Nährstoffen her gesehen aber genauso arm wie bearbeiteter weißer Zukker, brauner Zucker (Verbrauchszucker mit Melasse), Rohzucker (weniger bearbeitet als Verbrauchszucker) oder Ahornsirup. Eine Form von Sucrose, nämlich die Melasse, enthält ziemlich viel Eisen und geringere Mengen an Calcium, Kalium und Niacin (aus der Gruppe der B-Vitamine). Viele Menschen gehen auch davon aus, daß Zucker sehr viel Kalorien enthält. Wenn sie

wüßten, daß ein Teelöffelvoll nur 16 Kalorien hat, würden sie wahrscheinlich auf die künstlichen Süßstoffe verzichten, die den Hunger in keiner Weise stillen.

Noch ist nicht klar, ob das neue Süßungsmittel Aspartame (NutraSweet) gesundheitsschädlich ist oder nicht. In einem Bericht, der am 19. Juli 1985 im *Journal of the American Medical Association* erschienen ist, wird es zwar als für gesunde Menschen unschädlicher Ersatzstoff genannt. Dem Hersteller, der Firma G. D. Searle & Co., liegen jedoch Tausende von Berichten über Nebenwirkungen wie Kopfschmerzen vor. Saccharin verursacht bei Ratten Blasenkrebs, aber es gibt keinen eindeutigen Beweis dafür, daß ein mäßiger Gebrauch beim Menschen Krebs verursacht. Es hat inzwischen wiederholt Versuche gegeben, Saccharin zu verbieten, was aber noch nicht geschehen ist. Ein weiterer chemischer Süßstoff ist Zyklamat; es war von 1949 bis 1969 auf dem Markt und wurde 1970 verboten, weil bei Versuchen an Ratten festgestellt worden war, daß zehn Teile Zyklamat und ein Teil Saccharin zu Tumoren führte. Den süßen Geschmack von Speisen sollte man mit Jamaikapfeffer, Zimt, Ingwer, Muskatnuß und Zitronensaft verstärken; sie haben praktisch keine Kalorien.

Koffein

Nach Aussagen der Kaffeehersteller trinkt jeder Kaffee, der älter als zehn Jahre ist. Jeder trinkt durchschnittlich 3,2 Tassen Kaffee pro Tag, was normalerweise nicht problematisch ist. Es gibt aber viele, die täglich mehr als zehn Tassen Kaffee trinken. Außerdem werden etliche Milligramm Koffein in Form von Tee, Cola-Getränken, Schokolade und verschiedenen Schmerzmitteln konsumiert.

Koffein stimuliert das zentrale Nervensystem; das ist auch der Grund, warum es so viele brauchen. Zuviel Koffein (mehr als sechs Tassen Kaffee pro Tag) kann zu chronischen Kopfschmerzen, Schlaflosigkeit, Angstzuständen, Magenverstimmung und – bei empfindlichen Menschen – zu Herzrhythmusstörungen führen. Wissenschaftler haben untersucht, ob irgendein Zusammenhang besteht mit angeborenen Anomalien, einer Bindegewebsentartung der weiblichen Brust, Unterleibsgeschwüren, hohem Blutdruck, hohem Cholesterinspiegel, Herzkrankheiten und Krebs der Blase oder Bauchspeicheldrüse. Die meisten Untersuchungen haben aber bisher noch keinen schlüssigen Beweis für irgendwelche Schädigungen erbracht, vor allem wenn sich der tägliche Konsum auf zwei bis drei Tassen frisch aufgebrühten Kaffee oder drei bis vier Tassen Instant-Kaffee beschränkt.

Übergewicht

Das Gewicht hängt nicht nur davon ab, *was* man ißt, sondern auch *wieviel* man ißt. Sehr viele – und zwar mehr Frauen als Männer – sind klinisch gesehen fettleibig oder in solchem Maße übergewichtig, daß es für die Gesundheit und ein langes Leben abträglich ist. Daß immer mehr Menschen übergewichtig sind, beruht vor allem auf zwei Ursachen: zuwenig Bewegung und zuviel Essen, die typischen Merkmale einer Überflußgesellschaft. Inzwischen gibt es Hinweise darauf, daß eine Veranlagung zu Übergewicht erblich ist. Besonders in späteren Jahren wird Übergewicht zum Problem, weil der Mensch dann weniger Kalorien verbraucht.

Fettsucht bezeichnet ein Übermaß an Körperfett, wobei auch die Fettzellen *vergrößert* sind, besonders an Bauch und Hüften. Sehr stark übergewichtige Menschen haben auch *mehr* Fettzellen als andere. In den Gewichtstabellen der Lebensversicherungen wird als Fettsucht definiert, was das Idealgewicht um zwanzig Prozent oder mehr übersteigt. Einer Gruppe von Experten zufolge, die im Januar 1985 tagte, ist Fettsucht eine Krankheit und nicht eine Geistesverfassung wie zum Beispiel Einsamkeit. Außerdem ist sie eine »tödliche Krankheit«, die sich nicht nur auf das äußerliche Erscheinungsbild negativ auswirkt. Aus den neuesten Statistiken der Lebensversicherungen geht hervor, daß sich die Lebenserwartung bei Männern mit einem Übergewicht von zwanzig Prozent ebenfalls um zwanzig Prozent verringert; bei Frauen sind es zehn Prozent. Übergewicht bei Männern ist also ein größeres Gesundheitsrisiko als bei Frauen.

Bei einem ansonsten gesunden Menschen, dessen Gewicht sechzig Prozent über dem Idealgewicht liegt, ist das Risiko, an einer Herzkrankheit, Krebs, Diabetes, an einer Erkrankung des Verdauungstrakts oder durch einen Schlaganfall zu sterben, dreimal so groß wie im Durchschnitt. Übergewichtige Männer sterben häufiger an Dickdarm-, Mastdarm- oder Prostatakrebs als normalgewichtige, ob sie nun rauchen oder nicht. Übergewichtige beiderlei Geschlechts leiden häufig unter hohem Blutdruck (ein großer Risikofaktor für eine Herzerkrankung) und vorzeitiger degenerativer Arthrose. Größer ist auch das Risiko bei Operationen und die Gefahr, daß sich die Narkose negativ auswirkt.

Außerdem sterben Menschen, die schon *in jungen Jahren* übergewichtig sind, oft früher als solche mit normalem Gewicht. Bei Übergewichtigen zwischen zwanzig und vierundvierzig Jahren ist das Risiko eines zu hohen Blutdrucks fünfmal größer als normalerweise (gegenüber einem dreimal so großen Risiko, wenn man älter ist), die Gefahr eines zu hohen Cholesterinspiegels verdoppelt sich (wenn man älter ist, besteht kein zusätzliches Risiko). Auch bei Menschen, die nur zwei bis fünf Kilo über dem Idealgewicht liegen, ist ein gesundheitliches Risiko nicht auszuschließen. Auch leichtes Übergewicht sollte man ernst nehmen, denn es ist oft der erste Schritt zur Fettsucht.

Nach jüngsten Untersuchungen soll man daraus, an welchen Körperstellen sich die Fetteinlagerungen befinden, mehr schließen können als aus den Gewichtstabellen. Ist die kritische Stelle der Bauch, dann steigt offenbar sowohl bei Männern wie bei Frauen das Risiko einer koronaren Herzerkrankung, eines Schlaganfalls oder vorzeitigen Todes, ganz gleich wie dick Sie sonst sind. Ein erhöhtes Risiko besteht bei jedem, der um die Taille, den Bauch oder Oberkörper mehr mißt als um die Hüften (siehe Tips auf Seite 215, was man gegen einen dicken Bauch tun kann).

Es gibt sehr unterschiedliche Meinungen dazu, wie sich das »Idealgewicht« errechnet. In den USA zum Beispiel wurde jahrelang die im Jahr 1959 erarbeitete Tabelle einer großen Lebensversicherung verwendet. Diese hat 1983 eine neue Tabelle erstellt, nach der man mehr wiegen konnte, ohne deshalb erhöhte Risiken fürchten zu müssen. In keiner dieser Tabellen werden jedoch Faktoren wie das Alter oder Rauchen berücksichtigt, die auch ihre Auswirkungen auf das Gewicht haben. Trotz dieser Einschränkungen halten sich viele Ernährungsfachleute nach wie vor an die Tabelle aus dem Jahr 1959. In der folgenden vereinfachten Tabelle wurden die Werte der Tabelle von 1959 für leichten, mittleren und schweren Körperbau zusammengefaßt.

Man kann Übergewicht auch nach dem Anteil an Körperfett errechnen, was allerdings auch für Fachleute nicht so einfach ist. Ein Profi-Fußballer könnte zum Beispiel dreißig Prozent Übergewicht haben, muß aber deshalb nicht zu

Idealgewicht für ein Alter von 26 Jahren und darüber

(Alle Angaben verstehen sich ohne Kleidung und Schuhe)

Körpergröße	Männer	Frauen
145 cm		41–53 kg
147 cm		42–55 kg
150 cm		43–56 kg
152 cm		44–57 kg
155 cm	48–61 kg	46–59 kg
157 cm	49–62 kg	47–61 kg
160 cm	50–64 kg	48–62 kg
162 cm	52–66 kg	50–64 kg
165 cm	53–67 kg	52–66 kg
168 cm	55–70 kg	53–68 kg
170 cm	57–72 kg	55–70 kg
173 cm	58–74 kg	57–72 kg
175 cm	60–76 kg	59–74 kg
178 cm	62–78 kg	61–76 kg
180 cm	64–80 kg	
183 cm	66–82 kg	
185 cm	67–85 kg	
188 cm	69–87 kg	
191 cm	71–89 kg	

Bearbeitet nach dem Metropolitan Height and Desirable Weight Table von 1959.

dick sein, weil er sehr muskulös ist. Eine kleine Frau dagegen könnte, auch wenn ihr Gewicht als normal eingestuft ist, übergewichtig sein, weil der Anteil an Körperfett bei ihr zu hoch ist. Als gesund gilt bei Männern ein Anteil an Körperfett von sechzehn Prozent oder weniger, bei Frauen zweiundzwanzig Prozent oder weniger.

Gefährliche Fastenkuren

Millionen Menschen machen immer wieder eine Diät, um abzunehmen; meistens sind es Frauen. Sie können inzwischen aus über 30 000 Methoden zur Gewichtsabnahme auswählen. Allerdings haben fünfundneunzig Prozent nach einem Jahr wieder das gleiche Gewicht wie vorher. Das liegt daran, daß die meisten Diäten ziemlich abwegig, nicht erprobt, medizinisch ungesund sind und vor allem nicht zu einer grundlegenden Änderung der Eßgewohnheiten führen. Solche Diäten »verkaufen« sich aber nach wie vor sehr gut, denn sie versprechen etwas Unmögliches: daß man mit ihnen schnell und leicht abnimmt.
So werden Pillen angeboten, die »Fettzellen für immer beseitigen«; Wunderkuren, die den Stoffwechsel beeinflussen sollen; neue Methoden, mit denen man mehr als zwanzig Kilo in zwei Monaten abnehmen kann; und sogar ein Diätbrot, das Hunger und Appetit auf geheimnisvolle Weise dämpft.
Eine der beliebtesten Diäten der letzten Jahre – und die gefährlichste – ist die Flüssig-Protein-Diät, bei der man täglich 300 Kalorien in Form einer gesüßten Mischung aus Aminosäuren und Kollagen mit Fruchtgeschmack zu sich nimmt. Allein in den Jahren 1977 und 1978 starben in den USA achtundfünfzig Menschen durch diese Diät. Bei der Untersuchung von siebzehn dieser Fälle stellte sich heraus, daß ansonsten gesunde Menschen ganz plötzlich an Herzrhythmusstörungen (dadurch kann das Herz kein Blut mehr in den Körper pumpen) gestorben waren, weil im Herzmuskel wenig Protein vorhanden war. Die Forscher der Columbia University stellten fest, daß dickere Menschen die Diät überlebt hatten, weil der Herzmuskel mehr Protein gespeichert hatte. Diese Studie wurde im Mai 1984 im *American Journal of Clinical Nutrition* veröffentlicht.
Im November 1982 wurde dann die Cambridge-Diät sehr populär, bei der man ebenfalls nur sehr wenig Kalorien zu sich nimmt. Sie fand fast neunmal mehr Anhänger als die Flüssig-Protein-Diät. Die Cambridge-Diät besteht aus 330 Kalorien, hauptsächlich Kohlenhydrate und Protein. In einem Bericht im *Journal of the American Medical Association* wurde kürzlich darauf hingewiesen, daß diese Diät zwar nicht grundsätzlich bedenklich ist, ohne ärztliche Überwachung aber doch gefährlich sein kann. Vor kurzem wurde der Kaloriengehalt der Cambridge-Diät von 330 auf 420 Kalorien erhöht, wahrscheinlich, um sie sicherer zu machen. Diäten mit sehr geringer

Kalorienzufuhr führen zum Abbau fettfreier Körpermasse und sind für Schwangere, Jugendliche, Kinder und Diabetiker besonders gefährlich.
Zu den medizinisch bedenklichen Diäten gehören die Dr.-Atkins-Diät (dem *Journal of the American Medical Association* zufolge ist sie »wissenschaftlich gesehen unsinnig«), die Stillman-Diät (hier wird mehr Wasser ausgeschieden, aber kein Fett abgebaut), die Beverly-Hills-Diät (sie kann zu schwerwiegendem Nährstoffmangel führen), die Reis-Diät und Fit-for-Life-Diät (auch sie können ernstzunehmenden Nährstoffmangel zur Folge haben), Dr. Bergers Immunkraft-Diät (sie wird im *Harvard Health Letter* als »eine Sammlung abstruser Vorstellungen über Nahrungsmittelallergien« bezeichnet), Diäten mit hoher Protein- und niedriger Kohlenhydratzufuhr (man verliert dadurch Wasser, aber kein Fett; das chemische Gleichgewicht des Körpers wird durcheinandergebracht) und schließlich Diäten, bei denen nur *ein* bestimmtes Nahrungsmittel erlaubt ist. Fraglich ist auch der Wert der Mayo-Diät (sie hat nichts mit der bekannten Mayo-Klinik zu tun) und der Scarsdale-Diät (sie ist, ebenso wie die Mayo-Diät, relativ kompliziert und man lernt auch nicht dabei, wie man sich sinnvoller ernähren kann, um nicht wieder zuzunehmen).
Manche wollen durch striktes Fasten abnehmen. Man wird damit aber überflüssige Pfunde nicht besser los als durch eine Diät mit wenig Kalorien, es belastet und entwässert den Körper. Fasten zur Gewichtsreduktion sollte generell nur unter ärztlicher Aufsicht durchgeführt werden und ist höchstens bei stark fettleibigen Menschen anzuraten. Die Entwässerung (Dehydratation) durch Fasten oder Diäthalten ist eine bisher nicht erkannte Gefahr. Diäten, bei denen man wenig Fett und Kohlenhydrate, dafür aber viel Protein zu sich nimmt, können zur Dehydratation führen, weil der Körper zur Umwandlung von Protein Wasser braucht. Wer eine solche Diät macht – es gibt wesentlich bessere Methoden, um abzunehmen –, sollte täglich zwei bis drei Liter Wasser trinken, so daß mindestens ein Liter Urin pro Tag ausgeschieden wird.
Man nimmt auch nicht besser ab, wenn man ganze Mahlzeiten ausfallen läßt. Meist fühlt man sich dadurch nur schlecht und ißt beim nächsten Mal mehr. Appetitzügler dämpfen zwar das Hungergefühl, wirken aber nur kurzfristig; sie können außerdem abhängig machen und für manche Menschen schädlich sein. Kalorienreduzierte Fertiggerichte und ähnliche Präparate sind teuer und von den Nährstoffen her unausgewogen. Manche Diätprogramme stützen sich auf eine »Authoritätsperson«, um die Leute bei der Stange zu halten, so daß man wieder nicht lernt, seine Ernährungsweise selbst in den Griff zu bekommen.
Die Pritikin-Diät empfiehlt, vor allem Obst, Gemüse und andere fettarme Nahrungsmittel zu essen, Fett, Cholesterin, Natrium und raffinierten Zucker zu meiden und sich regelmäßig in einer Ausdauersportart zu betätigen. An dieser Diät wurde zwar kritisiert, daß sie zu streng und hinsichtlich des Cholesterinspiegels und der Arterienverengung auch nicht wirksamer sei als die gemäßigtere Diät der American Heart Association; Nathan Pritikin hat aber schließlich selbst den Wert der von ihm entwickelten Diät bewiesen. Bevor er

mit der Diät begann, war sein Cholesterinspiegel bei 300; er fiel dann sehr schnell auf etwa 100 und lag im Februar 1985 bei 94. Das war kurz bevor er sich das Leben nahm, weil er erfahren hatte, daß er unheilbar an Krebs erkrankt war. Bei der Autopsie stellte man fest, daß die Arterien keinerlei Anzeichen von Arteriosklerose aufwiesen, wie der Pathologe Dr. Jeffrey D. Hubbard im *New England Journal of Medicine* vom 4. Juli 1985 berichtet.

Wie Diäten einzustufen sind

Bei »revolutionären« Diäten

▷ werden große Versprechungen gemacht wie »Sie können alles essen, was Sie möchten«;
▷ wird schnelle, mühelose Gewichtsabnahme garantiert;
▷ wird eine Gewichtsabnahme von mehr als zwei Pfund pro Woche versprochen;
▷ wird der Verzehr von einem bestimmten oder einiger weniger Nahrungsmittel empfohlen;
▷ wird auf »Geheimformeln«, »berühmte Personen«, »berühmte Plätze« oder andere werbewirksame Aufhänger verwiesen.

Bei gesunden Diäten

▷ wird eine Reduzierung der Kalorienmenge empfohlen;
▷ sind sehr viele verschiedene Nahrungsmittel »erlaubt«;
▷ wird ein langsames, stetiges Abnehmen von ein bis zwei Pfund pro Woche befürwortet;
▷ wird man dabei unterstützt, seine Eßgewohnheiten positiv zu verändern;
▷ wird mehr sportliche Betätigung empfohlen.

Die einzige »Diät«, die funktioniert

Nicht die Diät ist die beste, bei der entweder fast ganz auf Fett, auf Kohlenhydrate oder Protein verzichtet wird, sondern die, der eine Kombination aus wenig Kalorien *und* wenig Fett zugrunde liegt. Die Wissenschaftler sind lange davon ausgegangen, daß nicht die Art der Kalorien ausschlaggebend ist, sondern nur die *Menge.* Nach jüngsten Untersuchungen wird jedoch alles Fett aus der Nahrung, das vom Körper nicht sofort in Energie umgewandelt wird, als Körperfett gespeichert, während Kohlenhydrate zuerst in Glykogen umgewandelt und dann im Fettgewebe gespeichert werden. Es sieht also so aus, als ob man durch Kalorien aus Fett auch selbst »fetter« wird. Wenn man 500 Kalorien pro Tag einspart, verliert man in der Woche ein Pfund Fett und bekommt alle notwendigen Nährstoffe. Treibt man dazu noch etwas Sport, werden sogar mehr Kalorien verbrannt (siehe Tabelle Seite 61).
Ein aktiver, gesunder Mann in den Dreißigern kann pro Tag 2000 Kalorien

oder mehr aufnehmen, ohne dicker zu werden. Ist er über Sechzig, reicht vielleicht die Hälfte dieser Kalorienmenge aus. Die meisten aktiven Männer können bei 1500 bis 1800 Kalorien täglich ein Pfund pro Woche abnehmen. Männer nehmen doppelt so schnell ab wie Frauen, weil sie mehr Muskelmasse haben, die die Kalorien schneller verbrennt als Fettgewebe.

Es gibt auch die Theorie, daß der Körper immer versucht, ein natürliches Gewicht oder einen Sollwert zu halten, ganz gleich wieviel man ißt. Vielleicht liegt dieser Sollwert bei Ihnen über dem Idealgewicht. Viele Diäten schlagen also deshalb fehl, weil der Körper nagende Hungergefühle auslöst und weniger Kalorien verbrennt, wenn das Gewicht unter den Sollwert sinkt. Das ist aber kein Freibrief dafür, überhaupt nicht mehr auf sein Gewicht zu achten. Nach neuesten Untersuchungen wird der Sollwert durch Anpassung des Grundumsatzes niedriger, wenn man jeden Tag dreißig Minuten Sport treibt, zum Beispiel Radfahren oder Aerobic. Basierend auf dieser Sollwert-Theorie wurde inzwischen auch eine besondere Diät entwickelt, die sogenannte Setpoint-Diät.

Nur ab und zu Sport zu treiben hilft nichts, weil es dabei oft zu einem plötzlichen Blutzuckerabfall kommt, wodurch Hungergefühle ausgelöst werden und man mehr ißt. Bei regelmäßigem Sport in vernünftigem Umfang aber verbrennt der Körper die Kalorien schneller und, was noch wichtiger ist, die Energiebilanz stimmt. Nimmt man zum Beispiel jeden Tag 100 Kalorien zuviel zu sich, zeigt die Waage in einem Jahr zehn Pfund mehr an; geht man jeden Tag knapp zwei Kilometer zu Fuß, verbrennt man diese Kalorienmenge. Wer jeden Tag dreißig Minuten geht, kann im Jahr sein Gewicht um fünfzehn Pfund reduzieren, bei täglich dreißig Minuten Radfahren sogar um dreißig Pfund – vorausgesetzt natürlich, man ernährt sich immer gleich. Das ist weit mehr, als die meisten Blitzdiäten versprechen – geschweige denn halten (siehe Tabelle Seite 61).

Wer eine Diät macht und keinen Sport treibt, sabotiert seinen Körper, denn bei stark reduzierter Kalorienzufuhr wird Muskelmasse abgebaut und zusätzliches Fettgewebe gebildet, wenn man wieder zunimmt. Wer noch immer nicht davon überzeugt ist, daß Sport für das Abnehmen wichtig ist, der halte sich das Beispiel eines Marinesoldaten vor Augen; das Essen an Bord ist nahrhaft und fett, aber trotzdem ist er schlank und kräftig.

Der wirkliche Grund für den Mißerfolg von Diäten ist vielleicht darin zu suchen, daß die Betonung zu sehr auf »Diät« halten liegt. Man hungert, nimmt ab, ißt wieder wie früher, nimmt zu und beginnt wieder mit einer Diät. Der Erfolg hängt nicht nur von der Diät ab. Übergewicht kann man nicht schnell und einfach loswerden. Um eine bleibende Gewichtsabnahme zu gewährleisten, sollte man überprüfen, was man alles ißt, sollte Situationen meiden, die zu mehr Essen verführen, die Eßgewohnheiten allmählich ändern und regelmäßig Sport treiben. Wenn man innerlich zum Abnehmen motiviert ist, wird man auch seine Lebens- und Eßgewohnheiten auf lange Sicht ändern.

Die Eßgewohnheiten ändern

- ▷ Überspringen Sie keine Mahlzeiten, und lassen Sie den Hunger nicht zu groß werden. Essen Sie einfach kleinere Portionen.
- ▷ Essen Sie nicht immer das gleiche. Ernähren Sie sich ausgewogen, so daß Sie alle Nährstoffe bekommen.
- ▷ Essen Sie langsam. Es dauert etwa zwanzig Minuten, bis Ihr Gehirn dem Körper meldet, daß Sie satt sind. Sie könnten in dieser Zeit Tausende von Kalorien zu sich nehmen, bevor von Ihrem Gehirn die Rückmeldung kommt.
- ▷ Trinken Sie etwas vor dem Essen, und nehmen Sie dann zuerst ballaststoffreiche Dinge zu sich, um den Magen zu füllen.
- ▷ Verkleinern Sie allmählich die Portionen, und verzichten Sie auf einen »Nachschlag«.
- ▷ Essen Sie weniger Fett und weniger Süßes; das betrifft auch Ketchup und andere Würzmittel, in denen Zucker enthalten ist.
- ▷ Essen Sie Obst als Nachtisch.
- ▷ Essen Sie bei Heißhungeranfällen nur Kalorienarmes wie gepufferten Reis, und achten Sie darauf, keine »gefährlichen« Sachen wie Eiscreme und Süßigkeiten zu Hause zu haben.
- ▷ Trinken Sie weniger Alkohol. Bei einem Alkoholgehalt von vierzig Volumenprozent enthält ein Glas mit vier Zentiliter 90 Kalorien, und Alkohol wird, im Gegensatz zu festen Nahrungsmitteln, direkt in Fett umgewandelt. So können sich zwei Dosen Bier täglich, wenn sie über den normalen Kalorienbedarf hinaus getrunken werden, zu dreiundreißig Pfund Übergewicht pro Jahr addieren.
- ▷ Treiben Sie mehr Sport.
- ▷ Schließen Sie sich einer Gruppe wie den Weight Watchers an. Sie lernen dort, gesunde Nahrungsmittel in vernünftigen Mengen zu essen, bearbeiten die hinter dem Übergewicht stehenden Probleme und werden allmählich, aber auf Dauer schlanker.

Es heißt immer, daß man gerade durch das Abendessen zunimmt, weil der Körper die Kalorien nicht mehr verbrennen kann und sie als Fett gespeichert werden. Tatsächlich ist es aber so, daß der Körper in vierundzwanzig Stunden die gleiche Kalorienmenge verbraucht, ob man sie nun vormittags oder abends zu sich nimmt. Trotzdem gibt es bestimmte Zeiten und Gemütsverfassungen, wo man besonders leicht zuviel ißt.

Nehmen Sie sich in acht

- ▷ im Urlaub (man will sich ja etwas Gutes gönnen);
- ▷ im Herbst und Winter (man hat weniger Bewegung; außerdem ist der Tag kürzer, und manche Forscher meinen, daß dadurch die Gier nach Essen zunimmt);

▷ bei Langeweile (sie verleitet dazu, das Leben mit Essen zu »würzen«);
▷ beim Fernsehen (man ißt dabei leicht irgendwelche Kleinigkeiten);
▷ bei Kaffeepausen (etwas Süßes zum Kaffee schmeckt ja so gut);
▷ beim Essen im Restaurant (man schlägt dabei leicht über die Stränge);
▷ bei Depression, Angst und Streß (viele Menschen versuchen, diese Gefühle durch Essen wegzuschieben).

Statt zu sagen: »Wenn ich einen Bissen davon esse, ist es sowieso schon egal«, sollten Sie sich sagen, daß Sie es *schaffen,* nicht zuzunehmen. Setzen Sie sich realistische Ziele, und verzeihen Sie sich einen Ausrutscher. Sie allein sind für Ihr Gewicht verantwortlich, und nur Sie allein können es unter Kontrolle halten.

Wie man ißt

Viele Menschen *glauben*, daß es schon reicht, wenn sie ihre Eßgewohnheiten nur ein bißchen verändern und zum Beispiel von dem einen mehr, von dem anderen weniger essen. Wenn sich solche Umstellungen aber wirklich auf die Gesundheit auswirken sollen, müssen sie viel weiter gehen. Bei Männern ist das besonders schwierig, denn sie sind es gewohnt, schwerer zu essen, das heißt größere Fleischportionen, Schinken, Eier usw. Die Lebensmittelindustrie tut ein übriges und bietet Nahrungsmittel »für starke Männer« an, die viel Protein und Fett enthalten, dafür aber wenig Ballaststoffe. Schwieriger wird es für Männer noch dadurch, daß sie mehr Alkohol trinken als Frauen; er ist sehr kalorienreich und enthält wenig Nährstoffe, wenn überhaupt.

Bei vielen Männern waren für die Ernährung immer die Mütter und Frauen zuständig; sie haben alles ausgesucht und zubereitet, was die Söhne und Ehemänner zu Hause aßen. Moderne Männer jedoch befassen sich mehr mit Themen wie Ernährung und fühlen sich auch dafür verantwortlich.

Sich für die eigene Ernährung verantwortlich zu fühlen, ist leichter, wenn man sich vor Augen hält, daß Essen ein Vergnügen sein sollte. Man muß sich beim Essen nicht mit Schuldgefühlen wegen Fett, Zucker, Salz und Kalorien quälen. Ein Leben ganz ohne Steaks, Kuchen, Fett und Salz und sogar Süßigkeiten wäre wirklich trostlos. Solange Sie sich ausgewogen ernähren, vernünftige Mengen essen, die Mahlzeiten in einer angenehmen Atmosphäre zu sich nehmen und auch auf die Zubereitungsart achten, werden Sie sich gesund und richtig ernähren. Das Essen zu genießen – im Gegensatz zum »liebend gerne essen« – ist eine Grundvoraussetzung für geistige und körperliche Gesundheit. Wenn Sie diese Punkte beachten, sollte es keine Probleme geben.

2 Fit werden – fit bleiben

Warum sollen Sie Sport treiben?

Henry David Thoreau hat im Jahr 1840 geschrieben: »Wer geistige Höhen zu erklimmen versucht und seinen Körper dem süßen Wohlleben überläßt, geht völlig fehl.« Wer den Begriff Fitness schon nicht mehr hören kann, sollte vielleicht die anderen Kapitel über Gesundheit und Lebensführung lesen. Wer ohnehin schon regelmäßig Sport treibt, interessiert sich möglicherweise mehr für den Abschnitt über Sportmedizin, der auf Seite 50 beginnt. Wenn Sie aber gerade noch am Überlegen sind, ob und wie Sie sich sportlich betätigen wollen, dann können Ihnen die folgenden Ausführungen sicher helfen.

Was ist Ihr Ziel?

▷ Abnehmen.
▷ Einen strafferen Bauch haben.
▷ Gesünder sein.
▷ Das Risiko eines Herzinfarkts verringern.
▷ Sich körperlich besser fühlen.
▷ Mehr Ausdauer haben.
▷ Muskulöser werden.
▷ Beweglicher werden.
▷ Mehr Energie haben.
▷ Produktiver sein.
▷ Im Sport bessere Leistungen bringen.
▷ Streß abbauen.
▷ Weniger Arztrechnungen bezahlen.
▷ Länger leben.

Sport ist praktisch für jeden gut, und jeder kann ihn ausüben, sogar Behinderte. Einer Arbeitsgruppe zufolge, die sich im September 1984 mit körperlicher Aktivität und Sport befaßte, haben bisher nicht Sport treibende Menschen sogar mehr von einer gesteigerten Aktivität als aktive Sportler. Die Teilnehmer der Arbeitsgruppe definierten körperliche Aktivität als Muskelbewegungen, die in Energie umgesetzt werden. Sportliche Betätigung wurde als körperliche Aktivität definiert, die geplant ist, in regelmäßigen Abständen stattfindet und zum Ziel hat, die Leistungsfähigkeit zu steigern.
Manche halten sich für zu alt, um Sport zu treiben. Leo Tolstoi hat erst mit siebenundsechzig Jahren Radfahren gelernt. Einer der Vorsitzenden des amerikanischen Ski-Komitees war fünfundfünfzig, als er mit dem Skifahren begann. Auch ältere Marathonläufer sind heute keine Seltenheit mehr, obwohl

man diese Disziplin für Leute mittleren Alters und darüber hinaus für zu anstrengend hielt. Männer und Frauen in den 60ern oder älter erklimmen Berggipfel, machen Skilanglauf, durchschwimmen den Ärmelkanal und sind in anderen Ausdauersportarten erfolgreich.
Es stellt sich die Frage, ob man einen Arzt konsultieren sollte, bevor man mit Sport beginnt. Fachleute sagen, man sollte einfach damit anfangen und sich allmählich in vernünftigem Maß steigern, wenn man unter Sechzig ist, sich gut fühlt und keine Symptome irgendeiner Krankheit hat. Das Problem ist, daß viele nicht wissen, wie sie sich allmählich in vernünftigem Maß steigern können. Sportverbände sind hier konservativer. Sie halten einen Besuch beim Arzt für erforderlich, wenn man

- ▷ mehr als fünfzehn Pfund Übergewicht hat;
- ▷ älter als Fünfunddreißig ist und einige Jahre nicht sportlich aktiv war;
- ▷ Probleme mit dem Herzen hat (Herzgeräusche oder Herzanfälle);
- ▷ während oder nach dem Sport Schmerzen oder Druck in der Brust, im Nacken oder in den Armen verspürt;
- ▷ oft Schwindelgefühle hat;
- ▷ auch bei geringer Anstrengung zuwenig Luft bekommt;
- ▷ hohen Blutdruck hat, der nicht unter Kontrolle ist, oder wenn man nicht weiß, ob der Blutdruck normal ist;
- ▷ Probleme mit den Knochen oder Gelenken hat, zum Beispiel Arthritis;
- ▷ Koronarkranke in der Familie hat;
- ▷ als Diabetiker von Insulin abhängig ist oder andere Krankheiten vorliegen, die bei einer sportlichen Betätigung zu berücksichtigen sind.

Es kann sein, daß der Arzt einen »Tretmühlentest« für notwendig hält. Dr. Kenneth H. Cooper, Experte für Ausdauersportarten und Gründer des Institute for Aerobics Research in Dallas, hält diesen Test aus zwei Gründen für wichtig: Es kann festgestellt werden, ob man an einer koronaren Herzerkrankung leidet oder die Wahrscheinlichkeit dafür besteht, und es kann ein sicheres und wirksames Sportprogramm entwickelt werden.

Welche Sportart?

Bei der Wahl der Sportart ist das Alter weniger wichtig als die Tatsache, daß man lange Zeit Spaß daran haben kann. Wenn Sport zu einem Bestandteil des Lebens wird, macht er immer Spaß, egal, ob er nun in Jahren oder Kilometern gemessen wird. Viele Männer und Frauen, die sich durch Sport fit halten wollten – und denen es nicht gelungen ist, haben die falsche Sportart gewählt: eine, die ihnen keinen Spaß machte, der sie körperlich nicht gewachsen waren und die ihrem Lebensstil, Alter oder Einkommen nicht entsprach. Sie fangen mit Jogging an, finden es aber langweilig; sie schwimmen, aber der Weg zum nächsten Schwimmbad ist zu lang; sie fahren Ski, können es sich aber nicht oft leisten. Viele hören auf, weil sie nicht »gut genug« sind. Sport treiben heißt aber nicht, ein Superathlet sein zu müssen. Sport ist für jeden in irgendeiner Weise erschwinglich.

Wählen Sie eine Sportart – oder eine Kombination von Sportarten –, die Ihnen Spaß macht. Wenn Sport zur Pflicht wird, statt Spaß zu machen, wenn man dabei an einen schwierigen Trainer oder unbefriedigende Leistungen erinnert wird, hört man über kurz oder lang auf. Man sollte sich statt dessen an Sportarten erinnern, die man als Kind mochte. Vielleicht war es Radfahren, Tennis, Wandern, Basketball, Schwimmen oder Kanufahren? Das ist wahrscheinlich auch der Sport, der Ihnen heute Spaß macht – und bei dem Sie bleiben. Viele, die als Kinder nicht sportlich waren, genießen es besonders, später noch richtige »Cracks« zu werden, und können sich ein Leben ohne Sport überhaupt nicht mehr vorstellen.

Wählen Sie eine Sportart, die Ihrer Persönlichkeit und Ihrer körperlichen Konstitution entspricht. Möchten Sie lieber in geschlossenen Räumen oder im Freien Sport treiben, im Fitness-Club oder zu Hause? Wäre Ihnen der Vormittag, Nachmittag oder Abend lieber? Wenn Sie sehr schwer sind, sollten Sie wohl besser nicht laufen, weil das die Gelenke zu sehr belastet. Wenn Sie ein Einzelgänger sind und lieber Ihr eigenes Tempo vorlegen, sollten Sie eine entsprechende Sportart wählen. Wenn Ihnen das Zusammensein mit anderen wichtig ist, haben Sie wahrscheinlich mehr von einem Mannschaftssport.

Wählen Sie eine Sportart, die in Ihren Zeitplan paßt. Wenn Sie bis spät abends arbeiten und dann noch vierzig Minuten zu einem Fitness-Center oder Schwimmbad fahren müssen, werden Sie wahrscheinlich ziemlich schnell damit aufhören. Wenn das Wetter dabei eine Rolle spielt, sollten Sie andere Alternativen haben. Das Schwierigste ist es meistens, die Zeit für sportliche Betätigung abzuzweigen. Sport muß zu einem Bestandteil Ihres Lebens werden. Wer damit anfängt, sollte sich einen Partner suchen, der mitmacht, oder eine Gruppe, der er sich anschließen kann.

Wählen Sie Sportarten, die wirklich etwas bringen. Wenn Sie beim Sport nicht schwitzen, tiefer atmen oder das Herz nicht schneller schlägt und Sie – zumindest am Anfang – keinen Muskelkater haben, dann trainieren Sie entweder nicht lang oder nicht hart genug. Bei sitzender Lebensweise stellen sich diese Merkmale ziemlich schnell ein. Wenn dem nicht so ist, sollten Sie das Programm allmählich steigern.

Sie haben nichts von irgendwelchen elektronisch gesteuerten Geräten, die die Muskeln an- und entspannen, das Herz, die Lunge und andere Organe aber nicht wirklich fordern. Solch eine »sportliche Betätigung ohne Anstrengung« vermittelt die falsche Vorstellung, was Fitsein wirklich bedeutet. Körperliche Fitness ist das Ergebnis regelmäßiger Anstrengung, sowohl hinsichtlich der Dauer als auch der Intensität, und beruht auf Ausdauer, Kraft und Beweglichkeit.

Wenn Sie in ein Fitness-Center gehen wollen, sollten Sie sich eines aussuchen, das Sie von zu Hause in fünfzehn Minuten erreichen können oder das zwischen

Arbeitsplatz und Wohnung liegt. Um auf Ihre Kosten zu kommen, sollten Sie mindestens dreimal in der Woche dorthin gehen. Achten Sie darauf, daß die Öffnungszeiten in Ihren Terminkalender passen. Fragen Sie jemand, der das betreffende Fitness-Center kennt, wie gut es geführt wird.

Was Sie bei der Auswahl eines Fitness-Centers beachten sollten

- ▷ Ist die Anlage sauber?
- ▷ Sind die Geräte in gutem Zustand?
- ▷ Haben die Trainer eine qualifizierte Ausbildung?
- ▷ Werden auch Übungen für den Kreislauf, zum Aufwärmen und Abkühlen und Stretching angeboten?
- ▷ Ist das Fitness-Center überbelegt?
- ▷ Haben Sie dem Vertrag nach Anspruch auf mehrere verbilligte Probetrainingsstunden?
- ▷ Wird Ihnen bei Krankheit oder Umzug Geld zurückgezahlt?

Wie oft, wie lange, wie intensiv?

Wie oft sollten Sie trainieren?

Nach Studien von Herzspezialisten ist es ratsam, mindestens dreimal pro Woche zu trainieren, damit der Körper richtig durchgearbeitet wird und sich deutliche Auswirkungen auf die Gesundheit zeigen. Wenn Ihnen der Sport Spaß macht und Sie sich von der besonderen Beanspruchung schnell wieder erholen, dann ist es sogar besser, *jeden Tag* Sport zu treiben. Sie sollten dabei variieren (um Verletzungen zu vermeiden) und darauf achten, alle Punkte für körperliche Fitness zu berücksichtigen: Belastungsfähigkeit von Herz und Lunge, Muskelkraft, Belastungsfähigkeit der Muskeln, Beweglichkeit und körperliche Verfassung.

Wie lange sollten Sie trainieren?

Empfehlenswert ist, die Dauer jeder Trainingseinheit allmählich auf mindestens zwanzig bis dreißig Minuten ohne Unterbrechung zu steigern; Aufwärmen, Stretching und Abkühlen nicht mitgerechnet.

Wie intensiv sollten Sie trainieren?

Viele Anfänger stecken sich zu hohe Ziele, merken aber nicht, daß sie sich überfordern, weil sie sich gut dabei fühlen – zumindest am Anfang. Durch die Überforderung des untrainierten Körpers kommt es dann zu Verletzungen, und so hören sie zwangsläufig wieder auf. Sport sollte ein fester Bestandteil des Lebens sein; man hat also genug Zeit, sich allmählich zu steigern. Wer untrainiert ist, sollte also nicht gleich in den ersten Wochen oder Monaten eine Stunde Hanteln stemmen oder fünf Kilometer laufen. Um Verletzungen zu vermeiden, sollten Sie sich unter Anleitung eines ausgebildeten Trainers oder mit Hilfe eines guten Sachbuches schrittweise steigern.

Bei regelmäßiger sportlicher Betätigung sollte das Training so intensiv sein, daß die Herzfrequenz auf eine Zielpulszahl steigt, die dem Alter und der körperlichen Verfassung angemessen ist. Wenn das Blut mit dieser »Zielpulszahl« durch den Körper gepumpt wird, können die Muskeln den Sauerstoff besser ausnutzen. Die Zielpulszahl errechnet man, indem man sein Alter (zum Beispiel 40) von 220 abzieht; das ergibt die maximale Herzfrequenz von 180. Diese maximale Herzfrequenz von 180 ist mit 50, 60, 70 oder 80 Prozent zu multiplizieren – je nach körperlicher Verfassung; damit hat man die Zielpulszahl. Angenommen, ein Vierzigjähriger beginnt bei 60 Prozent der maximalen Herzfrequenz mit dem Training und steigert sich allmählich auf 80 Prozent. In diesem Fall sieht die Rechnung folgendermaßen aus:

220 − 40 = 180 (maximale Herzfrequenz)
× 0,60 = 108 Pulsschläge pro Minute (Zielpulszahl)

Dann die Steigerung:

220 − 40 = 180 (maximale Herzfrequenz)
× 0,80 = 144 Pulsschläge pro Minute (Zielpulszahl)

Das Training bis zu neunzig oder hundert Prozent der maximalen Herzfrequenz zu steigern, ist gefährlich. Die Erholungsphase ist dann im Normalfall länger, der Nutzen jedoch nicht größer. Der Körper profitiert auch von einem Training mit »halber Kraft«, das heißt bei fünfzig bis siebzig Prozent der maximalen Herzfrequenz. Nach Erkenntnissen eines Sportforschungs-Instituts in Dallas, die im Juni 1986 in der Zeitschrift *Running & FitNews* veröffentlicht wurden, sollten Schwimmer ihr Alter von der Zahl 205 abziehen, was eine niedrigere Zielpulszahl ergibt. Dabei wird berücksichtigt, daß durch die Bauchlage bei jedem Schwimmstoß mehr Blut durch den Körper gepumpt wird.

Sie sehen Ihre Fortschritte, wenn Sie bei intensivem Training mehrmals zehn Sekunden lang den Puls fühlen. Dazu teilt man die Pulsschläge pro Minute der Zielpulszahl durch sechs. Bei einer Zielpulszahl von 108 Schlägen ergibt das achtzehn Pulsschläge in zehn Sekunden.

Ob Sie zu hart trainieren, können Sie auch sehr leicht mit einem »Sprechtest« feststellen. Wenn Sie während des Trainings nicht ganz normal sprechen können oder die »Erholungsphase« danach länger als zehn Minuten dauert, sollten Sie lieber Abstriche machen.

Läufer verstehen die Frage »Wie intensiv sollte man trainieren?« oft als »Wie weit sollte ich laufen?« Dr. Kenneth H. Cooper, Gründer des Aerobics Center in Dallas, war früher der Ansicht, daß keine Distanz zu lang sei. Inzwischen sagt er aber, daß jeder, der mehr als fünfundzwanzig Kilometer in der Woche läuft (was einem Laufpensum von zwanzig bis dreißig Minuten viermal pro

Die Abstufungen der Zielpulszahl

Alter	Pulsschläge pro Minute	10-Sekunden-Puls
20–25	120–160	20–27
26–30	114–156	19–26
31–35	114–150	19–25
36–40	108–144	18–24
41–45	108–144	18–24
46–50	102–138	17–23
51–55	102–132	17–22
56–60	96–132	16–22
61–65	96–126	16–21
66–70	90–120	15–20
Quelle: National Institutes of Health Fitness Center.		

Woche entspricht), dafür andere Gründe hat, als nur seinen Kreislauf fit zu halten. Man sollte ein solches Training besser nach Intensität und Dauer bewerten als nach Kilometern.
Ob Sie nun laufen, schwimmen oder irgendeine andere Ausdauersportart betreiben: Sie trainieren zu hart und sollten aufhören, wenn

- ▷ Sie Schmerzen haben;
- ▷ Ihnen übel oder schwindlig ist oder Sie sich einer Ohnmacht nahe fühlen;
- ▷ der Puls ein paar Minuten nach dem Training noch nicht wieder normal ist.

Damit Sie körperlich und psychologisch möglichst viel vom Sport haben, sollten Sie ihn so gestalten, daß die Leistungsfähigkeit des Kreislaufs, Audauer, Muskelkraft, Beweglichkeit und Spannkraft gefördert werden. Am wichtigsten ist dabei die Leistungsfähigkeit des Kreislaufs, die man besonders durch Ausdauersportarten verbessern kann.

Ausdauersportarten

Ausdauersportarten – das sind aerobe Aktivitäten, bei denen Herz, Lunge und Blutgefäße dazu angeregt werden, die Muskeln längere Zeit mit sehr viel Sauerstoff zu versorgen – werden immer beliebter. Keine andere Sportart hat so große Bedeutung für die Fitness. Skilanglauf, Jogging, Laufen, Gehen, Radfahren, Aerobic und Schwimmen zählen zu diesen aeroben Aktivitäten, die den ganzen Körper, Herz und Lunge am besten in Form bringen. Man kann auch Seilspringen, Treppensteigen, Auf-der-Stelle-laufen, Trainieren auf einem Heimfahrrad, Rudern, Tanzen, Trampolinspringen bevorzugen oder in anderer Form aktiv sein; wichtig ist nur, daß die Herzfrequenz über längere Zeit gleichmäßig bis zur Zielpulszahl gesteigert wird und größere Muskelgruppen beansprucht werden.
Für den Körper ist wesentlich, daß er kräftig durchgearbeitet wird; die Sportart

ist dabei zweitrangig. Leider gehören so beliebte Aktivitäten wie Fischen, Zelten, Jagen, Bootfahren, Bowling, Bodybuilding an Geräten, Golf und Volleyball im Normalfall nicht zu den Betätigungen, die den ganzen Körper, Herz und Lunge kräftigen. Der Nachteil dabei ist, daß man sich kurz intensiv bewegt und dann wieder pausiert. Tennis zum Beispiel ist eine aerobe Sportart, wird aber meist nur gelegentlich betrieben. Die Leistungsfähigkeit des Kreislaufs wird auch nicht durch »Abenteuersportarten« wie Drachenfliegen, Sporttauchen und Fallschirmspringen gefördert; ebenso wenig durch Motorsport wie Schneemobil- oder Motorradfahren oder Spaziergänge und gemächliches Radfahren. Für diese Sportarten gilt der Spruch: »Fit werden, um mitzuspielen; nicht spielen, um fit zu werden.«
Die Sportarten in der folgenden Tabelle wurden nach Faktoren wie Ausdauer, Muskelbelastung, Muskelkraft, Beweglichkeit und Ausgeglichenheit bewertet.

Sportliche Aktivitäten und die Beanspruchung des ganzen Körpers

Jogging	148 Punkte
Radfahren	142 Punkte
Schwimmen, Eislaufen, Handball, Squash	140 Punkte
Skilanglauf	139 Punkte
Ski alpin und Basketball	138 Punkte
Tennis (Einzel)	128 Punkte
Gymnastik	126 Punkte
Gehen*	102 Punkte
Golf (mit Elektro-Caddy)	66 Punkte
Bowling	51 Punkte

* Je schneller man geht, desto mehr hat man davon.
Quelle: The President's Council on Physical Fitness and Sports.

Bei aeroben Aktivitäten wird Sauerstoff im ganzen Körper verbraucht und verteilt, das heißt, das Herz pumpt mit jedem Schlag mehr sauerstoffreiches Blut in die Muskeln und andere Körpergewebe, damit sie besser arbeiten. Wenn man gut in Form ist, schlägt das Herz nicht mehr so oft, weil es kräftiger und leistungsfähiger ist; die Herzfrequenz wird also niedriger. Außerdem atmet man dabei tief aus dem Zwerchfell und nützt das Lungenvolumen voll aus, nicht nur die obere Hälfte.
Plötzlichen und höchsten Energieeinsatz erfordernde Sportarten wie Schnellschwimmen und ähnliches sind »anaerob«, weil der Kreislauf nicht genug Sauerstoff transportieren und damit die Muskeln nicht mit der nötigen Energie versorgen kann. Nach einigen Minuten tritt eine Sauerstoffunterversorgung ein, und der Körper wandelt kleine, in den Muskeln gespeicherte Mengen Zucker anaerob (ohne Sauerstoff) in Energie um. Dadurch bildet sich in den Muskeln Milchsäure, sie beginnen zu schmerzen, zu »brennen«, und man kann fast nicht mehr weitermachen. Wenn man weitermacht, wird der Körper durch den aeroben Stoffwechsel wieder laufend mit Energie versorgt.

Beim untrainierten Körper dauert es etwa zehn Minuten, bis der aerobe Stoffwechsel wieder einsetzt; das erklärt, warum die ersten Minuten so unangenehm sein können. Bei einem gut durchtrainierten Sportler setzt dieser aerobe Stoffwechsel schon ein oder zwei Minuten nach dem Aufwärmen ein. Marathonläufer der Weltklasse richten ihr Tempo so ein, daß die Muskeln genug Sauerstoff für den aeroben Stoffwechsel bekommen.

Skilanglauf gehört zu den aeroben Aktivitäten, die höchste Anforderungen an den Körper stellen; er verlangt gleichbleibende Anstrengung und beansprucht die meisten Muskeln. Wer die Olympischen Winterspiele verfolgt hat, wird sich an die Bemerkung der Kommentatoren erinnern, daß die Langläufer die beste Kondition von allen Teilnehmern hätten. Leider ist die Saison beim Skilanglauf sehr kurz, wenn überhaupt genug Schnee liegt. Es werden inzwischen aber schon Skilanglauf-Heimgeräte angeboten, die in ihrer Wirkung dem Langlauf im Freien fast gleichkommen; eine schöne Landschaft kann man dabei natürlich nicht genießen.

Eine seit langem populäre aerobe Sportart ist das Laufen. Sie ist mit Sicherheit eine der bequemsten Sportarten; man muß dazu ja nur aus dem Haus gehen. Billig ist sie außerdem: Gute Schuhe sind das einzige, was man braucht. Der Zahl der Aktiven nach sind Schwimmen, Radfahren und Gehen die beliebtesten Sportarten.

Fast jeder zweite bei uns geht zum Schwimmen. Es dauert zwar länger als beim Jogging, bis man eine gute Kondition bekommt; der Vorteil dabei ist aber, daß sowohl die kleineren Muskeln des Oberkörpers als auch die größeren Muskeln des Unterkörpers beansprucht werden. Beim Schwimmen kommt es seltener zu Verletzungen als bei vielen anderen Sportarten. Schwimmen ist besonders auch dann als Trainingsform geeignet, wenn man sich von Knie- oder anderen Verletzungen erholen muß.

Eine sehr gute aerobe Sportart ist auch das Radfahren; fast jeder dritte betreibt es regelmäßig. Wer allerdings nur einige Minuten in die Pedale tritt und das Rad dann laufen läßt, braucht zwei- bis dreimal länger als ein Läufer, bis er etwas davon hat. Man sollte konstant treten, auch wenn man bergab fährt. Ein Heimfahrrad eignet sich hervorragend zum Trainieren. Man ist dann zwar nicht in der freien Natur, aber dafür kann man es auch um zwei Uhr morgens machen oder wenn es draußen stürmt und schneit. Training auf dem Heimfahrrad wird Patienten oft zur Rehabilitation nach einem Herzinfarkt empfohlen, weil sie damit langsam beginnen und sich allmählich steigern können.

Die für Anfänger am besten geeignete aerobe Aktivität ist schnelles Gehen; auch diese Sportart findet immer mehr Anhänger. Wer sich beim Sport nicht zu sehr anstrengen darf – besonders Menschen, die Probleme mit den Gelenken haben, stark übergewichtig oder über Sechzig sind –, kann an die Zielpulszahl herankommen, wenn er mindestens fünfmal in der Woche eine halbe Stunde geht. Mit der Verbesserung der Kondition wird es aber auch schwieriger, beim Gehen die Zielpulszahl zu erreichen. Man kann die Wirkung steigern, wenn man dabei die Arme auf- und abbewegt, schneller oder weiter geht. Auf sogenannte »Handgewichte« kann man dabei meistens verzichten. Sie sollten mit Vorsicht gebraucht werden, denn es kann dadurch bei Menschen mit Kreislaufschwierigkeiten zu ernsten Problemen kommen; außerdem können sie eine Schleimbeutelentzündung in Armen und Schultern auslösen. Gehen als sportliche Disziplin ist schwieriger und erfordert eine bestimmte Technik, um Verletzungen möglichst zu vermeiden.

Seilspringen ist zwar auch eine wirksame aerobe Aktivität, aber es ist ziemlich schwer, zwanzig Minuten ohne Unterbrechung durchzuhalten. In der Zeitschrift *Running & FitNews* vom Juni 1986 wurde eine Untersuchung veröffentlicht, wonach man die gleiche Wirkung erzielt, wenn man eine Minute Seil springt, dann eine Minute auf der Stelle läuft, die Arme kreist oder ähnliches tut, anschließend wieder eine Minute Seil springt, und das abwechselnd macht, bis zwanzig Minuten vorbei sind.

Aerobes Training ist zwar wichtig, ebenso wichtig aber ist eine andere Sportart zum Ausgleich. Läufer sollten Gewichte heben, um den Oberkörper zu kräftigen; Schwimmer sollten laufen oder radfahren, um die Beinmuskeln zu stärken und ausdauernder zu werden. Mit anderen Worten, zum idealen Fitness-Programm gehört drei- bis fünfmal die Woche aerobes Training; ein tägliches Training von zwanzig Minuten, um die Muskelleistung und -kraft zu erhöhen, und fünf bis zehn Minuten täglich Dehnungsübungen.

Ein ausgewogenes Fitness-Programm umfaßt:

▷ fünf bis zehn Minuten Aufwärmen/Elastizitätsübungen;
▷ zwanzig bis dreißig Minuten Kreislauftraining;
▷ fünf bis fünfzehn Minuten Krafttraining/Bodybuilding;
▷ fünf bis zehn Minuten Elastizitätsübungen/Abkühlen.

Bodybuilding

Das alte Konzept des Trainings mit Gewichten – bei dem es darauf ankam, möglichst viel Muskelmasse aufzubauen – ist durch neue, gesündere Formen des Bodybuilding verdrängt worden. Beim Bodybuilding werden Muskelkraft und Ausdauer gesteigert, die Spannkraft des Körpers erhöht. Neben verschiedenen Trainingsmaschinen finden auch freie Gewichte Verwendung. Bodybuilding ist eine gute Ergänzung zu einem Fitness-Programm mit aerobem Training und Stretching. Ohne Bodybuilding hätte zum Beispiel ein Läufer kaum kräftige Oberkörpermuskeln. Ja, die »Laufrevolution« hat zu einer derart einseitigen Förderung der Beinmuskulatur geführt, daß Sportfachleute empfehlen, auch etwas für die Muskeln des Oberkörpers zu tun. Mit Bodybuilding kann man Muskelgewebe kräftigen und aufbauen, weil das männliche Geschlechtshormon Testosteron zur Muskelbildung beiträgt. Bei Frauen wer-

den die Muskeln durch Bodybuilding dagegen nicht übertrieben entwickelt. Bei professionellen Bodybuilderinnen, die möglicherweise mehr männliche Hormone bilden, als üblich, oder Hormonpräparate nehmen, um diesen Effekt zu verstärken, ist das allerdings manchmal schon zu beobachten.
Bodybuilding ist auf langsam steigender Überlastung oder der Kontraktion von Muskeln gegen schrittweise immer größeren Widerstand aufgebaut. Ein gutes Bodybuilding-Programm sollte ausgewogen sein, damit alle größeren Muskelgruppen des Körpers trainiert werden, besonders die an Brust, Schultern, Rükken, Beinen, Armen und am Nacken. Für ein ausgewogenes Bodybuilding-Programm muß man schon dreimal die Woche zwanzig bis dreißig Minuten für das Training investieren.
Hier ist ein Beispiel für ein ausgewogenes Trainingsprogramm, bei dem an Maschinen und auch mit freien Gewichten gearbeitet wird:

Übung	Vorwiegend beanspruchte Muskeln
Bankdrücken	Brustmuskeln, Trizeps, vordere Deltamuskeln
Beinpressen	Quadrizeps, Kniesehnen, Gesäßmuskeln
Schulterdrücken	Deltamuskeln, Trizeps, obere Brustmuskeln
Beinstrecken	Quadrizeps
Latziehen	Latissimus dorsi, Bizeps
Beincurl	Kniesehnen
Trizepsdrücken	Trizeps
Bizepscurl	Bizeps
Strecken des Sprunggelenks	Waden
Beugen des Sprunggelenks	Schienbeine

Quelle: Jane Vizard und Tom Klein, National Institutes of Health Fitness Center.

Bei wenigen Wiederholungen (acht bis zwölf) mit schwereren Gewichten wird die Muskelkraft gefördert, bei mehr Wiederholungen (zwölf bis achtzehn) mit leichteren Gewichten die Ausdauer. Gönnen Sie sich nach jedem Training einen vollen Tag Ruhe, damit sich die Muskeln erholen können. Sie sollten bei jedem Training schwerere Gewichte nehmen oder die Zahl der Wiederholungen erhöhen, weil sich der Körper darauf einstellt. Verletzungen der Rückenund Skelettmuskeln und am Rückgrat verhindern Sie durch die richtige Technik und die Auswahl geeigneter Gewichte. Bodybuilding sollte – zumindest am Anfang – nur unter Aufsicht eines qualifizierten Trainers durchgeführt werden.

Aufwärmen / Abkühlen

Beobachten Sie einmal, wie eine Katze oder ein Hund sich streckt. Sie wissen instinktiv, wie und wann sie die Muskeln auf ihren Einsatz vorbereiten müssen. Durch richtiges Aufwärmen, besonders durch Dehnen steifer Muskeln, können viele Sportverletzungen vermieden werden, weil es die Durchblutung an-

regt und die Muskeln warm werden. Für den untrainierten Sportler bedeutet das, daß er Muskeln dehnen muß, die nie zuvor gedehnt worden sind; der durchtrainierte Sportler muß Muskeln strecken, die durch hartes Training ständig angespannt sind. Ein geübter Läufer, der mit dem Schwimmen beginnt, muß neue Dehnübungen machen, um Muskeln und Gelenke zu schützen, die beim Schwimmen, aber nicht beim Laufen beansprucht werden. Flexibilität hilft nicht nur, Verletzungen zu vermeiden, sie wirkt auch leistungssteigernd und ist so wichtig, daß die meisten Fußballvereine extra einen Konditionstrainer engagieren.
Wärmen Sie sich vor dem Training immer kurz auf – zum Beispiel durch Laufen auf der Stelle oder auf einem Trainingsfahrrad –, und machen Sie anschließend mindestens zehn Minuten leichte Dehnungsübungen. Für Laufen oder Gehen dehnen Sie langsam die Streck- und Beugemuskeln des Oberschenkels, die Achillessehnen an den Fersen, die Wadenmuskeln, die Muskeln innen an den Schenkeln und im Kreuz. Stretching sollte immer langsam und schrittweise gemacht werden und nie Schmerzen verursachen. Ruckartige Bewegungen oder Springen können zu Verletzungen führen. In dem Buch von Bob Anderson *Stretching: For Everyday Fitness and for Running, Tennis, Racquetball, Cycling, Swimming, Golf, and Other Sports* (*Stretching.* Heyne, 1987) finden Sie Dehnübungen für mehr als zwei Dutzend Sportarten, aber auch für morgendliche Steifheit, Verspannungen im Kreuz und sogar speziell fürs Fernsehen.
Nach dem Stretching sollten Sie Muskeln und Gelenke, die beim Training beansprucht werden, langsam bewegen und dabei das Tempo über mindestens fünf Minuten allmählich steigern. Durch Aufwärmen wird die Durchblutung der Muskeln verbessert, sie werden geschmeidiger und weniger anfällig für Verletzungen. Auch der Kreislauf muß sozusagen »aufgewärmt« werden, damit der Körper den Sauerstoff beim Training möglichst gut umsetzen kann. Viele Läufer gehen zuerst schnell, beginnen dann langsam zu joggen und steigern allmählich das Tempo. Skifahrer machen eine kurze, leichte Abfahrt, und Tennisspieler schlagen sich etwa zehn Minuten ein. Machen Sie die Dehnübungen maximal eine Stunde vor dem Training und auch *nachher,* damit sich die Muskeln nicht verspannen oder schmerzen.
Auch das Abkühlen nach einem intensiven Training ist wichtig. Während des Trainings fließt das Blut in die Muskeln der Extremitäten und staut sich, durch den Einfluß der Schwerkraft, nachher leicht in den Beinen. Wenn man plötzlich aufhört, statt allmählich zu reduzieren – so wie man sich beim Aufwärmen schrittweise steigert –, wird die Durchblutung langsamer, während das Herz immer noch schnell schlägt; dadurch werden Herz und Kopf mit zuwenig Blut versorgt. Dies kann zu einer Ohnmacht führen, weil das Gehirn zuwenig sauerstoffreiches Blut bekommt, in seltenen Fällen sogar zu einem Herzanfall.
Unter »Abkühlen« verstand man früher, den erhitzten Körper kalt abzuduschen. Vergessen Sie's. Sich nach einem intensiven Training auf diese Weise

abzukühlen, wird heute als gefährlich betrachtet. Nach einem Bericht des Sportarztes Dr. John D. Cantwell, der am 20. Juli 1984 im *Journal of the American Medical Association* veröffentlicht wurde, verengen sich die Blutgefäße durch eine kalte Dusche und sind so nicht mehr in der Lage, den Herzmuskel (Myocardium) ausreichend mit sauerstoffreichem Blut zu versorgen. Das Blut staut sich in den Beinen, Gehirn oder Herz bekommen zuwenig Sauerstoff, was zu Ohnmacht oder einem Herzanfall führen kann. Eine warme Dusche ist ebenso ungünstig, weil die Blutgefäße dadurch erweitert werden und der zehn bis fünfzehn Minuten nach dem Training ohnehin schon niedrige Blutdruck dann weiter sinkt. Warten Sie also mit der Dusche, bis Sie abgekühlt sind. Bewegen Sie sich zuerst schnell, und verringern Sie dann das Tempo schrittweise. Schwimmer können zum Beispiel Wassertreten, ein Läufer *mindestens* fünf Minuten schnell gehen und sich weitere fünf Minuten langsamer bewegen (nicht stehenbleiben oder hinsetzen).

Das Überbeanspruchungssyndrom

Der Körper weiß – oder lernt sehr schnell –, wann ihm Sport schadet, aber oft ist es dann schon zu spät. Durch tiefe Kniebeugen zum Beispiel kann es zu Verletzungen der Kniegelenke kommen, bei Gymnastikübungen mit flach auf den Boden gedrückten Beinen zu Rückenverletzungen. Bei Trainingsformen mit großer Muskelspannung und wenig Bewegung – wie Gewichtheben – kann der Blutdruck steigen, ohne daß das Herz entsprechend mehr Blut pumpt.

Sogar bei »sicheren« Sportarten kann es zu Verletzungen kommen. Ebenso wie es keine absolut sichere Sportart gibt, gibt es auch keinen Sportler – Anfänger oder Profi –, der gegen Verletzungen gefeit ist. Die Regeln, wie man Sportverletzungen vermeiden kann, sind für alle – Amateure oder Berufssportler – gleich; die meisten sind einfach und entsprechen dem gesunden Menschenverstand.

Die Hauptursache für Sportverletzungen ist das Überbeanspruchungssyndrom. Ein typischer Fall ist der Wochenendsportler, der am Samstag drei Kilometer läuft, am Sonntag fünf und am folgenden Samstag zehn. Genauso anfällig für das Überbeanspruchungssyndrom ist der Marathonläufer, der entgegen dem Rat seines Arztes weiterläuft, obwohl er verletzt ist.

Besonders männliche Sportler neigen dazu, Schmerzen zu ignorieren und »auf dem anderen Bein zu laufen«. Viele spüren die Schmerzen erst nach dem Wettkampf, und dann ist es schon passiert. Auch Steifheit am Morgen nach dem Training ist ein Signal, daß man sich etwas überfordert hat.

Um das Überbeanspruchungssyndrom zu vermeiden, könnten Sie mit »Intervalltraining« beginnen oder den größten Teil der Laufstrecke zuerst gehen, dann abwechselnd gehen und laufen und schließlich den größten Teil laufend zurücklegen. Sie können es auch so gestalten, daß Sie jeden zweiten oder dritten Tag das Tempo ändern und nach einer kurzen, leichten Strecke eine

lange, schwierigere wählen. Auch durchtrainierte Sportler sollten nicht öfter als dreimal die Woche intensiv trainieren und nie an zwei aufeinanderfolgenden Tagen, denn die Muskeln brauchen vierundzwanzig bis achtundvierzig Stunden, um sich von einem intensiven Training zu erholen. Manche Sportler machen es auch so, daß sie an dem einen Tag schwimmen und am anderen laufen oder radfahren, weil bei jeder Sportart andere Muskelgruppen beansprucht werden.
Auch das Ausdauertraining sollte, dem Alter und der Kondition entsprechend, schrittweise aufgebaut sein. Beim Laufen oder Radfahren bedeutet das, daß man die Distanz im flachen Gelände um nicht mehr als zehn Prozent pro Woche verlängert, wenn man nicht durchtrainiert ist; in hügeligem Gelände verringert man die Distanz zuerst und verlängert sie dann wieder. Auf diese Weise kann auch ein älterer, nicht trainierter Mensch schließlich genauso fit werden wie ein viel jüngerer.
Wenn man eine Erkältung, Grippe oder eine andere Infektion der Atemwege hat, sollte man einige Tage aussetzen und dann auf niedrigerem Niveau wieder mit dem Training beginnen, damit es nicht zu Verletzungen kommt. Die verlorene Zeit hat man schnell wieder wettgemacht. Wer aus irgendeinem Grund plötzlich mit dem Training aufhören muß, sollte auf niedrigerem Niveau wieder damit beginnen. Viele sehr gute Sportler ziehen sich Verletzungen zu, weil sie genau da wieder beginnen, wo sie aufgehört haben. Allgemein gilt die Regel, daß man nicht auf harten Böden trainieren, sich nicht überanstrengen und nicht um jeden Preis den Gegner oder die Uhr besiegen wollen sollte.

Der gute Sportschuh

Blasen, schmerzende Fußgewölbe und ähnliche Probleme lassen sich am besten vermeiden, indem man die Füße nicht überbeansprucht und nur gut passende Schuhe trägt, so daß sie gegen starken Aufprall und Reibung geschützt sind und nicht mit Schmerzen darauf reagieren. Viele Anfänger kaufen sich billige Tennis- oder Laufschuhe und tragen dadurch Schäden an den Muskeln, Sehnen oder Knochen davon. Oder sie tragen die falschen Schuhe. Laufschuhe sind so konstruiert, daß sie die Füße bei gleichmäßigem Lauftempo schützen. Hallenschuhe geben den Füßen bei seitlichen Bewegungen Halt, sind aber kein Schutz für die Achillessehnen. Nehmen Sie also keine Hallenschuhe zum Laufen und keine Joggingschuhe zum Tennisspielen.
Gut passende Schuhe mit flexibler Sohle und eingebauter Fersenstütze dämpfen die Erschütterung von Füßen und Knien und geben dem Fußgewölbe beim Joggen, Springen oder Gehen Halt. Nehmen Sie sich für den Schuhkauf mindestens eine Stunde Zeit, und probieren Sie verschiedene Fabrikate. Sagen Sie dem Verkäufer, wofür Sie die Schuhe brauchen, und vergessen Sie nicht, auf eventuelle Besonderheiten Ihrer Füße oder des Trainingsprogramms hinzuweisen. Nehmen Sie am besten auch Ihre alten Laufschuhe mit, denn sie weisen

vielleicht ungewöhnliche Abnutzungserscheinungen auf. Kaufen Sie die Schuhe am Nachmittag, wenn die Füße etwas dicker sind, und nehmen Sie auch die Socken mit, die Sie tragen wollen.
Leider werden die meisten Laufschuhe nur in großen Breiten hergestellt. Wenn Sie einen schmalen Fuß haben, sollten Sie in ein Geschäft gehen, das mehrere Breiten anbietet. Mit zu weiten Schuhen bekommen Sie schnell Blasen, Hühneraugen, Hornhaut oder andere Probleme. Der Schuh hat die richtige Länge, wenn beim Stehen zwischen dem großen Zeh und dem Schuh noch ein daumenbreiter Abstand ist. Gehen oder noch besser laufen Sie ein bißchen in den Schuhen, bevor Sie sie kaufen. Laut Dr. Gabe Mirkin, dem Autor von *The Sportsmedicine Book** sollte ein guter Sportschuh folgendes haben:

- ▷ eine flexible Sohle, die sich am Fußballen leicht biegt;
- ▷ eine weiche Stütze für das Fußgewölbe;
- ▷ eine gepolsterte Ferse, die Halt gibt;
- ▷ einen festen Fersenabschluß;
- ▷ feste Seitenkappen.

Die letzten vier Merkmale eines guten Schuhs verhindern eine Senkfußstellung bzw. ein Einwärtsdrehen der Füße.

Wenn Sie sich irgendeine Verletzung zugezogen haben, sollten Sie zu einem Sportmediziner gehen, am besten zu einem, der sich mit Ihrer Sportart auskennt. Er wird irgendwelche scheinbar anomale Diagnoseergebnisse dann nicht als Anzeichen für eine Krankheit mißdeuten. Einen guten Sportmediziner zu finden, gestaltet sich leider oft wie die Suche nach dem legendären Einhorn. Es gibt nicht viele Ärzte, die sich ausschließlich mit Sportmedizin befassen. Deshalb sollten Sie sich einen Arzt suchen, der selbst Sport treibt, oder sich von Ihrem Trainer oder anderen Sportlern einen benennen lassen.

Probleme mit der Hitze

Hitzschlag ist ein lebensbedrohlicher Zustand; er tritt ein, wenn sich der Körper nicht mehr durch Schwitzen abkühlen kann und sich auf bis zu 43,5 °C erhitzt. Das Gehirn fängt praktisch an zu kochen. Die Durchblutung nimmt ab, und die Nieren funktionieren nicht mehr, weil sie zuwenig Blut bekommen. Warnsignale sind Verwirrung, Schüttelfrost, Kopfschmerzen, Schwindel, Übelkeit, trockene Haut, Euphorie oder das Gefühl, daß gleich etwas Schreckliches passieren wird.
Dem Hitzschlag geht manchmal der *Hitzekollaps* voraus, ein weniger bedrohlicher Zustand, für den schweißbedeckte Haut, Schwäche, Übelkeit und Schwin-

* *Die Dr. Mirkin Fitness-Sprechstunde. Der medizinische Ratgeber für Fitness und Sport.* BLV, 1988.

del charakteristisch sind. Die *Hitzeerschöpfung* ist eine leichtere Störung, die durch unzureichende Versorgung des Gehirns mit Blut verursacht wird. Sie kann zu Ohnmacht, Muskelkrämpfen und juckendem Hautausschlag führen.
Solche Probleme durch Überhitzung treten eher bei erfahrenen Läufern als bei Anfängern auf, weil sie oft zuviel von sich verlangen. Überhitzung kann auch für Menschen gefährlich werden, die nicht in Form oder an Hitze nicht gewöhnt sind, einen Kater haben, übergewichtig, sehr jung oder sehr alt sind oder zuwenig geschlafen haben. Auch Menschen, die an einer Herz-, Lungen- oder Nierenkrankheit, an Diabetes oder Bluthochdruck leiden, sind für Hitzschlag oder Hitzeerschöpfung besonders anfällig. Das gilt auch für jene, die schon einmal ernstere Probleme in dieser Hinsicht hatten. Außerdem gehören zu dieser Risikogruppe Menschen, die harntreibende oder Beruhigungsmittel, Herz- und Blutdruckmedikamente nehmen, die das Schwitzen beeinträchtigen.
Hitzeerschöpfung oder Hitzschlag ist ein kritischer Zustand. Der Betroffene sollte sofort jede körperliche Aktivität einstellen und in den Schatten gehen bzw. gelegt werden. Jemand sollte ihn mit kaltem Wasser übergießen, den Körper mit Eis abreiben, die Füße hochlegen (höher als den Kopf), ihm aber nicht gewaltsam Flüssigkeit einflößen; es sollte sofort ein Arzt geholt werden. In einer solchen Situation ist es natürlich sehr wichtig, einen Trainingspartner zu haben.

So vermeiden Sie Probleme durch Hitzeeinwirkung

- ▷ Sich nicht überanstrengen, falls Sie zu einer Risikogruppe gehören.
- ▷ Sich akklimatisieren, indem Sie drei Wochen lang jeden Tag mindestens fünfzehn Minuten bei Hitze trainieren (durch Sonnenbaden akklimatisieren Sie sich übrigens nicht).
- ▷ Bei kritischen Wetterlagen aufpassen, das heißt, wenn der Temperatur-Feuchtigkeits-Index auf über 26 °C steigt.
- ▷ Bei längerem, intensivem Training alle zwanzig bis dreißig Minuten etwa einen halben Liter Flüssigkeit trinken.
- ▷ Vor und nach dem Training bei sehr warmem Wetter keinen Alkohol trinken, um eine Dehydratation zu vermeiden.
- ▷ Nur helle, leichte, lockere Baumwollkleidung tragen – auch einen Hut –, so daß die Luft zirkulieren und der Schweiß verdampfen kann.
- ▷ Wenig Salz essen, weil dadurch der Durst größer wird.

Das Gegenstück zum Hitzschlag ist die *Unterkühlung,* bei der die Körpertemperatur unter 35 °C fällt. Das kann sogar dann geschehen, wenn die Außentemperatur über dem Gefrierpunkt liegt. Typische Symptome sind heftiges Zittern, Schwindel, Kräfteverfall und Verlust der motorischen Kontrolle, aber auch geistige Umnachtung, Halluzinationen, Abfall von Herzfrequenz und Blutdruck und sogar Herzstillstand, wonach manchmal der Tod eintritt. Zu den typischen Opfern gehören Wanderer, Skifahrer, Kletterer, Kanufahrer, Schwimmer und Marathonläufer, die bei kaltem, nassem Wetter laufen, und Radfahrer, die Wind und Regen ausgesetzt sind. Am meisten gefährdet sind untrainierte, untergewichtige, nicht richtig angezogene und uninformierte Wochenendsportler, denen nicht klar ist, welche Gefahren es mit sich bringt, wenn sie längere Zeit Wind, Regen und Kälte ausgesetzt sind. Wie viele Todesopfer die Unterkühlung fordert, ist nicht bekannt, weil die meisten durch Ertrinken, Absturz und andere Unfälle sterben, was ohne Unterkühlung allerdings nicht der Fall gewesen wäre.

Schnelles Aufwärmen ist die wichtigste Lebensrettungsmaßnahme für ein Opfer der Unterkühlung. Er sollte in Decken oder einen Schlafsack gewickelt werden; oder man zieht ihn aus, und zwei ebenfalls nackte Kameraden wärmen ihn mit dem eigenen Körper unter Decken oder im Schlafsack. Auch ein heißes Getränk wie Tee kann helfen. Dem Unterkühlten darf auf keinen Fall Alkohol eingeflößt werden, denn das verschlimmert die Sache nur, weil mehr kaltes Blut zum Herzen transportiert wird. Zu Hause kann man einen Unterkühlten mit einer heißen Dusche oder einem Bad zwischen 37 und 46 °C wiederbeleben. Arme und Beine sollen über dem Wasser sein, und zuerst soll der Rumpf erwärmt werden. Auch Wärmflaschen oder Heizkissen kann man nehmen. Ist ein Unterkühlter bewußtlos, darf man ihn nicht schütteln, um ihn wieder zu Bewußtsein zu bringen. Man soll vorsichtig mit ihm umgehen und möglichst schnell einen Arzt holen. Ein Unterkühlter ist auch nach anscheinend erfolgreicher Wiederbelebung noch einige Tage in Gefahr.

Von *Erfrierungen,* wobei Gewebsflüssigkeit in der Haut gefriert, sind besonders Skifahrer und andere Wintersportler bedroht, auch in Gebieten, wo die Temperatur selten unter Null Grad fällt. Eine erfrorene Nase sieht blaß oder weißlich aus, erfrorene Finger oder Füße können sich taub anfühlen. Manchmal sind eine leicht dunkelrote Verfärbung und Taubheit die einzigen Anzeichen einer Erfrierung. Die Lungen können durch Kälte jedoch nicht geschädigt werden. In den oberen Atemwegen wird auch die kälteste Luft auf Körpertemperatur erwärmt, bis sie die Lunge erreicht. Die Einwohner von Fairbanks in Alaska haben zum Beispiel auch bei −55 °C keine Atmungsprobleme, sofern sie gesund sind.

Kanadische Skilehrer empfehlen, immer auf die Nase zu achten. Sobald sie weiß zu werden beginnt, soll man einen Handschuh ausziehen und die Nase mit der Handfläche ein oder zwei Minuten wärmen, ohne daran zu reiben. Bei beginnender Taubheit der Extremitäten soll man Zehen und Arme bewegen, besonders beim Fahren im Skilift oder im Stehen. Jogger und Radfahrer, die bei Temperaturen um den Nullpunkt nur Shorts und ein T-Shirt (statt mehrlagige Kleidung) tragen, riskieren Unterkühlung und Erfrierungen, zum Beispiel auch des Penis.

Tips zur Vermeidung von Unterkühlung und Erfrierungen

- ▷ Tragen Sie mehrere Kleidungsstücke übereinander. Gut ist zum Beispiel Unterwäsche aus Polypropylene, die den Schweiß aufsaugt und durch eine Luftschicht an der Haut isoliert. Ziehen Sie eine wasserabstoßende Jacke aus Materialien an, die Luft durchlassen.
- ▷ Halten Sie sich trocken. Ziehen Sie nicht zuviel an, und tragen Sie keine zu engen Schuhe oder Kleidungsstücke, in denen Sie schwitzen. Bei völlig wasserdichter Kleidung staut sich der Schweiß, die feuchte Kleidung klebt am Körper und kann die Körperwärme nicht zurückhalten.
- ▷ Ernähren Sie sich regelmäßig und ausgewogen, meiden Sie Drogen und Alkohol. Alkohol wärmt keineswegs auf, sondern vergrößert die Blutgefäße und verstärkt so den Wärmeverlust.
- ▷ Nehmen Sie sich vor kaltem Wind in acht. Schon bei einer Windstärke von 32 km/h – das reicht aus, um Zweige zu bewegen oder Schnee hochzublasen – steigt die Gefahr von Unterkühlung und Erfrierung, wenn die Außentemperatur −10 °C oder weniger beträgt. Motorradfahrer, Radfahrer und sogar Läufer können allein über das ungeschützte Gesicht sehr viel Körperwärme verlieren.
- ▷ Vermeiden Sie das Schwitzen/Frieren-Syndrom, indem Sie *in Windrichtung* fahren oder laufen und mit dem Wind umkehren.
- ▷ Bewegen Sie sich, damit das Blut gut zirkuliert. In kaltem Wasser sollten Sie jedoch die Fötusposition einnehmen und sich stillhalten, um möglichst wenig Wärme zu verlieren und die Kälteeinwirkung des Wassers möglichst gering zu halten.
- ▷ Vermeiden Sie Dehydratation. Sie schwitzen bei kaltem Wetter vielleicht nicht, verlieren aber dennoch Flüssigkeit, sogar durch Atmen.
- ▷ Achten Sie darauf, nicht müde zu werden, denn dadurch werden Sie anfälliger für die Auswirkungen von Kälte.
- ▷ Rauchen Sie nicht. Durch Rauchen werden Blutgefäße verengt, es fließt weniger Blut in die Extremitäten und die Gefahr einer Erfrierung wird größer.

Das Risiko eines Herzinfarkts

Viele Menschen sterben im Schlaf, beim Geschlechtsverkehr, beim Autofahren und sogar auf der Toilette; sie erscheinen aber nicht so oft in den Schlagzeilen wie Menschen, die beim Sport sterben. Die meisten Todesfälle bei sportlichen Aktivitäten sind zurückzuführen auf Überbelastung bei Menschen, die schon ein Herzleiden haben. Dazu gehören Menschen mit angeborenen Herzfehlern oder solche, die über Vierzig sind und eine Herzerkrankung haben, auch die mit einer koronaren Herzerkrankung (Fettablagerung in den Arterien, die das Herz mit Blut versorgen).

Viele, die beim Sport sterben, spüren – und ignorieren – Warnsignale eines Herzinfarkts, wie zum Beispiel Schmerzen in der Brust, Schmerzen im Kiefer, Nacken, in den Armen und Schultern oder im Hals, Schwindelgefühle oder Leere im Kopf, Ohnmachtsanfälle, leichte bis schwere Erschöpfung und/oder extreme Kurzatmigkeit, die oft die Folge des Trainings ist.
Der vor einigen Jahren verstorbene Läufer und Schriftsteller Jim Fixx (er starb mit zweiundfünfzig Jahren an einem Herzinfarkt) ignorierte offensichtlich Armschmerzen und Engegefühl in Brust und Hals (beides Symptome von Angina, einem Anzeichen für eine koronare Herzerkrankung) und lief monatelang weiter, bis er am 20. Juli 1984 einen tödlichen Herzinfarkt erlitt. Der Vater von Jim Fixx hatte seinen ersten Herzinfarkt mit Fünfunddreißig – im selben Alter begann Jim mit dem Lauftraining – und starb mit dreiundvierzig Jahren an koronarer Herzerkrankung. Trotzdem weigerte sich Jim Fixx immer, einen Belastungstest zu machen, auch bei seinem letzten Arztbesuch sechs Monate vor seinem Tod. Die Autopsie ergab eine starke Verengung der drei wichtigsten Koronararterien, die sein Herz mit Blut versorgten.
In seinem Buch *Running Without Risk: How to Reduce the Risk of Heart Attack and Sudden Death During Aerobic Exercise** geht Dr. Kenneth Cooper, der Arzt von Jim Fixx, auf viele strittige Punkte zum Tod seines Freundes ein, so zum Beispiel, ob Jogging das Leben von Jim Fixx verlängert hat (was auch der Fall war) und ob seine Herzerkrankung durch einen Belastungstest hätte festgestellt werden können (ja). Cooper gibt auch Empfehlungen, wie ein solch plötzlicher Herztod beim Sport vermieden werden kann.
Am 4. Oktober 1984 wurde im *New England Journal of Medicine* eine Studie veröffentlicht, für die vierzehn Monate lang Todesfälle beim Sport im Bereich von Seattle untersucht worden waren. Es wurde festgestellt, daß das Risiko, an plötzlichem Herzstillstand zu sterben, bei intensivem Training in der Tat größer ist, daß aber die meisten Risikofaktoren ausgeschaltet werden, wenn man regelmäßig trainiert. So war zum Beispiel bei den in der Studie erfaßten Männern, die pro Woche mindestens zwei Stunden und zwanzig Minuten intensiv trainierten, das Risiko, *während des Trainings* an einem Herzinfarkt zu sterben, fünfmal größer als zu anderen Zeiten. Allerdings war bei Männern, die fast nie Sport trieben, das Risiko sechsundfünfzigmal höher, beim Training an einem Herzinfarkt zu sterben. Männer, die regelmäßig Sport trieben – auch wenn es nur zwanzig Minuten pro Woche waren –, hatten zu jeder Zeit weniger Herzinfarkte als die unsportlichen. Mit anderen Worten, das zeitweise erhöhte Risiko, während intensiven Trainings zu sterben, wird durch das insgesamt geringere Risiko einer koronaren Herzerkrankung bei regelmäßigem Training ausgeglichen. In einem zur gleichen Zeit erschienenen Leitartikel wurde festgestellt, daß sich durch diese Studie scheinbare Widersprüche lösen, weil man-

* *Bewegungstraining ohne Angst. Regeln und Tests gegen Herzattacke und Kreislaufkollaps.* BLV, 1986.

che Leute beim Sport sterben, obwohl er doch auch für Menschen mit koronaren Herzerkrankungen sinnvoll ist.
Der Kernpunkt ist, daß Sport eher nützlich als schädlich ist, vorausgesetzt, man läßt sich vorher gründlich untersuchen, wenn man zu einer Risikogruppe gehört, man lernt, im richtigen Rahmen zu trainieren, und man kennt und beachtet die Symptome von Herzbeschwerden.

Andere Gefahren

Dehydratation

Bei intensivem Training, besonders bei warmem Wetter, besteht immer die Gefahr der Dehydratation. Marathonläufer können auf der gesamten Strecke bis zu acht Liter Schweiß verlieren. Die Dehydratation kann man verhindern, wenn man vor und während eines längeren Trainings acht Gläser kaltes Wasser trinkt. Wenn man während des Trainings Wasser in kleinen Mengen trinkt, bekommt man keine Krämpfe in den Beinen oder anderen Muskelgruppen. *Warten Sie nicht, bis Sie durstig sind.* Bei sehr warmem Wetter ist Durst kein verläßliches Zeichen dafür, daß der Körper Wasser braucht. Der Körper nimmt kaltes Wasser schneller auf als Flüssigkeiten, die irgendwelche Zusätze – auch Elektrolyten – enthalten.
Besondere »Sportlergetränke«, die Kalium, Natrium und Chlorid enthalten, sind höchstens beim Marathonlauf oder für Sportler zu empfehlen, die in der Hitze intensiv trainieren. Damit der Körper das Wasser besser aufnehmen kann, sollten auch Marathonläufer diese Getränke so stark verdünnen, daß sie nach fast nichts schmecken. Nehmen Sie kein zusätzliches Salz oder Salztabletten zu sich; sie verstärken den Durst und die Dehydratation.

Ungeeignete Kleidung und falsche Technik

Wie schon an anderer Stelle gesagt, sollten Sportler lockere, bequeme Kleidung tragen (davon ausgenommen sind Ski- oder Radfahrer und andere Sportler, bei denen sich die Kleidung irgendwo verfangen könnte). Sie sollten vor allem mit Vinyl oder Gummi beschichtete Anzüge meiden, weil dadurch der Schweiß nicht verdunsten und den Körper abkühlen kann. Damit steigt die Körpertemperatur und das Risiko, einen Hitzekollaps oder Hitzschlag zu erleiden. Manche sind der irrigen Meinung, daß sie durch mit Gummi beschichtete Anzüge an Gewicht verlieren. Man verliert aber dabei leider nur Wasser, und das entsprechende Gewicht ist schnell wieder aufgeholt.
Verletzungen können auch durch eine falsche Technik verursacht werden. Beim Joggen zum Beispiel sollte man mit den Fersen auf dem Boden aufkommen und dann bis zu den Zehen abrollen. Wenn man direkt auf den Fußballen oder Zehen landet, bekommt man Probleme, zum Beispiel Schienbeinverlet-

zungen. Ein heftiger Aufprall ist weder für die Füße noch für die Beine gut. Versuchen Sie, gleichmäßig zu laufen, und schauen Sie dabei auf den Horizont. Wenn Sie einen Zweig oder irgend etwas anderes im Blickfeld haben, das sich gegenüber weiter entfernten Objekten nicht bewegt, dann gleiten Sie eher und verschwenden keine Energie.

Gravity inversion boots

Diese Spezialschuhe wurden ursprünglich dazu gemacht, den Druck auf die Bandscheiben zu lindern, indem man sich mit dem Kopf nach unten drei bis zwanzig Minuten aushängte. Sie werden auch zur Linderung von Rückenschmerzen und Muskelverspannungen oder einfach zum »Aushängen« verwendet. Sie erhöhen den Augeninnendruck, wodurch das Sehvermögen schlechter werden kann, und führen zu einem beträchtlichen Anstieg des Blutdrucks und der Herzfrequenz. Für Menschen mit hohem Blutdruck, koronaren Herzerkrankungen, Glaukom und ähnlichen Leiden sind sie besonders gefährlich. Es gibt weit bessere Methoden, um Kreuzschmerzen zu verhindern oder zu lindern. Unter anderem hilft es auch, die Unterleibsmuskeln zu stärken, sich flach auf den Boden zu legen und die Beine anzuheben (siehe Seite 215).

Anabole Steroide

Anabole Steroide (das männliche Geschlechtshormon Testosteron und seine Derivate), Wachstumshormone, anregende Stoffe wie Amphetamine und Kokain sowie andere Drogen sollen angeblich leistungssteigernd wirken, Muskeln und andere beim Training verletzte Gewebe heilen. Doping, bei dem den Sportlern rote Blutkörperchen gespritzt werden, soll angeblich auch leistungssteigernd wirken, weil das Blut mehr Sauerstoff bekommt. Diese Praktiken sind zwar in Europa gang und gäbe, das Olympische Komitee der USA hat sie aber aus Sicherheits- und ethischen Gründen verurteilt. Solange die Risiken und Vorteile solcher Behandlungen nicht mit Sicherheit nachgewiesen sind, sollte man auch kein Wort mehr darüber verlieren. Auch Amphetamine sind gefährlich, denn Sportler erkennen dann nicht, wann sie kürzer treten müssen, was schließlich zu Verletzungen durch Überbeanspruchung führt.

Sex

Sportler haben sich schon immer gefragt, ob Sex ihre Leistung negativ beeinflußt – und ob das Sexualleben unter intensivem Training leidet (intensives Training kann natürlich so müde machen, daß das *Interesse* an Sex zeitweise beeinträchtigt wird). Nach Ansicht von Medizinern schadet Sex in der Nacht vor einem Wettkampf dann nicht, wenn man

1. daran gewöhnt ist,
2. glaubt, daß es einem nicht schadet,
3. genug Schlaf bekommt.

Casey Stengel von den New York Yankees hat einmal ganz treffend gesagt: »Sex schadet den Burschen nicht. Es ist nur so wahnsinnig anstrengend, wenn sie deswegen die ganze Nacht hinter einem Mädchen her sein müssen.«

Nach dem Training in die Sauna?

Viele Sportclubs und Fitness-Center sind mit Sauna oder Dampfbad ausgestattet. Was hat nun ein gesunder Erwachsener davon, sich bei gut 80 °C und 15 Prozent Luftfeuchtigkeit in die Sauna zu setzen oder bei 50 °C und 98 Prozent Luftfeuchtigkeit in ein Dampfbad?

Diese Einrichtungen dienen mehr dem Vergnügen als der Gesundheit. In der trockenen Hitze der Sauna oder in einem feuchtwarmen Dampfbad zu sitzen trägt vielleicht dazu bei, Geist und Muskeln zu entspannen. Die anschließende Dusche oder der Sprung ins Schwimmbecken können sehr belebend sein. Physiologisch gesehen haben Sauna und Dampfbad aber einen geringen Wert, denn sie fördern lediglich das Schwitzen, die Reinigung der Poren und eine bessere Durchblutung der Hautoberfläche. Weder wird man dadurch körperlich fitter oder schlanker, noch wirken sie sich positiv auf Akne, Arthritis, Schnupfen oder einen Kater aus – wie verschiedentlich behauptet wird. Sauna und Dampfbad helfen nicht bei Muskelverletzungen oder Erschöpfung, Fett wird dadurch nicht einfach »weggeschmolzen«.

Der Hauptzweck von Sauna und Dampfbad ist, kräftig ins Schwitzen zu kommen. Und darin liegt auch die Gefahr: Man verliert durch Schwitzen nur kurzfristig an Gewicht, weil lediglich Wasser ausgeschieden wird. Bei einem Gewichtsverlust von einem Kilo und mehr besteht die Gefahr der Dehydratation, und man sollte das Flüssigkeitsdefizit sofort ausgleichen.

Auch die Gefahr eines Hitzschlags in der Sauna sollte nicht unterschätzt werden. Während der ersten zwei bis vier Minuten erhitzt sich die Haut, dann erwärmen sich der Körper und die inneren Organe, die Hauttemperatur steigt langsamer. Diese Phase ist sehr angenehm. Sobald aber die Toleranzgrenze erreicht ist, beginnt eine Art Fieber, das Atmen fällt schwerer, und das Herz fängt an zu rasen. Dieser Zustand wird meist als so unangenehm empfunden, daß man freiwillig hinausgeht, bevor es zu Dehydratation, Schwindel, Ohnmacht oder einem Kollaps durch Hitzschlag kommt. Außerdem kann man sich in der Sauna auch Verbrennungen zuziehen, wenn die Hitzezufuhr nicht richtig geregelt ist, man kann sich eine Pilzinfektion oder Fußflechte holen und nicht zuletzt auch die »Saunakrankheit«, eine allergische Reaktion auf Schimmelpilze, die man einatmet, wenn Wasser auf den Ofen geschüttet wird.

Wer eine Herzkrankheit, Bluthochdruck oder Diabetes hat, sollte vor dem Saunabesuch mit seinem Arzt sprechen. Die meisten können ohne Bedenken in die Sauna gehen, unter der Voraussetzung, daß sie

- ▷ vorher und nachher eine ausreichende Menge Wasser trinken;
- ▷ den Saunagang zu Anfang auf fünf oder zehn Minuten begrenzen und ihn später auf maximal zwanzig Minuten ausdehnen;
- ▷ nicht sofort nach dem Training oder einem Essen in die Sauna gehen und auch nicht, wenn sie vorher geraucht oder Alkohol getrunken haben;
- ▷ Uhren, Ringe und anderen Schmuck ablegen; Metallgegenstände erhitzen sich in der Sauna und können Verbrennungen verursachen;
- ▷ keine Körperübungen in der Sauna machen.

Die Belohnung für Ihre Mühe

Gute Figur

Durch Sport wird vor allem der Bauch straffer und flacher. Es werden dabei nicht nur Kalorien verbrannt, man bekommt auch ein besseres Körpergefühl und ist eher motiviert, eine Diät einzuhalten. Es gibt sogar Männer und Frauen in den Zwanzigern, die einen solchen Bauch haben, daß sie ihre Füße nicht sehen können. Übergewicht und Fettsucht können so viele andere gesundheitliche Probleme auslösen, daß man die Gewichtskontrolle fast als wichtigsten – und auch sichtbarsten – Nutzen einer sportlichen Betätigung bezeichnen kann. Wir nehmen heute zwar zehn Prozent weniger Kalorien zu uns als unsere Vorfahren, bewegen uns aber auch viel weniger. Das beste Mittel gegen Übergewicht und Fettsucht sind also vernünftige Ernährung und Sport.
Wenn man weniger ißt, ohne sich gleichzeitig mehr zu bewegen, wird vor allem fettfreie Körpermasse abgebaut; durch Sport aber verliert man hauptsächlich Körperfett – und das ist ja das Ziel. Auch durch Diät *und* Sport wird in erster Linie Körperfett abgebaut.
Um ein Pfund abzunehmen, müssen etwa 3500 Kalorien verbrannt werden; Sport scheint also nicht der beste Weg zu sein, um schlanker zu werden. Kurzfristig gesehen stimmt das auch. Um zum Beispiel 600 Kalorien zu verbrennen, müßte man eine Stunde Squash oder Handball spielen oder mit einer Geschwindigkeit von zwanzig Stundenkilometern radfahren. Durch Laufen mit einem Tempo von sechzehn Stundenkilometern werden 900 Kalorien verbrannt. Bei den meisten körperlichen Aktivitäten – dazu zählen Schwimmen, Volleyball, Gehen mit einem Tempo von 5,5 Stundenkilometern, Golfspielen, Rasenmähen und Seilspringen – werden nur 300 Kalorien pro Stunde verbrannt. Über das Jahr gerechnet, machen diese 300 Kalorien, die man täglich durch körperliche Aktivität zusätzlich verbrennt, immerhin einen Gewichtsverlust von etwa zehn Kilo aus, vorausgesetzt, man ißt immer gleich viel.

In der folgenden Tabelle ist die durchschnittliche Kalorienmenge angegeben, die eine achtundsechzig Kilo schwere Person bei verschiedenen Tätigkeiten pro Stunde verbraucht. Leichtere Menschen verbrennen etwas weniger Kalorien, schwerere etwas mehr.

Kalorienverbrauch bei verschiedenen Tätigkeiten

Tätigkeit	Kalorien pro Stunde
Schlafen oder Liegen in Ruhe	80
Sitzen	100
Autofahren	120
Stehen	140
Hausarbeit	180
Gehen mit einem Tempo von 4 km/h	210
Radfahren mit einem Tempo von 9 km/h	210
Gartenarbeit	220
Golfspielen, Rasenmähen (mit einem elektrischen Rasenmäher)	250
Bowling	270
Gehen mit einem Tempo von 6 km/h	300
Schwimmen mit einem Tempo von 0,4 km/h	300
Volleyball, Rollschuhfahren	350
Holzhacken oder Sägen	400
Tennis	420
Skifahren (Abfahrt oder Langlauf) mit einem Tempo von 16 km/h	600
Squash und Handball	600
Radfahren mit einem Tempo von 20 km/h	660
Laufen mit einem Tempo von 16 km/h	900

Quelle: Dr. Robert E. Johnson, emeritierter Professor für Physiologie der University of Illinois, und Kollegen, *Physiological Measurements of Metabolic Functions in Man* (New York: Mac-Graw-Hill, 1963).

Möglichst viele Kalorien in kürzester Zeit zu verbrennen erreicht man durch aerobe Aktivitäten. Allerdings werden bei jeder Tätigkeit durch Steigerung von Tempo oder Intensität nur unwesentlich mehr Kalorien verbraucht. Besser ist es, die Tätigkeit über einen längeren Zeitraum auszudehnen. Kalorien können allerdings schneller verbrannt werden, wenn der Grundumsatz (der Energieverbrauch in Ruhe) des Körpers höher ist. Durch Sport kann man den Grundumsatz um zehn Prozent steigern. Außerdem verbrennt Muskelgewebe mehr Kalorien als Fettgewebe.

Es gibt sogar Hinweise darauf, daß bei einem durch Sport erhöhten Grundumsatz auch nachher noch mehr Kalorien verbrannt werden. Aus einigen Studien geht hervor, daß bei aerober Aktivität der Grundumsatz fünfzehn Stunden danach noch fünfundzwanzig Prozent höher sein kann, nach achtundvierzig Stunden sind es noch zehn Prozent. In neueren Untersuchungen wird dies jedoch bestritten.

Stabiler Kreislauf

Es ist hinlänglich nachgewiesen, daß die Leistungsfähigkeit von Herz und Lunge durch regelmäßig betriebenen Ausdauersport (aerobe Aktivität) steigt, weil die Herzfrequenz im Ruhezustand und während des Sports sinkt. Außerdem werden durch Sport in Verbindung mit Gewichtsabnahme die meisten für einen Herzinfarkt verantwortlichen Risikofaktoren ausgeschaltet, so zum Beispiel hoher Blutdruck, ein hoher Cholesterinspiegel, Überschuß an LDL-Lipoproteinen, Streß und Diabetes (normalgewichtige Menschen bekommen diese Krankheit seltener). Die gleichen Faktoren, die zu regelmäßigem Sport motivieren, könnten auch den Ausschlag dafür geben, daß die Betreffenden mit dem Rauchen aufhören, das ja auch ein Risikofaktor für Herzerkrankungen ist.

Durch Sport steigt der Spiegel an günstigen HDL-Lipoproteinen beträchtlich. Man hat diese Tatsache mit dem bei Männern verringerten Risiko für Arterienverengung und Herzinfarkt in Verbindung gebracht; bei Frauen vor der Menopause scheint es nicht so zu sein. Jüngste Untersuchungen weisen darauf hin, daß der Körper durch regelmäßige Bewegung auch Blutgerinnsel besser auflösen kann, die zu Herzattacken, Schlaganfällen und Lungenembolie führen. Dieser Effekt ist bei Frauen ausgeprägter als bei Männern, weil der HDL-Spiegel durch die weiblichen Geschlechtshormone bis zur Menopause auf hohem Niveau gehalten wird.

Regelmäßige Bewegung verringert das Risiko eines Herzinfarkts *um fünfzig Prozent,* auch bei Menschen, die rauchen, Übergewicht haben, unter großem Streß stehen oder hohen Blutdruck haben. Viele Herzpatienten sind *nach* dem Herzinfarkt in besserer körperlicher Verfassung als vorher.

Bessere Streßbewältigung

Regelmäßiges, intensives Training über mindestens dreißig Minuten soll Beta-Endorphine freisetzen, natürliche, im Gehirn gebildete chemische Substanzen mit opiatähnlicher Wirkung, die die Nerven beruhigen, schmerzlindernd und angstlösend wirken. Sport ist in dieser Hinsicht also ein natürliches Beruhigungsmittel. Man fühlt sich dadurch gut und reagiert auf Streß nicht in einer Weise, die koronare Herzerkrankungen und viele andere Leiden eher begünstigt. Sport trägt auch dazu bei, die Verstimmungen zu beseitigen, die man sonst mit mehr Essen zu kompensieren versucht.

Aus vielen Untersuchungen geht hervor, daß sich der Zustand depressiver Patienten durch Sport bessert, insbesondere durch regelmäßig und intensiv betriebene Ausdauersportarten. Das überrascht auch nicht, wenn man bedenkt, daß Eingesperrtsein ja seit langem eine Form der Bestrafung ist, und depressive Menschen dazu neigen, sich durch selbst auferlegte Untätigkeit zu »bestrafen«. Besonders günstig wirkt sich Sport bei älteren Menschen aus, die an Angstzuständen und Depression leiden. Er entspannt und hebt die Stimmung weit mehr als die Beruhigungsmittel, die gerade in dieser Altersgruppe so großzügig verschrieben werden.

Höhere Lebenserwartung

Es scheint, daß sich die Lebenserwartung durch Sport um fünfundzwanzig Prozent und mehr steigern läßt. Nach einer Studie an fast 17000 Harvard-Studenten, die am 6. März 1986 im *New England Journal of Medicine* veröffentlicht wurde, ist dazu kein hartes Training nötig, solange dabei 2000 Kalorien pro Woche verbraucht werden. Das entspricht einem Laufpensum von 2¼ Stunden (vierzig Kilometer) oder 4½ Stunden Radfahren mit einem Tempo von sechzehn Stundenkilometern pro Woche. Bei über 3500 Kalorien pro Woche war kein nennenswert größerer Nutzen festzustellen. Die von Dr. Ralph S. Paffenbarger jr. von der Stanford University geleitete Studie bewies, daß Sport an sich eine Schutzfunktion hat, und nicht, daß ohnehin nur die gesündesten Menschen Sport treiben. Außerdem hat die Studie gezeigt, daß körperliche Aktivität die tödlichen Auswirkungen des Rauchens, hohen Blutdrucks und der ererbten Wahrscheinlichkeit eines frühen Todes teilweise kompensieren kann.

Sport verlängert das Leben nicht nur, er verbessert auch die Lebensqualität. Regelmäßiger, in vernünftigem Maß betriebener Sport wirkt dem altersbedingten Nachlassen der Kräfte entgegen und hilft mit, das Gewebe des alternden Herzens in gutem Zustand zu erhalten, wie sich bei Tierversuchen gezeigt hat. Bei aktiven Menschen läßt die Leistungsfähigkeit der Lunge im Alter wesentlich langsamer nach als bei solchen, die sehr wenig Bewegung haben (siehe Seite 264–267).

Größere Leistungsfähigkeit

Menschen, die sich körperlich fit halten, berichten oft, daß sie zufriedener, leistungsfähiger und emotional stabiler sind. Wissenschaftliche Beweise gibt es zwar dafür nicht, aber manche sagen, daß aerobe Aktivitäten Aufmerksamkeit, Konzentration und kreatives Denken verbessern. Man weiß, daß Läufer, die im Geiste Vorträge zusammenstellten, zu neuen Einsichten kamen und neue Prioritäten setzten, während sie die Kilometer hinter sich brachten.

Dr. George Sheehan – ein Kardiologe, der mit vierundvierzig Jahren wieder mit dem Laufen anfing, um nach einer Tennisverletzung in Form zu bleiben, und der außerdem ein halbes Dutzend Bücher über Laufen geschrieben hat – sieht einen engen Zusammenhang zwischen Fitness und einem erfüllten, erfolgreichen Leben. Er sagte einmal bei einem Vortrag, daß eine Stunde Laufen am Tag seinen Geist von den Alltagsproblemen befreit und ihn »für die anderen dreiundzwanzig Stunden zu einer unerschöpflichen Quelle von Kraft, Energie und Kreativität macht«.

Verschiedene andere Vorteile

Die Knochen eines durchtrainierten Menschen verlieren nicht so schnell Calcium wie die eines wenig aktiven; sie sind deshalb kräftiger und weniger anfällig für Krankheiten wie Osteoporose, die zu Verlust an Knochenmasse und zu Brüchen führt (siehe Seite 228). Die Gelenke bleiben durch Sport flexibler und brechen seltener. Ärzte empfehlen ihren Arthritis-Patienten oft, Sport zu treiben, damit Beweglichkeit und Muskelkraft erhalten bleiben. Ob man nun Arthritis hat oder nicht, durch Sport bekommt man mit Sicherheit seltener Rükkenschmerzen und man beugt Übergewicht vor, das die Gelenke zu stark belastet und schädigt. Sport verringert auch den Insulinbedarf bei Diabetikern und ist von besonderem Nutzen für Menschen mit erwachsenem Diabetes mellitus, damit sie ihr Normalgewicht halten und die Krankheit im Griff haben können.

Sport verhilft einem in jedem Alter dazu, besser zu arbeiten, besser zu schlafen, besser zu essen, besser zu verdauen und mehr Energie für alles zu haben, auch für die Liebe, wie es scheint. Dr. Gabe Mirkin zitiert in *The Sportsmedicine Book* auch Dr. William Masters, den Sexforscher, der meinte, daß ein körperlich aktiver Mensch »in sexueller Hinsicht viel besser funktioniert als jemand, der nicht gut in Form ist«.

Fitness in das Leben integrieren

Noch vor zwei Generationen war es gang und gäbe, daß Männer Holz hackten, Heu aufluden, große Lasten hochwuchteten, einen Wagen zogen und die Axt schwangen. Heute erledigen all diese Arbeiten gut geölte Maschinen, und der Körper rostet dabei ein. Aber auch die modernen Arbeitstechniken – ob man nun Papier nachlegen oder Maschinen kontrollieren muß – verlangen Sicherheit, Schnelligkeit und Leistungsfähigkeit, die bei körperlicher Fitness eher gewährleistet sind. Wenn man jahrelang nichts für seinen Körper getan hat, dauert es natürlich einige Zeit (glücklicherweise nicht so lange, wie man gebraucht hat, um »einzurosten«).

Leider treiben immer noch viel zu wenig Menschen Sport, und noch immer ist bei den meisten nicht an der Tagesordnung, den Kreislauf in Schwung zu halten. Sogar Menschen, die dringend Sport treiben sollten, tun es nicht. Die Hälfte aller Männer, die einen Herzinfarkt hatten, hören nach ein paar Monaten mit dem vom Arzt empfohlenen Sportprogramm wieder auf.

Man muß also seine eigene Trägheit überwinden in dieser Gesellschaft, wo fast jeder lieber den Wagen, den Aufzug oder die Rolltreppe benützt, statt zu Fuß zu gehen. Betrachten Sie Sport nicht mehr als mühsame Pflicht Ihrer Gesundheit gegenüber oder als ein unliebsames »Fitness-Programm«; denken Sie vielmehr daran, daß Sie sich durch etwas, was Ihnen Spaß macht, auf natürliche Weise *mehr bewegen.* Teilen Sie Ihr Leben nicht mehr so ein, daß Sie sich am Wochenende verausgaben und unter der Woche nichts tun. Steigen Sie aus dem Bus zwei Haltestellen vorher aus, und parken Sie möglichst weit vom Büro entfernt statt möglichst nah. Gehen Sie in der Mittagspause eine Viertelstunde spazieren. Gehen Sie wieder zum Treppensteigen über, statt den Fahrstuhl zu benutzen. Beim Treppensteigen verbraucht man pro Minute mehr Energie als bei den meisten anderen körperlichen Aktivitäten. Parken Sie nicht mehr direkt vor einem Geschäft, und nehmen Sie für eine Besorgung in nächster Nähe nicht mehr das Auto. Machen Sie Hausarbeit zu einer sportlichen Betätigung. Machen Sie kräftige Bewegungen, wenn Sie den Rasen mähen, Blätter zusammenrechen, Schnee schaufeln oder im Garten arbeiten. Sie werden schneller fertig und fühlen sich besser.

Machen Sie sich das Gehen zum Sport, indem Sie die Knie höher als gewöhnlich anheben, zwischendurch einen Sprung einlegen, die Wadenmuskeln anspannen, längere Schritte machen und schneller gehen als gewöhnlich. Machen Sie für jede Stunde, die Sie vor dem Fernseher verbringen, zehn Minuten lang Übungen zum Kräftigen und Dehnen der Muskeln. Stellen Sie Ihr Heimtrainer-Fahrrad vor dem Fernseher auf.

Verschaffen Sie sich auch bei Schreibtischarbeit Bewegung, indem Sie jede halbe Stunde aufstehen, die Arme nacheinander nach oben strecken und den Kopf zuerst im Uhrzeigersinn und dann in die andere Richtung rollen. Ziehen Sie die Schultern hoch, beugen Sie sich zu den Zehen hinunter und zur Seite. Strecken Sie bei der Arbeit am Schreibtisch die Beine aus, biegen und strecken Sie jeden Fuß mehrere hundert Mal, um die Durchblutung zu fördern. Achten Sie immer auf eine gute Haltung. Sitzen und gehen Sie aufrecht, mit eingezogenem Bauch.

Auch auf Reisen können Sie sich mehr Bewegung verschaffen, wenn Sie Taxis oder U-Bahnen meiden, Ihr Gepäck selbst tragen, bei Verspätung am Flughafen viel herumlaufen und bis zum letzten Waggon eines Zuges laufen. Packen Sie auch ein Springseil in den Koffer und eine Kassette mit Übungen, damit Sie sich jederzeit sportlich betätigen können. Suchen Sie sich Fernsehsendungen aus, die Übungen zum Mitmachen anbieten. Buchen Sie ein Hotel, in dem Sie verschiedene Sportarten betreiben können.

Irgendwelche besonderen Anstrengungen sind nicht nötig, um fit zu bleiben. Marathonläufe sind zwar eine schöne Sache, wenn man Spaß daran hat; für den Durchschnittsmenschen aber reicht eine Betätigung, bei der Herz und Lunge mehr als sonst arbeiten müssen, völlig aus. Mit etwas Phantasie kann man seine alltäglichen Tätigkeiten zu einem maßgeschneiderten Fitness-Programm ausbauen, um den Körper in Schwung zu bringen.

Wenn Sie sich doch nicht dazu überwinden können, aktiver zu werden, bemerken Sie wahrscheinlich zuerst nicht, wie Ihr Körper sich immer mehr an diese

Untätigkeit gewöhnt. Dann haben Sie eine Autopanne, müssen Schnee schaufeln oder spielen am Wochenende Basketball – Sie verhalten sich dabei, als ob Sie körperlich fit wären, sind es aber nicht. Die Folgen können – ja nach Alter und körperlicher Verfassung – vom Muskelkater bis zum Herzinfarkt reichen.

Die andere Wahlmöglichkeit, die Sie haben, ist, mehr für Ihre Gesundheit zu tun; das braucht allerdings seine Zeit. Es gibt einen Verhaltensgrundsatz, den man als »Formgebung« bezeichnet: Eine wirkliche Veränderung in Richtung auf das angestrebte Ziel erreicht man nur durch kleine Schritte, zum Beispiel eine bessere Figur, einen gesünderen, leistungsfähigeren Körper – und vieles mehr. Jeder Schritt muß auf dem vorhergehenden aufbauen, so wie man allmählich Muskeln aufbaut oder die Laufstrecke verlängert. Die kleinen Schritte, mit denen Sie Ihrem Körper Tag für Tag ein bißchen mehr abverlangen, addieren sich schließlich zu mehreren Kilometern auf dem Weg zu einem gesünderen Leben.

3 Guter Sex – gesunder Sex

Was ist Sex-Appeal?

Für manche Menschen hat jemand dann Sex-Appeal, wenn sich bei ihm Klugheit und Schönheit vereinen; anderen kommt es mehr auf einen schönen Körper als auf Geistesgaben an.

Der Psychologe Chris L. Kleinke beschreibt in seinem Buch *First Impressions: The Psychology of Encountering Others* einen anderen Aspekt des Sex-Appeal. Er hält das Aussehen zwar auch für wichtig, meint aber, daß nach der ersten Begegnung der Ausdruck in den Augen, die Bewegungen, die Aufgeschlossenheit im allgemeinen, das Lächeln und vor allem die Bereitschaft zum Gespräch entscheidend dafür sind, ob man »ankommt«. Den meisten Menschen ist längeres Schweigen unangenehm, und sie schätzen es sehr, wenn jemand eine ins Stocken geratene Unterhaltung wieder in Schwung bringen kann. Einander ähnliche Menschen fühlen sich vom anderen oft besonders stark angezogen, weil sie sich gegenseitig bestätigen. Aber auch Gegensätze ziehen sich an – und es entstehen daraus oft leidenschaftliche Beziehungen.

Durch welche Art von Mensch sich ein Mann oder eine Frau angezogen – oder abgestoßen – fühlt, wird von frühen Erfahrungen mitbestimmt, besonders von denen mit dem andersgeschlechtlichen Elternteil. Hatte der Vater eines Mädchens einen muskulösen Körper und eine behaarte Brust? Wie sah ihr erster Freund aus? Beide haben einen bleibenden Eindruck hinterlassen.

Wenn der Vater ihre Weiblichkeit und Schönheit bewundert hat, ist sie auch später von ihrer Attraktivität überzeugt. Gleiches gilt für Männer und ihre Mütter.

Sex-Appeal wird vor allem durch die positive Einstellung zu sich selbst bestimmt. Menschen mit gesundem Selbstwertgefühl können auf andere eine große Anziehungskraft ausüben: Bei diesen dreht sich dann alles um den begehrten Menschen, sie fühlen sich in seiner oder ihrer Gegenwart ganz verzaubert und können den Gedanken nicht ertragen, vielleicht zurückgewiesen zu werden. Mit anderen Worten: Menschen, die Sex-Appeal *haben,* sind auch davon *überzeugt,* daß sie ihn haben!

Wodurch wird die Sexualität beeinflußt?

Sexuelle Bedürfnisse hat – im Gegensatz zum Sex-Appeal – jeder Mensch, ungeachtet seines Geschlechts oder Alters, seiner Hautfarbe oder Religion, auch wenn er sie noch so sehr zu unterdrücken versucht. Unter Sexualität versteht man meistens nur den Geschlechtsverkehr und die damit verbundenen Handlungen, die vorher und nachher stattfinden. Der Liebesakt ist jedoch nur ein Aspekt der Sexualität, zu der auch erotische Anziehungskraft (»Sex-Appeal«), Leidenschaft, Sinnlichkeit und insbesondere auch das Bedürfnis nach Körperkontakt gehören. Dieses Bedürfnis setzt mit dem Beginn des Lebens ein, wenn das ungeborene Kind sich neun Monate vom Leib der Mutter liebevoll umarmt fühlt. Dieser enge Kontakt wird durch die Geburt plötzlich unterbrochen, und es bleibt, wie der Zoologe und Philosoph Desmond Morris in seinem Buch *Intimate Behavior* (*Der Mensch, mit dem wir leben. Ein Handbuch unseres Verhaltens.* Droemer Knaur, 1983.) schreibt, ein Bedürfnis, das in unserer Kultur ein Leben lang nicht mehr voll befriedigt wird. Morris hält das enorme Bedürfnis nach – und den Mangel an – körperlicher Intimität für einen Kernpunkt der menschlichen Existenz.

Der intime Umgang miteinander kann, wie Morris sagt, viele Formen haben: Händeschütteln, Umarmung, Schulterklopfen, Gesten des Trostes oder auch der lustvolle Körperkontakt sich liebender Menschen gehören dazu. Wenn dieses Bedürfnis unbefriedigt bleibt, suchen sich die kontakthungrigen Menschen einen Ersatz für die fehlenden Berührungen: Besuche beim Arzt oder Friseur, Haustiere, Zigaretten, Kaffeetassen oder auch den eigenen Körper (überlegen Sie einmal, wie oft am Tag Sie Ihr Gesicht berühren, die Beine übereinanderschlagen oder die Hände falten). Der Anthropologe Ashley Montagu behauptet in seinem Buch *Touching: The Human Significance of the Skin* (*Körperkontakt. Die Bedeutung der Haut für die Entwicklung des Menschen.* Klett-Cotta, 1984.), daß Körperkontakt nicht nur angenehm, sondern auch ein zum Überleben notwendiger biologischer Trieb ist. Viele Tiere, besonders Primaten, kuscheln sich instinktiv aneinander und lecken ihre Jungen. Hunde, Katzen, Pferde und Delphine mögen gerne gestreichelt werden. Untersuchungen beweisen, daß die Herzfrequenz bei unruhigen Tieren schlagartig merklich langsamer wird, wenn sie gestreichelt werden. Viele Bauern schwören darauf, daß ihre Kühe eine bessere Milch geben, wenn sie mit der Hand gemolken werden. Sogar Laborratten, die öfter angefaßt werden, lernen besser und können das Erlernte besser behalten als die anderen.

Berühmte Ärzte, unter ihnen auch der verstorbene Sir William Osler, haben beobachtet, daß Körperkontakt Schmerzen und Streß lindert und den Heilungsprozeß beschleunigt (es scheint gar nicht so kindisch zu sein, wenn die Mutter bei einem Kind, das sich weh getan hat, »ei ei« macht). Der Psychologe James L. Lynch schildert in seinem Buch *The Broken Heart: The Medical Consequences of Loneliness* den Fall eines Mannes, der zwei Wochen im Krankenhaus lag und keinen Besuch bekam. Er lag im Koma, war gelähmt und mußte künstlich beatmet werden. Als eine Krankenschwester seine Hand nahm, wurde der vorher schnelle und unregelmäßige Herzschlag langsamer und stabilisierte sich.

In unserer Gesellschaft werden Berührungen jedoch entweder als sexuelle Annäherung aufgefaßt oder sie unterbleiben völlig. Wie oft sieht man schon zwei Freunde, die sich herzlich umarmen? Dr. Herb Goldberg sagt in seinem Buch *The New Male,* daß Männer durch die frühe soziale Konditionierung lernen, Sinnlichkeit und Berührungen zu unterdrücken. Sie neigen dazu, sich für einen »erfolgreichen« Liebesakt verantwortlich zu fühlen, und sehen sich mehr als stereotype Liebhaber denn als Individuen mit freier Wahlmöglichkeit. Dr. Goldberg meint weiter, daß diese Einstellung »Sex = Geschlechtsverkehr« den Männern die Möglichkeit nimmt, für freudvolle, echte, spontane Sinnlichkeit aufgeschlossen zu sein. Er sagt abschließend: »Man kann nur spekulieren und sich vorstellen, welche Auswirkungen es haben könnte, wenn sich die Männer von diesem übermächtigen und destruktiven Rollenverhalten befreien.«

Die Sexualität, im engeren Sinne des Geschlechtstriebs verstanden, verändert sich, weil auch die persönlichen Probleme, die Ansprüche der Familie, Arbeit, sozialer Druck, Gesundheitszustand, Gefühle, Partner, Lebensphase und Erfahrungen sich verändern. Manchmal wird der Sexualtrieb unterdrückt, besonders in Zeiten höchster Kreativität, wenn ein Mensch sozusagen »auf Hochtouren« arbeitet. Der Betreffende hat dann nicht etwa Angst vor sexuellen Beziehungen oder gibt sie ganz auf, sondern schaltet nur eine Zeitlang »auf Sparflamme«. Männer, die ein starkes Identitätsgefühl aus der Arbeit ziehen, haben oft auch bessere Beziehungen, auch in sexueller Hinsicht. Manchen dient jedoch der berufliche Erfolg als Ersatz für Sex, und sie stecken ihre ganze Energie in die Arbeit statt in Liebesbeziehungen.

Eine gesunde Lebensführung fördert das Sexualleben, und zwar in jedem Alter. Regelmäßiger Sport belebt den Körper, macht ihn für sinnliche Erfahrungen empfänglicher und gibt ihm Energie für den Liebesakt. Ein schweres Essen oder Alkoholgenuß können sich dagegen negativ auswirken. Auch wenn man krank ist, sich stark belastet oder erschöpft fühlt, steht einem nicht unbedingt

der Sinn danach. Dennoch haben viele Menschen mit chronischen Krankheiten, zum Beispiel Herzerkrankungen, weiterhin Interesse an Sex. Es gibt sogar Hinweise darauf, daß sich Geschlechtsverkehr bei der Rehabilitation nach einem Herzinfarkt günstig auswirkt, wenn gegen eine körperliche Aktivität in Maßen medizinisch nichts mehr einzuwenden ist.
Machtkämpfe mit dem Partner können das Interesse an Sex dämpfen. Manche Paare unterdrücken erotische Gefühle aus Angst, ein »Sklave« des anderen zu werden. Der Partner kann frigide oder impotent werden, um mehr Macht zu bekommen; wenn man beim Liebesakt nicht mitmacht, hat man den anderen unter Kontrolle, weil man seine Wünsche ignoriert. Manche Frauen können sich gegen einen in allen anderen Bereichen dominierenden Mann nur behaupten, indem sie sich sexuell verweigern. Das beste Sexualleben haben Partner, bei denen die Machtverhältnisse ausgewogen sind – ob nun einer oder beide berufstätig sind. Das geht aus einer Studie hervor, die die Psychologen David Olson und Herbert Laube mit 95 Paaren in den Dreißigern an der University of Minnesota in Minneapolis durchführten.
Auch Wut – besonders die nicht ausgesprochene, nicht akzeptierte und ungelöste Wut – kann das Interesse an Sex ersticken. Wenn sie lange genug mitgeschleppt wird, kann Wut zu Impotenz, vorzeitigem Samenerguß und Anorgasmie führen. Viele Menschen teilen ihre Wut dem anderen auf destruktive Art mit, nämlich mit Drohungen, Beschimpfungen, Sarkasmus, durch Nicht-ausreden-Lassen, Anbrüllen, dramatische Abgänge und Türenknallen. Konstruktiv ausgedrückte Wut – bei der jeder Partner seine Gefühle beschreibt und dem anderen bereitwillig zuhört – kann beide einander näherbringen und sexuell stimulierend wirken.

Aphrodisiaka

Männer und Frauen haben schon immer nach dem perfekten Aphrodisiakum gesucht. Sie haben versucht, sich durch alle Sinneseindrücke wie Sehen, Hören, Berühren, Schmecken und Riechen sexuell zu erregen. Sie haben Nahrungsmittel gegessen oder sich chemische Stoffe injiziert, die von harmlos bis tödlich reichten. Zur harmlosen Kategorie der Nahrungsmittel gehören die, die an Genitalien erinnern. Schon im Altertum haben Liebende abends vorzugsweise Spargel, Zwiebeln, Tomaten, Austern, Gewürze, Kräuter, Ginseng und Mannstreuwurzel (sie erinnern an Hoden) gegessen. Auch verschiedene Mittel aus dem Tierreich, so zum Beispiel Ambra (es wird im Darm des Pottwals gebildet), Rentierhorn, Elephantenrüssel und Affenblut wurden lange Zeit als Aphrodisiaka verwendet. Auch eine ganz normale Mahlzeit kann anregend wirken, weil der Genuß eines gut zubereiteten Essens den Wunsch nach weiteren Genüssen weckt.
Opium und andere Narkotika werden manchmal ebenfalls als Aphrodisiaka betrachtet, weil man beim Rauchen meist sexuelle Phantasien hat. Narkotika

vermitteln allerdings nur die Illusion eines gesteigerten Sexualtriebs, die Wirklichkeit sieht anders aus. Alkohol und Marihuana beseitigen Hemmungen und *scheinen* bei niedriger Dosierung anregend zu wirken. In hoher Dosierung unterdrücken diese Drogen jedoch alles, auch den Sexualtrieb.

Eines der gefährlichsten »Aphrodisiaka« ist ein Pulver, das aus der im Mittelmeerraum heimischen Spanischen Fliege oder Kantharide hergestellt wird. Dadurch wird die Schleimhaut im Darm, in den Harnwegen, in Penis und Vagina auf eine Weise gereizt, die manche Menschen als sexuell stimulierend empfinden. Dieses Mittel kann zu Hautreizungen, Nierenentzündung, Blutspucken und sogar zum Tode führen.

Ein ebenfalls gefährliches »Aphrodisiakum« ist Amylnitrat, das manche inhalieren, um den Orgasmus intensiver zu erleben. Diese Droge läßt das Herz schneller schlagen, der Blutdruck fällt auf ein gefährlich niedriges Niveau – auch bei gesunden Menschen –, und sie kann das Immunsystem beeinträchtigen.

Das gonadotrope Chorionhormon (HCG-Hormon), das zur Behandlung von Zeugungsunfähigkeit verwendet wird, steigert zwar bei manchen Männern den Sexualtrieb, jedoch nicht auf Dauer. Das ursprünglich aus einer afrikanischen Immergrünart gewonnene Yohimbinhydrochlorid, das jetzt synthetisch hergestellt wird, soll sexuell stimulierend wirken. Dr. Julian Davidson, ein Physiologe der Stanford University, schrieb am 24. August 1984 in der Zeitschrift *Science,* daß *männliche Ratten* die weiblichen Tiere nach Injektion dieser Droge doppelt so oft besprangen und die sexuelle Aktivität dadurch gesteigert wurde. Er bemerkte damals aber abschließend, daß damit »kein neues Aphrodisiakum gefunden« wurde. Dr. Davidson testet das Medikament nun bei Männern, die wegen Impotenz behandelt werden, und will die Ergebnisse in nächster Zukunft veröffentlichen. Weitere Informationen zum Thema Impotenz finden Sie auf Seite 72.

Gesunde Menschen müssen sich nicht mit Hilfe von chemischen Stoffen stimulieren. Die meisten sogenannten Aphrodisiaka beseitigen lediglich Hemmungen und lassen der Phantasie freien Raum. Das ist vielleicht auch der Grund, warum so viele Therapeuten bei Sexualstörungen empfehlen, den Geist von allem außer dem sinnlichen Vergnügen zu befreien.

Nach Meinung des Psychiaters Dr. Avodah K. Offit ist Lachen vielleicht das einzige Aphrodisiakum, dem keiner Beachtung schenkt. Dr. Offit sagt, daß Lachen den sexuellen Genuß anregt und sogar verlängert. Der Sexualtrieb ist am stärksten, wenn starke Emotionen damit verbunden sind. Seiner Ansicht nach hat man den besten Orgasmus, wenn solche Gefühle am stärksten sind; werden sie unterdrückt, leidet auch die Sexualität darunter. Die besten Aphrodisiaka sind Zärtlichkeit, freudige Erregung, Trauer, Liebe oder irgendein anderes starkes Gefühl – und das ist keine Illusion.

Sex mit Sechzig

Der Alterungsprozeß beeinflußt zwar die Sexualität, aber nicht so negativ, wie viele Menschen annehmen. Die Sexualität ist eine der letzten Körperfunktionen, die durch das Altern beeinträchtigt werden. Man geht allgemein davon aus, daß die sexuelle Kraft eines Mannes schon abnimmt, bevor er zwanzig Jahre alt ist, wenn er körperlich gesehen auf dem Höhepunkt ist. Herb Goldberg sieht diese so oft geäußerte Ansicht in seinem Buch *The New Male* »in erster Linie als ein Mittel der Konditionierung und weniger als ein biologisches Phänomen«. Dieses Abflauen des Sexualtriebs um die Zwanzig liegt seiner Meinung nach daran, daß die Männer dann anfangen, ihre Gefühle zu verleugnen, Impulse zu unterdrücken und sich darauf einzustellen, Ehemann, Vater bzw. Versorger zu sein und ständig ihre sexuelle Erfahrung und ihre Männlichkeit zu beweisen.

Die größte altersbedingte Veränderung ist die verlangsamte Reaktion auf sexuelle Erregung. Bei älteren Männern kann es ein paar Minuten länger dauern – wie lange, das hängt vom einzelnen ab –, bis eine Erektion zustandekommt; bei Jugendlichen ist das bei der kleinsten Erregung der Fall. Die Stärke der Erektion kann abnehmen, und man wacht vielleicht auch seltener mit einer Erektion auf. Die Erektion kann weniger lang anhalten, und das Gefühl, daß die Ejakulation kurz bevorsteht, kann nur sehr kurz sein. Die nächste Erektion stellt sich vielleicht auch erst nach einem halben Tag ein statt nach einer halben Stunde, und sie klingt nach dem Orgasmus schneller ab.

Die Produktion von Geschlechtshormonen bei älteren Männern unterscheidet sich nur unwesentlich von der jüngerer Männer. Die berühmten Sexualtherapeuten Dr. William H. Masters und Virginia E. Johnson haben in Studien zur sexuellen Reaktion des Menschen festgestellt, daß die meisten älteren Männer die Fähigkeit zur Erektion und Ejakulation nicht verlieren. Bei einer Langzeitstudie eines Altersforschungsinstituts in den USA an über 1000 Freiwilligen wurde sogar festgestellt, daß bei Männern im Alter von siebzig bis neunundachtzig Jahren der Spiegel an Geschlechtshormonen höher war als bei solchen, die sexuell aktiv waren. Mit anderen Worten: Männer über Sechzig, Siebzig oder sogar Achtzig können Sex genießen – solange sie es wollen. Meistens sind ältere Männer sogar sexuell aktiver als ältere Frauen; das liegt nicht zuletzt daran, daß es viel mehr siebzigjährige Frauen als Männer gibt und diese deshalb keinen Partner haben. Für Menschen beiderlei Geschlechts gilt, daß Masturbation eine gesunde Alternative ist, um »sexuell aktiv« zu bleiben.

Viele Männer sagen, daß ihr Sexualleben im Alter befriedigender geworden ist und daß sie die »gute alte Zeit« überhaupt nicht vermissen, als sie das starke und unkontrollierbare Bedürfnis nach einem schnellen Orgasmus hatten. Da es bei älteren Männern länger dauert, bis sie zum Höhepunkt kommen, können sich ihre sexuellen Beziehungen im Vergleich zu früheren Jahren, als sie vor ihrer Partnerin zum Orgasmus kamen, wesentlich verbessern.

Außerdem liegt älteren Männern mehr daran, die emotionalen Bindungen und die Harmonie mit ihrer Partnerin zu vertiefen. Zur Sexualität gehört die Sinnlichkeit, die den ganzen Körper – nicht nur die Genitalien – in eine Quelle des Vergnügens verwandelt. Sinnlichkeit wiederum führt zu Intimität – Fürsorge und Vertrauen für einen anderen Menschen –, die die emotionale Seite der Sinnlichkeit darstellt.

Sex in der Lebensmitte ist von den Gegebenheiten her der beste Sex, den man je haben kann. Wer im mittleren Alter sexuell aktiv bleibt, ist es auch, wenn er älter wird. Auch wenn man einmal Ferien vom Sex nimmt – weil man krank ist, seinen Partner verloren hat oder ein Jahr in der Antarktis verbringt –, kann man jederzeit wieder sexuell aktiv werden, auch wenn man achtzig Jahre alt ist.

Sexuelle Beziehungen geben Menschen jeden Alters die Gewißheit, daß ihr Körper noch gut funktioniert, sagen Dr. Robert N. Butler und Myrna L. Lewis, die Autoren von *Sex after Sixty* und *Love and Sex After Forty*. Jeder Mensch hat ein emotionales Bedürfnis nach Sex, gleich welches Alters er hat oder in welcher körperlichen Verfassung er sich befindet, jedenfalls in den meisten Fällen.

Impotenz

Wenn beim Liebesakt nur sinnlicher Genuß zählen würde, dann wäre Impotenz kein Problem, weil jeder Mann das sinnliche Vergnügen der Berührung – ob man dabei selbst berührt wird oder jemand anderen berührt, ist gleichgültig –, einer Massage oder des Gestreichelt-Werdens genießen könnte. Seit Jahrhunderten aber ist die Impotenz – die Unfähigkeit, bei einer von vier sexuellen Begegnungen eine Erektion zu bekommen oder zu halten – die »Tragödie des Schlafzimmers«, um die Worte des Schriftstellers Leo Tolstoi zu gebrauchen.

Die zur Zeit von Tolstoi lebenden Männer wußten wenig über die Ursache ihres Problems. Man hatte ihnen jahrhundertelang erzählt, daß Impotenz ein »Fluch Gottes«, Hexerei oder das Ergebnis sexueller Ausschweifung und Gonorrhö sei. Masters und Johnson fanden sogar in den 60er Jahren noch Klienten, die glaubten, daß Impotenz auf Masturbation über Dreißig, Homosexualität oder nicht regelmäßigen Kirchgang zurückzuführen sei. Manche Priester sagten den Männern, ihre Impotenz sei die Strafe für Ehebruch oder dafür, daß sie eine Abtreibung befürwortet hätten.

Man hat viele Jahre lang angenommen, daß Impotenz vor allem ein psychologisches Problem ist. Dr. Masters hat bei einem Vortrag im November 1986 gesagt, daß vor allem drei Legenden mit ihren Geboten von »Du sollst . . .« und Erwartungen hinter der Impotenz stehen. Die erste ist, daß Männer sexuell aktiver sein und ein größeres Interesse für Sex haben müssen als Frauen. Die zweite ist die, daß alle Männer Experten in Sachen Sexualität sind, eine Rolle, die sie nach Aussage von Dr. Masters »sehr gerne übernommen haben«. Die dritte Legende besteht darin, daß der Mann etwas »für die Frau tut«, das heißt,

daß er für ihren Orgasmus verantwortlich ist. Physiologisch gesehen ist das unmöglich, meint Dr. Masters. Impotenz beginnt mit dem Glauben an diese Legenden, setzt sich darin fort, daß man sich selbst beobachtet, und endet schließlich in Panik und länger andauernder Impotenz.
Bei einer Konferenz über die wissenschaftliche Basis sexueller Dysfunktion hat Dr. Joseph LoPiccolo von der Texas A & M University noch einige weitere Gründe psychologisch bedingter Impotenz angeführt. Danach sind vor allem Männer betroffen, die

- in einer konservativen Umgebung aufgewachsen sind, in der Sexualität sehr negativ eingestuft wurde;
- generell Schwierigkeiten haben, ausgelassen und entspannt zu sein;
- die weiblichen Genitalien unsauber, übelriechend oder aus irgendeinem anderen Grunde abstoßend finden;
- Transvestiten sind, die sich als Frau kleiden, um sich sexuell zu erregen;
- Angst haben, daß ihre Partnerin schwanger werden könnte;
- am »Witwersyndrom« leiden: kurz nach dem Tode ihrer Frau zeigt eine andere deutliches Interesse an ihnen;
- Angst haben, sie wären körperlich nicht mehr attraktiv genug, besonders wenn sie älter werden, oder ihre Frau sexuell nicht mehr erregend finden;
- sich von ihrer Partnerin körperlich eher abgestoßen als angezogen fühlen;
- eine Partnerin haben, die in sexueller Hinsicht wenig Geschick zeigt;
- sich ihrer Frau unterlegen fühlen und den Konflikt dadurch »lösen«, daß sie keine Erektion bekommen;
- Liebe und Respekt gegenüber ihrer Partnerin nicht mit den erotischen Gefühlen in Einklang bringen können (das »Heilige- oder Hure«-Syndrom);
- mit Frauen schlafen, die nur durch Penetration zum Orgasmus kommen;
- auf normale, altersbedingte Veränderungen überreagieren, zum Beispiel, daß es länger dauert, bis sie eine Erektion bekommen;
- in einer ungeeigneten Situation mit einer Frau schlafen wollen.

Als Beispiel für den letztgenannten Punkt führte Dr. LoPiccolo den Fall eines Mannes an, der eine Affäre mit einer verheirateten Frau hatte und sie in ihrer Wohnung besuchte. Jedesmal, wenn sie miteinander schliefen, weinte sie und drohte mit Selbstmord, weil sie wegen des begangenen Ehebruchs große Schuldgefühle hatte. Sie sagte ihrem Liebhaber auch immer wieder, daß ihr Mann ihn mit seiner Dienstpistole erschießen würde, wenn er sie beide in flagranti ertappte (ihr Mann war Polizist und kam untertags gelegentlich unerwartet nach Hause). Dr. LoPiccolo bemerkte noch, daß diesem Mann trotz der realen Probleme völlig unklar war, warum er keine Erektion bekam!
Dr. Herb Goldberg bezeichnet Impotenz in seinem Buch *The Hazards of Being Male* (*Der verunsicherte Mann. Wege zu einer neuen Identität aus psychotherapeutischer Sicht.* Rowohlt, 1986.) als die Spitze eines Eisbergs aus Frustration, Wut und Verzweiflung bei Männern, die aufgrund von Schuldgefühlen eine

angeblich gute Ehe weiterführen; weiter einen Beruf ausüben, den sie hassen, weil sie sich »verantwortungsbewußt« zeigen wollen; und Kinder zeugen, um ihre Potenz unter Beweis zu stellen, den Wünschen ihrer Frau und dem Druck der Gesellschaft zu entsprechen. Dr. Goldberg meint, daß es für solche Männer weit weniger bedrohlich sei, nach medizinischen Ursachen für ihre Impotenz zu suchen, als »die psychologischen und emotionalen Lügen zwanghafter Männlichkeit ...« zu ergründen. »Wenn ich Slogans für eine Männerbewegung schreiben sollte«, schloß Dr. Goldberg, »dann würde auf einem riesigen Aufkleber stehen: Dein Penis ist Deinem Kopf um Jahre voraus.«

Die organischen Ursachen von Impotenz werden erst seit kurzem untersucht. Mehr als hundert Krankheiten können zu Impotenz führen: in erster Linie Unterfunktion der Hoden, Schilddrüsenstörung, Diabetes, chronischer Alkoholismus, Leber- oder Nierenerkrankungen, neurologische Störungen, verringerte Blutzufuhr in den Penis aufgrund von Arterienverhärtung, zu schneller Rückfluß des Blutes aus dem Penis und Verletzungen des Beckens oder Rückenmarks. Sechzehn der 200 am häufigsten verschriebenen Medikamente können zu Impotenz führen. Dazu zählen Mittel zur Blutdrucksenkung, harntreibende Mittel bei Herzerkrankungen, das bei Magengeschwüren häufig verordnete Cimetidin und stärkere Beruhigungsmittel.

Dr. Masters berichtet, daß in den letzten Jahren achtzehn bis zwanzig Prozent seiner impotenten Patienten schon früher bestehende körperliche Probleme hatten. Andere Experten meinen, daß der Prozentsatz organisch verursachter Impotenz weit höher liege. In einem Bericht, der am 1. April 1983 im *Journal of the American Medical Association* veröffentlicht wurde, heißt es zum Beispiel, daß bei einer Gruppe von 188 Männern die Impotenz zu achtzig Prozent auf organische Ursachen zurückzuführen war. Bei nur vierzehn Prozent standen emotionale Probleme dahinter. Die Studie umfaßte 1180 Männer mittleren Alters, von denen 401 über Probleme mit Impotenz berichteten und 188 sich mit einer weiteren Untersuchung einverstanden erklärten. Dr. Michael F. Slag und seine Kollegen vom Veterans Administration Medical Center und der University of Minnesota in Minneapolis stellten fest, daß nur bei sechs der 401 impotenten Männer das Problem von einem Arzt vorher medizinisch diagnostiziert worden war. Die restlichen wollten mit ihrem Hausarzt nicht darüber sprechen, obwohl die genauer untersuchten 188 Männer sehr daran interessiert waren, ihr Problem mit den Leitern der Untersuchung zu besprechen.

Es ist manchmal schwer, eine klare Trennlinie zwischen psychogener und organisch bedingter Impotenz zu ziehen. »Wir glauben, daß Impotenz entweder organische oder psychische Ursachen hat, aber es gibt sehr viele Varianten«, sagt Dr. Masters. Oft spielen körperliche und psychologische Faktoren zusammen. So könnte es zum Beispiel passieren, daß ein Mann keine Erektion bekommt, weil er zuviel getrunken hat (manchen Untersuchungen zufolge liegt die Grenze bei 110 Milliliter Alkohol täglich). Dieses Versagen bringt ihn so aus der Fassung, daß er beim nächsten Mal wieder keine Erektion bekommt,

weil er Angst hat zu versagen. Auf jeden Fall ist Impotenz, ungeachtet der Ursache, ein Symptom für eine zugrundeliegende Störung und kann zu schweren emotionalen Problemen führen.
Schätzungen zufolge leiden vier bis acht Prozent aller Männer an Impotenz, die nicht diagnostiziert und behandelt wird. Schlafforscher haben schon vor langer Zeit festgestellt, daß körperlich gesunde Männer im Schlaf während der REM-Phasen (sie sind durch schnelle, ruckhafte Augenbewegungen gekennzeichnet) eine Erektion bekommen, was darauf hinweist, daß Impotenz psychische Ursachen hat. Das nächtliche Anschwellen des Penis kann mit einem Spannungsmesser registriert werden, der über Nacht am Penis angebracht wird und mit einer Genauigkeit von etwa achtzig Prozent arbeitet. Depression und Angstzustände verfälschen die Testergebnisse jedoch gelegentlich. Diese Untersuchung wird in Schlaflabors durchgeführt. Der Eigentest zu Hause, bei dem man einen Streifen Briefmarken um den Penisschaft wickelt, ist nicht zuverlässig, meint Dr. Paul Schiavi von der Mount Sinai School of Medicine in New York. Die Briefmarken können an den perforierten Stellen reißen, auch wenn die Erektion nicht stark genug für einen Geschlechtsverkehr gewesen wäre, oder der Mann kann überhaupt keine REM-Phasen gehabt haben, in denen es zur Erektion kommt. Es gibt eine ganze Reihe anderer Diagnoseverfahren für Impotenz, die von einem Arzt durchgeführt werden müssen.
Wenn es eine Pille gegen Impotenz gäbe, würden sich wahrscheinlich die wenigsten dafür entscheiden, weiter mit ihrem Problem zu leben. Inzwischen gibt es eine ganze Reihe erfolgreicher Operations- und anderer Behandlungsmethoden. Ein Experte für Impotenz sagt dazu: »Wir können das Problem fast vollständig beseitigen, wenn der Betreffende das will.«
Durch zu niedrige Testosteronwerte oder andere Hormonstörungen verursachte Erektionsprobleme sprechen oft gut auf eine Behandlung mit Hormonen oder anderen Medikamenten an. Ist die Impotenz auf ein Medikament zurückzuführen, kann der Arzt ein anderes Präparat oder eine andere Dosierung verordnen. Durch Diabetes ausgelöste Impotenz bessert sich manchmal, wenn man die Krankheit selbst in den Griff bekommt. Einer Impotenz durch Alkoholgenuß kann man abhelfen, indem man nicht trinkt. Liegt die Ursache der Impotenz in schlechter Durchblutung, kann man eine gesunde Arterie aus dem Unterleib in den Penis verpflanzen. Dieser operative Eingriff wird als *Vaskularisation* oder Gefäßneubildung bezeichnet.
Bei organisch bedingter Impotenz empfehlen viele Ärzte ein elastisches oder aufpumpbares Penisimplantat. Solche Implantate haben seit den 70er Jahren schon Hunderttausenden von Männern geholfen. Billiger ist es, zwei halbstarre Silikonstäbe in den Penis einsetzen zu lassen, so daß er praktisch ständig erigiert, aber auch einigermaßen biegsam ist, was man durch die Kleidung leicht kaschieren kann; dieser Eingriff wird sehr häufig durchgeführt. Das zweite Hilfsmittel besteht aus einer Pumpe mit einem Flüssigkeitsbehälter, der in den Hodensack implantiert wird. Damit werden zwei im Penis eingesetzte, ballon-

ähnliche Zylinder vergrößert. Bei diesem aufpumpbaren Implantat kommt es aber öfter zu mechanischen Defekten, und es kostet zwei- bis viermal mehr als die halbstarre Version. Männer, die vor dem Eingriff eine Ejakulation hatten, können im Normalfall auch nachher einen Orgasmus haben, ejakulieren und Kinder zeugen. Inzwischen wurden auch verschiedene neue aufpumpbare Implantate entwickelt.

Relativ schmerzlose Injektionen entspannender Mittel in den Penis werden mit immer größerem Erfolg bei Impotenz eingesetzt. Dazu zählen Gefäßerweiterer, die mehr Blut in den Penis fließen lassen, und Mittel, die die unwillkürlichen Muskeln entspannen und so eine Erektion herbeiführen, weil mehr Blut in den Penis gelangt, als wieder zurückfließt. Eines dieser entspannenden Mittel, das Papaverin, wird mit einer winzigen Nadel in die Peniswurzel injiziert. Die Erfolgsquote soll bei bis zu vierzig Prozent liegen. Welche Auswirkungen dieses Präparat auf lange Sicht hat, ist nicht bekannt; kurzzeitige Nebenwirkungen wie Priapismus (Dauererektion) und Vernarbungen, die Penisinduration (Krümmung des Gliedes) zur Folge haben, können durch sorgfältige Kontrolle der Dosierungen eingedämmt werden. Die Injektionen wurden an über 500 Männern an der University of California in San Francisco getestet; sie lösten Erektionen von mehreren Minuten bis zu sechs Stunden aus. Die Boston University führt ein Programm durch, bei dem etwa 150 Männer zwischen fünfundvierzig und fünfundsiebzig Jahren – viele von ihnen sind Diabetiker – die Injektionen zu Hause selbst machen. Dr. Robert J. Krane berichtete vor kurzem, daß sich bei ihnen nach fünf bis zwanzig Minuten eine Erektion einstellt, die eine bis eineinhalb Stunden anhält. Dr. Krane merkt an, daß »etwa fünfzehn verschiedene Drogen zur Behandlung von Impotenz eingesetzt werden könnten und man bisher nur mit zweien Versuche gemacht hat«.

Bei Sexualtherapien ist die Erfolgsquote hoch, wenn die Impotenz auf emotionalen Ursachen beruht. Ärzte und andere Therapeuten, die in der Behandlung sexueller Probleme erfahren sind, helfen den Patienten dabei, ihre Lebensgeschichte zu erforschen, Selbstwertgefühl aufzubauen, Angst und falsche Vorstellungen über sexuelle Leistungen zu überwinden, die Beziehungen mit ihren Partnern zu verbessern, negative sexuelle Erfahrungen aufzuarbeiten und irgendwelche Märchen und Beeinflussungen zu vergessen, die ein erfülltes Sexualleben verhindern. Bei manchen Patienten reichen fünf bis zehn Sitzungen, bei anderen dauert die Therapie viele Monate. Bei der Sexualtherapie von Masters und Johnson werden beide Partner behandelt und nicht nur der Mann, der Schwierigkeiten hat. Sie wird – neben anderen Formen der Sexualtherapie und Hinweisen für die Wahl eines geeigneten Therapeuten – in dem Buch *Masters and Johnson on Sex and Human Loving* näher beschrieben. Zusätzlich zur Sexualtherapie werden manchmal mit Erfolg Injektionen gegeben, weil man davon ausgeht, daß Impotenz wahrscheinlich auf eine kombinierte Behandlung anspricht, wenn Ursachen verschiedener Art vorliegen.

Masters und Johnson weisen darauf hin, daß Männer sehr empfindlich sind, wenn es um Impotenz geht. Manche sind nur schwer davon zu überzeugen, daß eine nicht zustandegekommene Erektion nicht bedeutet, daß sie impotent sind. Erschöpfung, Streß, Geldsorgen, Streitigkeiten und Spannungen zwischen den Partnern oder auch nur ein Glas Alkohol zuviel – all das kann zu situationsbedingter Impotenz führen. Statt in Panik zu geraten, sollte man sich Zeit zur Entspannung gönnen. Treiben Sie in einem solchen Fall Sport, gehen Sie zur Massage, entspannen Sie sich ganz allein und nehmen Sie sich Zeit, mit Ihrer Partnerin Zärtlichkeiten auszutauschen, ohne mit ihr zu schlafen. Denken Sie auch an die Möglichkeit, daß Sie aus irgendeinem Grund vielleicht gerade jetzt einfach *keine Lust haben* auf Sex. Wie Masters und Johnson sagen: »Kein Mann kann willentlich eine Erektion herbeiführen.«

Viele Männer machen es sich in dreifacher Hinsicht schwer: Sie sehen ängstlich einer möglichen Impotenz entgegen, bekommen Panik, wenn es soweit ist, und erzählen dann niemand etwas davon, nicht einmal ihrem Arzt. Wenn Ihr Hausarzt in diesen Dingen nicht kompetent scheint oder alles auf das Alter schiebt, gehen Sie zu einem Urologen oder in eine Spezialklinik, die sich mit solchen Problemen befaßt.

Andere Männer wiederum entdecken, daß sie auch ohne Erektion ein für sie und ihre Partnerin befriedigendes Sexualleben haben können. Wenn die Impotenz organische Ursachen hat, entscheiden sie sich vielleicht gegen einen chirurgischen Eingriff oder eine medikamentöse Behandlung. Sie stellen fest, daß Sexualität mehr ist als nur gute Leistungen im Bett und daß auch die seelische Verbundenheit mit dem Partner dazugehört.

Vorzeitiger Samenerguß

Dr. Herb Goldberg äußert in seinem Buch *The New Male* die Ansicht, daß der vorzeitige Samenerguß – ebenso wie die Impotenz – eine Reaktion darauf sein könnte, daß man seine Männlichkeit immer durch Leistung unter Beweis stellen muß. Auch Masters und Johnson haben festgestellt, daß vorzeitiger Samenerguß selten organische Ursachen hat. Sie betrachten zwar Impotenz und vorzeitigen Samenerguß als zwei verschiedene Probleme, aus ihren frühen Studien geht jedoch hervor, daß Impotenz manchmal dann auftritt, wenn der Betreffende jahrelang unter vorzeitigem Samenerguß gelitten hat und nichts dagegen getan wurde. Die meisten werden zwar nicht impotent, es ist aber doch bei so vielen der Fall, daß ihrer Meinung nach Anlaß zur Sorge besteht.

Masters und Johnson haben festgestellt, daß der typische unter vorzeitigem Samenerguß leidende Mann verheiratet und Mitte Dreißig bis Mitte Vierzig ist. Seine Impotenz – falls es soweit kommt – ist die Folge jahrelanger emotionaler Spannungen, weil seine Frau (und er) durch diese Situation immer frustrierter wird. Er versucht, von eins bis hundert zu zählen, über Probleme im Büro oder die Angelpartie am Wochenende nachzudenken. Nach Ansicht von Masters und Johnson ist diese bewußte Dämpfung eines sexuellen Empfindungsvermögens »der erste, unbewußte Schritt zur ... Impotenz«. Da er immer wieder die Erfahrung macht, daß er die Ejakulation nicht unter Kontrolle hat, will er schließlich überhaupt keinen Sex mehr haben. Er behauptet, müde oder krank zu sein oder keine Zeit für Sex zu haben. Die Angst zu versagen wird immer größer, bis er, wenn er das nächste Mal mit einer Frau schlafen will, keine Erektion bekommt. Von da an ist er in seinen Augen ein absoluter Versager in sexueller Hinsicht. Masters und Johnson schätzen, daß etwa fünfzehn bis zwanzig Prozent aller Männer mehr oder weniger große Schwierigkeiten haben, die Ejakulation zu kontrollieren; weniger als ein Zehntel jedoch versucht, etwas gegen dieses Problem zu tun.

Es gibt ein sehr wirksames Mittel dagegen, nämlich die »Squeeze-Technik«, die Masters und Johnson populär gemacht haben. Dabei drückt die Frau den Penis wiederholt in folgender Weise zusammen: Sie legt den Daumen unten an die Eichel, den Zeige- und Mittelfinger auf die gegenüberliegende Seite des Eichelwulstes (die Gewebeverdickung zwischen Eichel und Penisschaft). Sie drückt den Penis etwa vier Sekunden fest zusammen (der Mann kann ihr sagen, wie fest es sein soll), um die Ejakulation zu verhindern. Nach etwa dreißig Sekunden kann das Liebesspiel fortgesetzt werden. In der Anfangsphase der Behandlung soll die Squeeze-Technik jedesmal angewendet werden, wenn der Mann sich sexuell erregt fühlt. Je besser er die Ejakulation kontrollieren kann, um so seltener ist diese Technik nötig.

Die Squeeze-Technik kann man auch allein praktizieren, man kann damit die Ejakulation aber nur beim Masturbieren kontrollieren. Beim Geschlechtsverkehr ist die Mitarbeit des Partners notwendig. Die Squeeze-Technik wird in dem Buch *Masters und Johnson on Sex and Human Loving* ausführlicher beschrieben.

Ist »er« groß genug?

Masters und Johnson haben der Menschheit einen großen Dienst erwiesen, als sie mit zwei weitverbreiteten Irrtümern aufräumten:

- ▷ je größer der Penis, um so größer auch die Liebeskraft;
- ▷ je größer der Mann, um so größer auch der Penis, ob schlaff oder erigiert.

Der durchschnittliche, nicht erigierte Penis mißt nach Masters und Johnson 9,5 Zentimeter. Ihre Untersuchungen haben erbracht, daß kleinere Penisse im erigierten Zustand sich um das Doppelte oder mehr vergrößern. Da längere Penisse durch die Erektion nur um etwa die Hälfte länger werden, ist die Länge in beiden Fällen ungefähr gleich, wenn sie erigiert sind. Sie stellten auch fest, daß die Penisgröße nichts mit Erektionsfähigkeit, Orgasmus oder Ejakulationskontrolle zu tun hat. Den längsten Penis – er war im schlaffen Zustand vierzehn Zentimeter lang – hatte ein Mann, der 170 Zentimeter groß und 69 Kilo schwer war. Im Gegensatz dazu war der Penis eines 180 Zentimeter großen und 81 Kilo schweren Mannes im schlaffen Zustand etwa sechs Zentimeter lang. Masters und Johnson bemerken abschließend, daß ein kleinerer Penis im erigierten Zustand zwar etwas kleiner ist als ein längerer, sich die sexuell stimulierte Vagina aber unwillkürlich anpaßt, ganz gleich, wie lang oder dick er ist. Sie meinen auch, daß ein Mann seinen eigenen Penis wegen des Blickwinkels als kürzer einschätzt – und die Genitalien eines anderen ihm so imponierend vorkommen, wie sie in manchen einschlägigen Zeitschriften dargestellt werden.

Unfruchtbarkeit

Eine selbst unfruchtbare Ärztin beschrieb diesen Zustand als »eine Erschütterung meines Selbstwertgefühls, eine Verletzung meiner Intimsphäre, eine Bedrohung meiner Sexualität ... (und) vor allem, einen Angriff auf meinen Körper, meine Psyche und meine Seele«. Männer äußern sich weniger deutlich dazu, wie es sich auf sie auswirkt, daß sie kein Kind zeugen können. »Daß Männer darüber schweigen«, sagt ein Experte für die Sterilität beim Mann, »heißt nicht, daß es sie weniger belastet.« Etwa jede fünfte Ehe ist steril – was nach Auffassung der Medizin der Fall ist, wenn es nach einjährigem Bemühen noch nicht zu einer Empfängnis gekommen ist. Immer mehr betroffene Paare begeben sich deshalb in Behandlung. Sie geben sich nicht mehr mit den üblichen Ratschlägen zufrieden wie »adoptiert ein Baby«, »macht noch einmal Flitterwochen« oder »findet euch damit ab, es ist Gottes Wille«.

Wenn ein Paar mit diesem Problem zum Arzt geht, versucht dieser zuerst, die Ursache herauszufinden. Früher hat man meistens angenommen, daß es an der Frau liegt. Es gibt aber auch eine Reihe von Störungen, die die Zeugungsfähigkeit des Mannes negativ beeinflussen. Generell liegt das Problem in etwa einem Drittel aller Fälle beim Mann und zu einem Drittel bei der Frau; in den restlichen Fällen stehen entweder Störungen bei beiden dahinter, oder die Ursachen sind unbekannt. Unfruchtbarkeit bei Frauen ist oft die Folge einer Unterleibsentzündung, von Endometriose, Hormonstörungen oder auch den Spätwirkungen einer Geschlechtskrankheit. Vor allem Bakterien der Art *Neisseria gonorrhoeae* und *Chlamydia trachomatis* können zu Infektionen im oberen Genitalapparat führen, wodurch die zu den Eierstöcken führenden Eileiter vernarben. Die Unfruchtbarkeit kann aber auch an einer gestörten Einbettung des befruchteten Eies, an blockierten Eileitern oder auch an einer nicht aufnahmebereiten Gebärmutter liegen. Eine Rolle spielt ebenfalls, welches Verhütungsmittel angewendet wurde, und das Alter der Frau.

Eine der häufigsten Ursachen für Sterilität beim Mann ist eine Krampfader, die als *Varikozele* bezeichnet wird und im Hodensack entsteht. Es ist noch nicht ganz klar, warum es dadurch zu abnormen Veränderungen der Spermien, zu verminderter Beweglichkeit und auch zu geringerer Spermienbildung kommt. Einer Theorie zufolge steigt durch den vermehrten Blutfluß in den Hoden die

Temperatur, was die Spermienbildung beeinträchtigt. Gelegentlich sind auch Hormonstörungen, Schilddrüsendysfunktion und Impotenz die Ursache. In manchen Fällen besteht auch ein Zusammenhang zwischen Industriechemikalien und Sterilität beim Mann; die genaue Zahl der Fälle ist jedoch unbekannt. Das Alter allein scheint sich, entgegen landläufigen Vorstellungen, nicht negativ auszuwirken. Wenn ein Mann älter wird, sind zwar weniger Spermien so enorm beweglich wie früher; das heißt in der Praxis aber nur, daß die Wahrscheinlichkeit einer Befruchtung des Eies geringer wird und man es öfter oder länger versuchen muß. Problematisch wird es, wenn ein großer Prozentsatz der Spermien schwach und verformt ist oder ihre Beweglichkeit stark eingeschränkt ist. Diese Störungen können in vielen Fällen erfolgreich behandelt werden; ebenso kann man einiges tun, um Quantität und Qualität der Spermien zu verbessern.

Bei Männern beginnt die Behandlung meist mit einem Test, bei dem der Samen analysiert, das heißt die Anzahl und Beweglichkeit der Spermien festgestellt wird. Was eine »niedrige Spermienzahl« ist, ist sehr relativ, denn es haben schon viele Männer Kinder gezeugt, bei denen Spermienzahl und Qualität sich im Grenzbereich bewegten. Auf einen Milliliter Samen kommen im Durchschnitt über zwanzig Millionen Spermien (bei einer Ejakulation werden drei bis fünf Milliliter Samen ausgestoßen). Oft wird auch eine bestimmte Analyse nach dem Geschlechtsverkehr empfohlen, bei der festgestellt wird, ob sich in der Vagina Sperma-Antigene gebildet haben. Dieses Problem ist manchmal relativ einfach zu beheben. Spezialisierte Ärzte können auch mit einer Laboranalyse herausfinden, ob die Spermien in ein Ei eindringen können (dieser Versuch wird meistens mit einem Hamsterei durchgeführt); eventuell wird zusätzlich noch eine Hormonanalyse gemacht. Bei Frauen wird getestet, ob der Eisprung normal stattfindet, ob die Eileiter blockiert sind, Gebärmutteranomalien vorliegen und ob sich das Ei in der Gebärmutterschleimhaut richtig einnisten kann.

Viele Fälle von Unfruchtbarkeit können erfolgreich behandelt werden, wenn die Ursache festgestellt worden ist. Beim Mann kann durch operative Entfernung der Varikozele die erhöhte Temperatur der Hoden gesenkt und die Qualität des Samens verbessert werden; die Erfolgsquote liegt bei etwa fünfzig Prozent.

Zur Behandlung von Hoden-Hyperthermie wird neuerdings auch eine Art Tragbinde eingesetzt. Man trägt dabei eine kleine Pumpe am Gürtel, mit der Wasser in die Vorrichtung geleitet wird. Die Temperatur des Hodensacks wird damit um drei Grad unter der Körpertemperatur gehalten. Diese Binde muß etwa vier Monate tagsüber getragen werden und ist nicht besonders bequem, wie der Erfinder, Andrew Sealfon, sagt. Außerdem wird von vielen Experten bezweifelt, daß sie wirklich etwas nützt.

Bei einer neuen und vielversprechenden Behandlung der Unfruchtbarkeit wird das LH-Releasing-Hormon eingesetzt, das im Gehirn gebildet wird und die

Hypophyse beeinflußt, die wiederum die Funktion der Fortpflanzungsorgane regelt. Dieses Hormon kann, in niedriger Dosierung verabreicht, die Unfruchtbarkeit bei Frauen in bestimmten Fällen beheben. Es scheint auch bei manchen Männern gute Resultate zu bringen, bei denen die Sterilität auf einer bestimmten Hormonstörung beruht. Die Hormontherapie ist eine anerkannte Behandlungsform, um einen regelmäßigen Eisprung herbeizuführen. Es kann dadurch allerdings zu einer Mehrlingsschwangerschaft kommen, was für Mutter und Kinder ein erhöhtes Sterblichkeitsrisiko bedeutet.
Eine viel diskutierte und komplizierte Behandlungsmethode ist die Befruchtung »in vitro« bei Frauen, bei denen das befruchtete Ei nicht in die Gebärmutter gelangen kann. Anschließend wird der winzige Embryo operativ in die Gebärmutter eingepflanzt. Die Erfolgsquote liegt bei zehn bis zwanzig Prozent.
Für manche kinderlose Paare kann auch die künstliche Befruchtung eine Alternative sein. Die meisten Ärzte setzen diesen Vorgang in ethischer Hinsicht mit einer Blutspende gleich, orthodoxe Kirchenvertreter sehen die künstliche Befruchtung mit Fremdsamen jedoch als Ehebruch an. Diese Methode wird daher von manchen Paaren abgelehnt. Gegen die künstliche Befruchtung mit Samen des Ehemanns werden jedoch kaum Einwände erhoben.
Bei vielen Paaren ist der Wunsch nach einem Kind so stark, daß sie es mit allen möglichen Behandlungen versuchen, obwohl das auch sehr negative Auswirkungen haben kann. Sie fühlen sich oft ihres Intimlebens beraubt, sind frustriert von aufwendigen und oft erfolglosen Prozeduren und sehen sich gezwungen, den Liebesakt nach festgelegten Zeitplänen und unter bestimmten Umständen zu vollziehen. Ein Forscher hat festgestellt, daß die Hälfte aller Männer, die sich Sterilitätstests unterziehen, zeitweise Potenz- und Ejakulationsschwierigkeiten hatten. Die Ehe kann durch eine lange Behandlung sehr belastet werden, nicht nur wegen der langwierigen Prozeduren, sondern durch die immer wieder enttäuschten Hoffnungen. Manche Paare sind sich auch nicht klar darüber, ob sie wirklich ein Kind haben oder nur *dazu fähig sein* wollen. Eine Behandlung wegen Unfruchtbarkeit sollte deshalb immer mit psychologischer Beratung und Unterstützung verbunden sein (siehe auch *Anschriften von Hilfsorganisationen,* Seite 284).

Empfängnisverhütung

Die meisten Menschen wissen ziemlich wenig über die verschiedenen Verhütungsmethoden, wie sie funktionieren, wie wirksam sie sind und wie man sie genau anwendet. Zu den häufigsten Methoden der Geburtenkontrolle zählen die Pille, Intrauterinpessare, Diaphragma, Spermizide, zeitweise Enthaltsamkeit (Knaus-Ogino-Methode), Scheidenduschen, Kondome, Koitus interruptus, Sterilisation durch Unterbindung der Eileiter (bei Frauen) und Vasektomie (Durchtrennung der Samenleiter bei Männern). Frauen können heute zwischen einem Dutzend Verhütungsmitteln wählen, für Männer gibt es nach wie vor nur drei Möglichkeiten – Koitus interruptus, Kondome und Vasektomie –, von denen die ersten beiden bereits im Altertum bekannt waren.

Kondome

Kondome waren früher nicht sehr beliebt, weil sie einerseits als störend empfunden und andererseits vor allem als Schutz vor Geschlechtskrankheiten angesehen wurden. Letzteres ist heute ein wichtiges Verkaufsargument. Latex-Kondome sind, wenn sie richtig angewendet werden, ein wirksamer Schutz gegen AIDS, Gonorrhö, Chlamydien, Hepatitis B und nicht durch Gonokkoken verursachte Harnleiterentzündung, sie sind ein nicht ganz so effektiver Schutz gegen Herpes, Syphilis und Warzen im Genitalbereich. Seit kurzem wird auch in manchen Frauenzeitschriften für Kondome geworben unter dem Motto »Sex kann heute riskant sein, und Sie sollten sich so gut wie möglich schützen«. Fast die Hälfte der pro Jahr verkauften Kondome werden heute von Frauen gekauft, im Gegensatz zu früher, als nur Männer sie kauften und möglichst unauffällig einsteckten. Heute gibt es Kondome in verschiedenen Größen, Farben und Stärken (die sehr dünnen reißen jedoch leichter). Manche Hersteller machen die Kondome durch Beschichtung mit Nonoxinol-9 gleitfähiger. Nonoxinol-9 ist ein Spermizid, das häufig für Vaginalzäpfchen, Salben und Schaum zur Empfängnisverhütung verwendet wird und möglicherweise zusätzlichen Schutz vor AIDS und Herpesviren bietet. Kondome, die mit diesem Mittel beschichtet sind, tragen meist die Bezeichnung »med« im Namen.
Die Verhütung durch Kondome ist natürlich nicht gewährleistet, wenn sie falsch angewendet werden. Einer der häufigsten Fehler ist, daß der Penis in die Vagina eingeführt wird, bevor man das Kondom überzieht. Würde dieser Vorgang vorher in das Liebesspiel einbezogen, dann wäre das Risiko bei einer unbeabsichtigten Ejakulation ausgeschlossen, und man müßte den Liebesakt nicht unterbrechen. Oft wird das Kondom auch nicht ganz über den Penis gezogen, so daß doch Samen in die Vagina gelangt. Daß das Kondom nach der Ejakulation in der Vagina bleibt, wird verhindert, indem man den Penis zurückzieht, bevor er schlaff wird, und das Kondom dabei festhält.

Wie man ein Kondom anwendet

1. Ziehen Sie das Kondom vor dem Liebesakt ganz über den erigierten Penis.
2. Lassen Sie vorne etwas Platz für den Samen, wenn das Kondom kein Reservoir hat.
3. Wenn es ein Reservoir hat, drücken Sie vor dem Überziehen die Luft heraus.
4. Tragen Sie auf ein trockenes Kondom reichlich ein auf Wasserbasis hergestelltes Gleitmittel an der Spitze und außen auf, damit es nicht reißt.

5. Ziehen Sie nach der Ejakulation Penis und Kondom aus der Vagina, solange der Penis noch erigiert ist.
6. Verwenden Sie jedes Kondom nur einmal, und werfen Sie es sofort nach Gebrauch weg.
7. Bewahren sie Kondome kühl und trocken auf, und verwenden Sie keine, die klebrig, brüchig oder sonstwie beschädigt sind.

Kondome sind besonders zur Verhütung ungewollter Schwangerschaft bei Teenagern geeignet, die keinen Zugang zu anderen Verhütungsmethoden haben. Latex-Kondome können auch oft die Ansteckung mit Geschlechtskrankheiten verhindern, wenn sie vor dem Kontakt der Genitalien übergezogen werden. Syphilis, Herpes und AIDS können jedoch auch durch Kontakt anderer Körperteile übertragen werden. Außerdem haben Kondome den Vorteil, daß beide Partner Verantwortung für die Verhütung übernehmen, sie nicht vom Arzt verschrieben werden müssen, in Verbindung mit samentötendem Vaginalschaum zu fast hundert Prozent verhüten, durch verminderte Sensibilität einem vorzeitigen Samenerguß vorbeugen, ästhetische Einwände gegen Geschlechtsverkehr während der Menstruation entfallen und sie außerdem ein sichtbarer Beweis dafür sind, daß etwas zur Empfängnisverhütung getan wird.

Koitus interruptus

Koitus interruptus ist die in allen Ländern am häufigsten angewendete Verhütungsmethode, die aber leider alles andere als sicher ist. Man führte die relativ hohe Versagerquote lange darauf zurück, daß der Mann sich nicht rechtzeitig zurückzog, zu nahe an den Genitalien der Frau ejakulierte oder der Geschlechtsakt noch einmal vollzogen wurde, wenn die Harnröhre noch Sperma von der vorangegangenen Ejakulation enthielt (im letzteren Fall hilft Wasserlassen, denn dabei werden die restlichen Samenzellen herausgespült). Andererseits kann der Mann dadurch ein Gefühl der Stärke und Selbstbeherrschung bekommen, wenn er weiß, wann die Ejakulation kurz bevorsteht; außerdem trägt auch er dann Verantwortung für die Empfängnisverhütung.

Chemische Verhütungsmittel

Chemische Verhütungsmittel für Männer sind bis jetzt noch nicht über die Experimentierphase hinausgekommen. Sie sind meist nicht sehr wirksam und haben unerwünschte Nebenwirkungen. Die meisten bis jetzt getesteten »Pillen« für Männer dämpfen das sexuelle Verlangen. Dieses Problem könnte durch Verabreichung von Testosteron gelöst werden. Bei den bisher getesteten Verhütungsmitteln für Männer kommt es aber häufig zu Hodenschrumpfung, Brustvergrößerung und Erhöhung des Cholesterinspiegels. In den nächsten Jahren wird ein sicheres und wirksames chemisches Verhütungsmittel für Männer wahrscheinlich nicht auf den Markt kommen.

Eines der Verhütungsmittel für Männer, die derzeit getestet werden, ist Gossypol. Es verhindert die Produktion von Samenzellen, ohne das sexuelle Verlangen zu beeinträchtigen, hat aber bei zwanzig bis vierzig Prozent bleibende Sterilität zur Folge und kann in einigen Fällen zu irreversibler Muskelschwäche und Lähmung führen. Manche Forscher versuchen, leicht abgewandelte synthetische Versionen von Gossypol herzustellen, oder geben kleinere Dosen, um die schädlichen Nebenwirkungen auszuschalten. Andere Wissenschaftler befassen sich mit natürlichen oder chemischen Samenhemmstoffen, die man spritzen, inhalieren oder in die Haut implantieren kann, so daß sie im Verdauungstrakt nicht unwirksam gemacht werden. Wieder andere versuchen Wege zu finden, das Heranreifen der Samenzellen oder ihren Transport zu verhindern.

Vasektomie

Jedes Jahr lassen sich immer mehr Männer sterilisieren. Bei der Vasektomie werden durch einen chirurgischen Eingriff die beiden Samenleiter durchgetrennt, durch die der Samen von den Nebenhoden in die Harnröhre gelangt. Die Samenleiter werden dabei entweder durchgeschnitten, abgebunden oder verätzt.
Früher wurden beide Samenleiter durchgetrennt. Bei den heute durchgeführten Vasektomien wird meist das Ende des näher am Hoden befindlichen Samenleiters offen gelassen. Dadurch wird verhindert, daß der Druck des Spermas, das in den Hoden weiterhin in normalem Umfang produziert wird, zu sehr ansteigt. Der größte Teil des Spermas wird zwar vom Körper absorbiert, etwas sammelt sich jedoch auch in den Nebenhodenkanälchen, die von jedem Hoden in die durchgetrennten Samenleiter führen. Der dadurch entstehende Druck und dic Schädigung der Nebenhoden können es sehr erschweren, die Vasektomie später rückgängig zu machen. Andere Gesundheitsschäden sind nicht bekannt.
Viele Männer fragen sich, ob dieser Eingriff sehr weh tut. Die Operation dauert normalerweise nicht einmal eine halbe Stunde und wird bei örtlicher Betäubung im Operationssaal eines Krankenhauses oder in der Praxis eines Arztes vorgenommen. Das einzige, was schmerzt, ist der Einstich der Injektionsnadel, wenn das Betäubungsmittel gespritzt wird. Bei dem Eingriff selbst ist höchstens ein leichtes Ziehen zu spüren, wenn der Samenleiter aus dem Samenstrang herausgezogen wird. Hinterher können die Hoden etwas schmerzen, was aber – je nach Geschick und Erfahrung des Chirurgen – nach spätestens zwei oder drei Tagen vorbei ist. Bei manchen Männern treten Hautverfärbungen, Quetschungen oder Schwellungen auf, die aber normalerweise ein oder zwei Wochen nach der Operation wieder verschwinden. Diese Beschwerden kann man lindern, indem man über einen Zeitraum von mehreren Stunden hinweg jede halbe Stunde Aspirin nimmt oder Eisbeutel auflegt.

Nach etwa sechs Wochen oder fünfzehn Ejakulationen ist das alte Sperma nach einer Vasektomie ausgeschieden. Normalerweise werden vier Monate nach der Operation die Samenzellen gezählt. Bei einem zweimal negativen Ergebnis ist es praktisch ausgeschlossen, daß es zu einer Schwangerschaft kommt. Die Vasektomie ist zwar eine der verläßlichsten Methoden der Geburtenkontrolle, in einem am 14. Juli 1984 im *British Medical Journal* veröffentlichten Artikel wird jedoch berichtet, daß sechs Männer von 14000 ihre Frauen in einem Zeitraum von sechzehn Monaten bis drei Jahren nach der Vasektomie schwängerten.

Eine Vasektomie unterbindet die Fortpflanzungsfähigkeit des Mannes, wirkt aber nicht negativ auf seine Potenz. Testosteron und andere männliche Geschlechtshormone werden auch bei sterilisierten Männern weiter in den Hoden produziert (zur Verweiblichung kommt es nur bei Kastration, das heißt Entfernung der Hoden). Ein nach der Operation geringeres sexuelles Verlangen normalisiert sich nach einer Woche oder noch früher, und Sex macht genausoviel Spaß wie früher, wenn nicht noch mehr. Bei den ersten Orgasmen stellen sich vielleicht noch ungewohnte Empfindungen ein, die aber ebenfalls schnell wieder vergehen.

In den 70er Jahren kamen Bedenken hinsichtlich der Sicherheit von Vasektomien auf, als durch Versuche an Affen festgestellt wurde, daß dieser Eingriff möglicherweise die Verhärtung der Arterien beschleunigt. In einer kürzlich abgeschlossenen Studie an fast 5000 Männern, bei denen im Schnitt fünfzehn Jahre vorher eine Vasektomie durchgeführt worden war, wird jedoch nachgewiesen, daß sie auch viele Jahre später nicht zu einer koronaren Herzerkrankung führt. Es zeigte sich, daß auch bei Männern mit vielen Sperma-Antigenen im Blut – eine ganz normale Spätwirkung der Vasektomie – das Risiko einer Schädigung der inneren Arterienwände nicht größer war, wie einige Wissenschaftler behauptet hatten.

Vor kurzem ist in einer umfassenden Studie zur Vasektomie bestätigt worden, daß sterilisierte Männer ebenso gesund sind wie andere, wenn nicht noch gesünder (sie waren es vielleicht schon vorher). Die Wissenschaftler überprüften mehr als 20000 Männer im Hinblick auf nahezu hundert Krankheiten und gesundheitliche Störungen. Das einzige bei sterilisierten Männern häufigere Problem war eine lokale Entzündung in der Nähe der Operationsstelle; diese selten auftretende Komplikation ist bekannt und verschwindet im Normalfall innerhalb eines Jahres nach der Vasektomie wieder.

Leider ist es viel schwieriger, die Vasektomie wieder rückgängig zu machen, als den Eingriff selbst vorzunehmen. Es gelingt in etwa siebzig Prozent aller Fälle. Allerdings ist der *anatomische Erfolg* – das heißt, daß wieder Samenzellen erscheinen – weit häufiger als der *funktionelle Erfolg,* bei dem es zu einer Schwangerschaft kommt.

Das funktionelle Versagen beruht auf Veränderungen in den Hoden und Nebenhoden, wodurch die Zahl der Spermien weit niedriger ist als vor der Vasektomie. Die Samenqualität nach Rückgängigmachung der Vasektomie kann auch nur so gut sein, wie sie vorher war. Manche Nervenenden werden durch die Vasektomie zeitweise oder auf Dauer beschädigt und behindern so die kräftigen Kontraktionen, die den Samen bei der Ejakulation durch die Harnröhre befördern. Generell gilt die Regel, daß die Chancen, eine Vasektomie mit Erfolg rückgängig zu machen, um so niedriger sind, je mehr Zeit seither vergangen ist. Teilweise hängt das auch von der Art der Vasektomie ab. Manche Chirurgen meinen, daß eine Vasektomie, bei der der Samenleiter auf der Hodenseite offen bleibt, zu fast hundert Prozent rückgängig gemacht werden kann.

Die Gefäß-Anastomose (die erneute Verbindung der Samenleiter) dauert drei bis vier Stunden und muß von einem hochqualifizierten und erfahrenen Chirurgen durchgeführt werden. Nur sehr wenige haben sich auf diese Mikrochirurgie spezialisiert, bei der Gefäße wieder verbunden werden, deren innerer Durchmesser kleiner ist als der eines menschlichen Haares.

Es kommt relativ selten vor, daß Männer eine Vasektomie rückgängig machen lassen wollen. Einschlägigen Untersuchungen zufolge denken nur ein bis sechs Prozent aller sterilisierten Männer daran. Die meisten von ihnen sind in zweiter Ehe mit einer jüngeren Frau ohne Kinder verheiratet, die ein Kind haben möchte. Es ist für viele Männer, die Zeugungsfähigkeit mit Männlichkeit gleichsetzen, vielleicht wichtiger zu wissen, *daß* eine Vasektomie rückgängig gemacht werden kann, als daß sie wirklich den Wunsch hätten, es zu tun.

Sicherer Sex

Wer sexuell aktiv ist, kann nie ganz sicher sein, sich nicht mit einer Geschlechtskrankheit anzustecken. Am sichersten ist natürlich der Geschlechtsverkehr mit nur einem Partner, der ebenfalls monogam ist. Wer sich für einen von mehreren entscheiden soll, muß überlegen, mit welchem er eine vertrauensvolle Beziehung aufbauen kann und bei wem er dieses immer vorhandene Risiko auf sich nehmen will. Es ist sicher unangenehm, einen eventuellen zukünftigen Partner bei der ersten Verabredung nach seinem Sexualverhalten zu fragen; man kann aber doch ziemlich schnell herausfinden, ob er sich mit vielen Leuten trifft oder eine lange Beziehung zu einem Partner gehabt hat. Man kann das Thema zum Beispiel so anschneiden: »Es wird zur Zeit so viel über Geschlechtskrankheiten geschrieben; ich mache mir deshalb wirklich Sorgen.« Dann bleibt nur noch die Reaktion abzuwarten. Zahl und Geschlecht der Sexualpartner (und ihrer Partner) sind wichtig, weil das Risiko mit der Zahl der Beteiligten steigt und, bei Männern, auch durch Bisexualität der Partner.

Hier haben wir wirklich einen Bereich, wo zweierlei Maß gilt. Es ist – von der Ansteckungsgefahr aus gesehen – für einen Mann unerheblich zu wissen, ob eine Frau mit einer anderen Frau Sex gehabt hat; für eine Frau aber ist es von größter Wichtigkeit zu wissen, ob ein Mann mit einem anderen Mann Ge-

schlechtsverkehr gehabt hat. Wenn Sie Probleme haben, solche Fragen zu stellen, dann sollten Sie daran denken, daß die Antwort entscheidend für Ihre Gesundheit und – im AIDS-Zeitalter – vielleicht auch entscheidend für Ihr Leben sein kann (siehe *AIDS,* Seite 93).
Das Wichtigste ist, in sexuellen Dingen verantwortungsbewußt zu handeln. Das bedeutet:

- ▷ Informieren Sie sich über die häufigsten Warnsignale von Geschlechtskrankheiten. Dazu zählen: Ausfluß, Schmerzen beim Wasserlassen, Geschwüre und andere Hautveränderungen, Jucken der Geschlechtsteile und (das gilt vor allem für Frauen) Unterleibsschmerzen. Manchmal treten diese Symptome auch nur undeutlich auf.
- ▷ Schlafen Sie nicht mit Partnern, die Geschwüre, Hautausschläge oder Ausfluß haben und mit vielen anderen Geschlechtsverkehr haben.
- ▷ *Stellen Sie Fragen,* wenn Sie sich über das Sexualverhalten des Partners nicht im klaren sind. Salopp ausgedrückt: Schauen Sie unter das Bett, bevor Sie hineinschlüpfen.
- ▷ Verwenden Sie Latex-Kondome, die mit dem Spermizid Nonoxinol-9 beschichtet sind, wenn Sie oder Ihr Partner auch andere Sexualkontakte haben oder wenn Sie Ihren Partner nicht gut kennen.
- ▷ Gehen Sie sofort zum Arzt oder in eine Klinik, wenn Sie befürchten, sich angesteckt zu haben. Lassen Sie die Hände von Selbstdiagnose und Selbstmedikation.
- ▷ Schlafen Sie mit niemandem, wenn Sie wegen einer Geschlechtskrankheit behandelt werden, auch nicht mit dem ständigen Partner, der ebenfalls behandelt wird. Sonst kommt es zum »Ping-Pong-Effekt«.
- ▷ Lassen Sie sich regelmäßig auf Geschlechtskrankheiten hin untersuchen, wenn Sie mit verschiedenen Partnern schlafen, auch wenn Sie keine Symptome haben.
- ▷ Sagen Sie Ihrem Partner (oder Ihren Partnern) sofort Bescheid, wenn Sie sich mit einer Geschlechtskrankheit angesteckt zu haben glauben – oder lassen Sie es den Arzt machen.

Anmerkung: Waschen und Wasserlassen nach dem Geschlechtsverkehr sind eine gute Hygienemaßnahme, die Gefahr der Ansteckung mit einer Geschlechtskrankheit wird dadurch aber nicht geringer, soviel man weiß.

Denken Sie daran, daß Latex-Kondome – auch wenn sie beim Vorspiel, während und nach dem Geschlechtsverkehr benützt werden – nur die Genitalien schützen, nicht die anderen Körperteile. Sie sind ein sehr wirksamer Schutz gegen AIDS, Gonorrhö, Chlamydien, Hepatitis B und nicht durch Gonokokken verursachte Harnröhrenentzündung, schützen jedoch nur begrenzt vor Herpesviren, Syphilis und Warzen im Genitalbereich. Kondome schützen nicht vor Filzläusen, Krätze oder anderen Krankheiten, die nicht auf den Genitalbereich beschränkt sind. Samentötende Cremes und Mittel in Schaumform, die

Nonoxinol-9 enthalten, können in Verbindung mit einem Kondom zusätzlichen Schutz bieten. Diaphragmen sind nur ein begrenzter Schutz vor Geschlechtskrankheiten, orale Verhütungsmittel können dagegen überhaupt nichts ausrichten. Lassen Sie die Hände von billigen Kondomen, die leicht reißen, besonders wenn Sie kräftige Stöße machen oder sehr lange brauchen, bis Sie zum Höhepunkt kommen. Kaufen Sie entweder Latex-Kondome oder solche aus echter Lammhaut (mehr Information zu Kondomen Seite 92).

Es ist bestimmt sehr schwer, jemand mitzuteilen, daß man sich eine Geschlechtskrankheit geholt hat. Es heißt ja, daß »anständige Leute keine Geschlechtskrankheiten bekommen«. Tatsache ist aber, daß heutzutage *jeder,* der sexuell aktiv ist, sich anstecken kann. Es tauchen dann natürlich Zweifel an der Treue des Sexualpartners auf. Bei manchen Geschlechtskrankheiten treten erst nach Monaten oder Jahren Symptome auf. Die Versuchung ist natürlich groß, es der Freundin, Verlobten oder Ehefrau zu verschweigen. Insbesondere Frauen – bei ihnen treten am seltensten Symptome auf und sie können solche Krankheiten deshalb unwissentlich am leichtesten verbreiten – müssen von dem Risiko informiert und dazu ermutigt werden, zum Arzt zu gehen. Ein nicht informierter Partner kann schon ernsthaft erkrankt sein, wenn die ersten Symptome auftreten.

Wer sich mit einer Geschlechtskrankheit angesteckt hat, sollte vom Partner in jeder nur erdenklichen Weise unterstützt werden. Man sollte ihn, besonders beim ersten Mal, zum Arzt oder in die Klinik begleiten, das ist sowohl in emotionaler als auch in praktischer Hinsicht eine Unterstützung. Der Partner fühlt sich so umsorgt, kann die Hemmschwelle, die Angst vor dem Unbekannten und vielleicht sogar eine gewisse Wut überwinden. Außerdem ist so sichergestellt, daß der Partner sich wirklich in Behandlung begibt und die Möglichkeit einer ernsthaften Erkrankung auf ein Minimum reduziert wird, ebenso das Risiko einer erneuten Infektion, wenn er nicht behandelt wird, und die Gefahr der Verbreitung.

Angaben über Geschlechtskrankheiten sind von Gesetzes wegen der ärztlichen Schweigepflicht unterworfen. Nur die betroffenen Partner werden informiert, und keiner erfährt den Namen der Person, bei der die Geschlechtskrankheit zuerst festgestellt wurde. Oft werden auch Minderjährige behandelt, ohne daß die Eltern etwas davon erfahren.

Durch Geschlechtsverkehr übertragene Krankheiten/ Geschlechtskrankheiten

Als Penizillin und andere Antibiotika in den 50er Jahren allgemein verfügbar wurden, schien es, als ob damit die Geschlechtskrankheiten ausgerottet wären. Gegen Ende der 70er Jahre jedoch, als Scheidungsrate und sexuelle Aktivität zunahmen, stieg die Zahl der Fälle von durch Geschlechtsverkehr übertrage-

nen Krankheiten sprunghaft an. Inzwischen gibt es eine »neue Generation« dieser Krankheiten. Im Blickpunkt des öffentlichen Interesses stehen zwar Herpes und AIDS (erworbene Immunschwäche), es gibt aber auch viele weniger bekannte Krankheiten, die die Gesundheit von Millionen Menschen, besonders junger Leute bis Dreißig bedrohen.
Niemand weiß, wie viele Fälle von Geschlechtskrankheiten es gibt, doch die Zahl ist weit höher, als die offizielle Statistik ausweist. Obwohl es etwa zwanzig bekannte Geschlechtskrankheiten gibt, werden vom Gesundheitsamt nur die *ihm anonym gemeldeten* Fälle von vier Geschlechtskrankheiten registriert: Gonorrhö, Syphilis, weicher Schanker und venerisches Granulom; außerdem die Zahl der AIDS-Infizierten.

Die häufigsten durch Geschlechtsverkehr übertragenen Krankheiten

	Geschätzte Zahl der Neuerkrankungen in den USA per Oktober 1986*
Gonorrhö	1 800 000
Syphilis	90 000
Herpes genitalis	500 000
AIDS (alle Fälle bis 6. April 1987)	33 700
Nicht durch Gonokokken oder Chlamydien verursachte Harnröhrenentzündung	1 200 000
Infektionen durch Chlamydien	4 600 000
Warzen im Genitalbereich	1 000 000
Trichomonadenbefall	3 000 000
Lymphogranuloma inguinale (venerische Lymphknotenentzündung)	226
Weicher Schanker	2 067
Granuloma venereum	44

Quelle: Centers for Disease Control.

* Anm. d. Red.: *Schätzungen* für die BRD liegen nicht vor. Die Zahl der in der BRD *gemeldeten* Geschlechtskrankenfälle betrug 1980 für Gonorrhö 50 118, für Syphilis 7 325, für venerische Lymphknotenentzündung 39, für weicher Schanker 174. (AIDS-Fälle siehe Seite 93.)

Gonorrhö

Gonorrhö, auch als *Tripper* bekannt, wird durch Bakterien verursacht, die im warmen, feuchten Klima der Schleimhäute in den Körperöffnungen gedeihen. Sie wird durch hetero- oder homosexuellen Geschlechtsverkehr und oral-genitale Kontakte übertragen (bei Männern wie Frauen sind Fälle von Gonorrhö im Rachen bekannt geworden). Eine Ansteckungsgefahr durch Handtücher, Toilettenbrillen und ähnliches ist nicht gegeben.

Bei Männern sind die ersten Symptome von Gonorrhö kaum zu übersehen: Die Harnröhre sondert einen dicken, eiterähnlichen Fluor ab, wird empfindlich und entzündet, man hat Schmerzen beim Wasserlassen oder es brennt dabei. Meistens treten diese Symptome eine Woche nach der Infektion auf, in manchen Fällen aber bleiben sie aus.

Männer bekommen häufiger Gonorrhö als Frauen, für Frauen ist diese Krankheit jedoch gefährlicher. Durch Gonorrhö verursachte Komplikationen betreffen zu neunzig Prozent Frauen und können unter anderem auch Entzündungen im Beckenbereich verursachen, was zu einer Extrauterinschwangerschaft (dabei siedelt sich der Embryo außerhalb der Gebärmutter an) führen kann. Bei fast fünfundachtzig Prozent der Frauen – gegenüber knapp zwanzig Prozent bei Männern – treten Symptome erst auf, wenn die Gonorrhö bereits gefährlich weit fortgeschritten ist.

Werden die Symptome im Frühstadium nicht erkannt und nicht behandelt, verschwinden sie wieder. Die Bakterien dringen dann tiefer in den Urogenitalapparat ein, was bei Männern häufig zur Nebenhodenentzündung führt; dabei entzünden sich die Kanälchen, durch die der Samen aus den Hoden befördert wird. In seltenen Fällen heilt eine Gonorrhö ohne Behandlung spontan ab. Die Gonokokken können in andere Körperorgane eindringen und dauerhafte Schäden, manchmal auch den Tod zur Folge haben, wenn die Krankheit nicht behandelt wird. Meistens geht der Betreffende aber schon lange, bevor es soweit kommt, zum Arzt, weil die Schmerzen zu groß sind.

Gonorrhö im Frühstadium kann man relativ einfach mit Penicillin behandeln. Da Schmerzen beim Wasserlassen und eiterähnlicher Ausfluß kein zwingender Nachweis für Gonorrhö sind, macht der Arzt normalerweise einen Gram-Färbetest, bei dem Gonokokken in fünfzehn bis zwanzig Minuten nachgewiesen werden können. Einen Bluttest für Gonorrhö gibt es bislang nicht. Die Wissenschaft arbeitet zwar an einem Impfstoff gegen diese Krankheit, das wird aber noch einige Zeit in Anpruch nehmen.

Inzwischen breitet sich die Gonorrhö immer weiter aus, was teilweise darauf beruht, daß man sich immer wieder damit anstecken kann. Ein ernstes Problem ist auch, daß manche Gonokokkenstämme gegen Penizillin und Tetracycline bereits resistent sind. Man kann zwar auch mit anderen Antibiotika behandeln, durch die neuen Bakterienstämme wird es aber schwieriger, die Ausbreitung der Gonorrhoe einzudämmen. Am besten schützt man sich davor, wenn man beim Geschlechtsverkehr ein Kondom in Verbindung mit einem Spermizid benützt, das Nonoxinol-9 enthält, und sich klar macht, daß dadurch nur die Genitalien geschützt sind.

Syphilis

Syphilis wird durch Bakterien namens Spirochäten übertragen, die bei Sexualkontakten über die Schleimhäute in den Körper eindringen, das heißt über die Geschlechtsorgane, Mund und After. Es ist unmöglich, sich durch Trinken aus einem Glas, durch Türklinken, in öffentlichen Toiletten oder ähnliches mit Syphilis anzustecken, weil die Bakterien nur im Körpergewebe des Menschen existieren können.

Ebenso wie bei der Gonorrhö können die Symptome versteckt sein oder auch gar nicht auftreten, vor allem bei Frauen. Als erstes Symptom kann in einem Zeitraum von zehn bis neunzig Tagen nach der Infektion (im Durchschnitt nach einundzwanzig Tagen) ein Knötchen an den Genitalien auftreten, muß aber nicht. Da es weder schmerzt noch juckt, kann man es leicht übersehen oder für etwas anderes halten. Innerhalb von einer bis fünf Wochen heilt es spontan ab. Inzwischen breiten sich die Bakterien bei *unbehandelter Syphilis* weiter im Körper aus, ohne daß man es merkt. Innerhalb von sechs Monaten bilden sich meistens Hautausschläge oder wunde Stellen. Auch diese leichten Beschwerden im zweiten Stadium können übersehen oder als Anzeichen einer anderen Krankheit mißdeutet werden. Im dritten oder latenten Stadium der Syphilis, das sich über fünf bis mehr als zwanzig Jahre erstrecken kann, treten keine sichtbaren Symptome auf. Auch im Endstadium bleiben Symptome möglicherweise aus, es kann aber auch zu schweren, manchmal tödlich verlaufenden Schädigungen des Nervensystems und anderer Körperorgane kommen, wenn die Syphilis nicht behandelt wurde.

Ein Mensch mit unbehandelter Syphilis kann die Krankheit im allgemeinen im ersten Jahr nach der Infektion an Sexualpartner weitergeben, bei manchen Symptomen des zweiten Stadiums auch noch länger. Im dritten oder latenten Stadium ist Syphilis bei unbehandelten Personen nicht mehr ansteckend, es können jahrelang oder lebenslang keine Symptome mehr auftreten.

Syphilis kann durch mikroskopische Untersuchung der vom Knötchen abgesonderten Flüssigkeit oder durch Bluttests festgestellt werden, die aus dem berühmten Wassermann-Test entwickelt wurden. Ebenso wie die Gonorrhö kann man auch Syphilis im Frühstadium mit Penizillin oder anderen Medikamenten behandeln. Auch im Spätstadium ist Syphilis noch heilbar; bereits geschädigtes Körpergewebe kann allerdings nicht wiederhergestellt werden. Eine Behandlung auf eigene Faust nützt nichts. Mit Salben bringt man höchstens die Hautausschläge zum Abklingen.

Es gibt keinen Impfstoff gegen Syphilis; auch wer erfolgreich behandelt wurde, kann sich wieder anstecken. Der beste Schutz dagegen ist, beim Liebesspiel und Geschlechtsverkehr ein Kondom zu benutzen, vorzugsweise in Verbindung mit einem Spermizid oder Gleitmittel, das Nonoxinol-9 enthält.

Herpes

Die Menschen machen sich zuwenig Gedanken über Gonorrhö und Syphilis und zuviel über Herpes, wahrscheinlich deshalb, weil in den Medien in den letzten Jahren so viel über die Ausbreitung und Unheilbarkeit dieser Krankheit veröffentlicht wird. Herpes ist jedoch eine gutartige, örtlich begrenzt auftretende Infektion, die bei den meisten gesunden Menschen nur leichte körperliche Beschwerden mit sich bringt. Das Herpesvirus bleibt für alle Zeit im Körper, wenn es einmal eingedrungen ist, und kann immer wieder aktiv werden. Das Schlimmste ist, daß eine gewöhnlich symptomfreie Mutter bei der Geburt das Virus an das Baby weitergeben kann.

Bei einer aktiven Herpesinfektion bilden sich an der Kontaktstelle – an den Genitalien, am After oder Gesäß, an den Oberschenkeln, im Kreuz oder am Mund – kleine, schmerzende Bläschen. Es beginnt mit rötlichen Schwellungen, die zu Bläschen und schließlich zu flachen Geschwüren mit glatten Rändern werden. Sie sind meist nur so groß wie ein Stecknadelkopf, können aber auch den Umfang eines Zehn-Pfennig-Stücks haben. Sie treten einzeln oder in Gruppen auf und heilen meistens nur langsam ab. Bei Frauen bleibt eine Herpesinfektion oft unbemerkt, wenn sie im oberen Teil der Vagina oder im Gebärmutterhals auftritt. Die Symptome treten zwei bis zwölf Tage nach der Infektion auf und verschwinden normalerweise innerhalb von drei Wochen wieder. Das Virus wandert kurz nach der Infektion zu den Nervenzellen im unteren Teil des Rückenmarks, wo es inaktiv liegen bleibt. Wochen oder Jahre später kann es wieder aktiv werden und über denselben Nerv wieder an die ursprüngliche Stelle zurückkehren. Die Beschwerden sind dann leichter und kürzer als bei der Erstinfektion. Bei etwa einem Drittel aller Menschen, die sich mit Herpes im Genitalbereich infiziert haben, treten durchschnittlich dreimal im Jahr wieder Beschwerden auf. Bei den meisten, insbesondere wenn sie auf ihre Gesundheit achten, bleibt das Virus aber inaktiv.

Herpes kann durch Geschlechtsverkehr oder Berührung aktiv infizierter Stellen übertragen werden. Man nahm bislang an, daß das Virus nicht übertragen werden kann, wenn es inaktiv ist und keine Symptome auftreten. Jüngsten Berichten zufolge wird Herpes auch dann weitergegeben, wenn keine Bläschen oder sonstige Symptome vorhanden sind. Auch durch oral-genitalen Kontakt ist eine Übertragung möglich. Wissenschaftler haben nämlich Herpesvirus-Typen 1 (sie verursachen Lippenherpes und Fieberbläschen) in den Genitalien und Herpesvirus-Typen 2 (der genitale Typ) in Bläschen am Mund gefunden.

Seit Anfang 1985 gibt es ein neues Mittel gegen Herpes im Genitalbereich, Acyclovir. Es verkürzt und mildert bei vielen die Beschwerden und beugt einem Wiederauftreten vor, kann aber das Virus im Körper nicht beseitigen. Das Mittel ist für Menschen gedacht, bei denen das Virus häufig wieder aktiv wird. Mit der seit 1982 erhältlichen Acyclovir-Salbe können die Symptome beim ersten Auftreten von Herpes gelindert werden. Sie beugt allerdings nicht gegen späteres Wiederauftreten vor und ist in solchen Fällen auch nicht sehr wirksam. Im Mai 1985 erschienen Berichte darüber, daß Forscher einen Impfstoff entwickelt hatten, mit dem das Wiederauftreten der Herpesviren-Infektion bei Mäusen verhindert werden konnte. Es wird ihrer Meinung nach aber noch lange dauern, bis ein sicherer und wirksamer Impfstoff für Menschen entwickelt ist.

Der beste Schutz gegen Herpes ist Vorbeugung, was sich allerdings schwierig gestaltet, denn die Krankheit kann auch von Menschen übertragen werden, die symptomfrei sind und gar nicht wissen, daß sie sie haben. Sobald Bläschen auftreten, sollte man auf Geschlechtsverkehr verzichten, bis sie abgeheilt sind – das dauert zwischen sieben und zehn Tagen – und der Schorf abgefallen ist. Kondome sind zwar ein guter, aber kein absolut sicherer Schutz. Es gibt Hinweise darauf, daß Kondome in Verbindung mit Spermiziden, die Nonoxinol-9 enthalten, etwas besser vorbeugen.

Schlimmer als die körperlichen sind die psychischen Auswirkungen von Herpes. Viele Menschen mit dieser Krankheit betrachten sich selbst als Aussätzige – und werden oft auch von anderen so behandelt. Die Aussage »Ich habe Herpes« kann für zwischenmenschliche Beziehungen so gravierende Folgen haben, daß sich inzwischen Selbsthilfegruppen gebildet haben.

AIDS

Seit Jahren vergeht fast kein Tag, an dem in den Medien nicht von AIDS (Acquired Immune Deficiency Syndrome = erworbene Immunschwäche) die Rede ist. Im Gegensatz zu Herpes ist diese Krankheit jedoch tödlich. Per 6. April 1987 waren bei den amerikanischen Gesundheitsämtern etwa 33 700 AIDS-Fälle seit 1981 registriert. Mehr als 19 500 oder achtundfünfzig Prozent der Erkrankten waren bereits gestorben. Man nimmt an, daß die Zahl der Fälle bis 1991 auf 270 000 steigen könnte. (Anm. d. Red.: Bis März 1989 stieg die Zahl der AIDS-Erkrankungen in den USA auf 90 990. In der BRD waren per 28. März 1989 3066 AIDS-Kranke registriert, von denen bereits 1246 starben.)

AIDS wird durch das HIV-Virus – es wird auch als HTLV-3/LAV-Virus bezeichnet – verursacht, das die weißen Blutkörperchen zerstört, die dem Immunsystem zur Abwehr von Infektionen dienen. Dadurch werden AIDS-Patienten für eine ganze Reihe seltener und tödlicher Krankheiten anfällig, unter anderem Lungenentzündung durch *Pneumocystis carinii* (gekennzeichnet durch trockenen Husten, Atemnot und nachfolgenden Gewichtsverlust), Kaposi-Sarkom (eine seltene Krebsform), schwere Gehirnschäden und Nervenzerstörungen.

Manche HIV-Infizierte leiden an ständiger Erschöpfung, Fieber, Appetitlosigkeit, Gewichtsverlust, nächtlichen Schweißausbrüchen und Schwellungen der

Lymphknoten am Hals, unter den Achseln und in der Leistengegend. Diese Symptome können lange Zeit anhalten, wieder verschwinden oder in das fortgeschrittene Stadium der Krankheit übergehen.
Außer den bereits registrierten Fällen sollen gegenwärtig in den USA mindestens 1,5 Millionen Menschen mit dem HIV-Virus infiziert sein. (Anm. d. Red.: In der BRD betrug die Zahl der gemeldeten AIDS-Infizierten per 28. März 1989 30351.) Sie bleiben zwar möglicherweise symptomfrei, können jedoch nach Ansicht der Wissenschaftler die Krankheit weitergeben. Bei zwanzig bis dreißig Prozent – und vielleicht noch mehr – werden vermutlich AIDS-Symptome und damit verbundene Krankheiten auftreten. Nach der Infektion können fünf oder mehr Jahre vergehen, bis die Krankheit ausbricht.
Wenn man heute mit jemandem ins Bett geht, schläft man nicht nur mit diesem einen Menschen, sondern auch mit allen früheren Sexualpartnern von ihm – und auch wiederum mit deren Partnern –, sagt man. Wieweit das zurückreicht, wissen wir nicht. Etwa siebzig Prozent aller bekannten AIDS-Fälle sind auf Sexualkontakt zurückzuführen. Die Krankheit wird mit Körperflüssigkeiten – insbesondere Samen und Blut – der Infizierten übertragen. Das AIDS-Virus wird meistens von infizierten Männern an ihre männlichen oder weiblichen Sexualpartner weitergegeben, seltener von Frauen an Männer; dann meist über Prostituierte. Es ist noch kein Fall bekannt, bei dem eine Frau eine andere Frau angesteckt hätte. Das Virus kann allerdings bei Schwangerschaft und Geburt an das Kind weitergegeben werden. Auch Empfänger von Bluttransfusionen sind infiziert worden; seit 1985 werden aber alle Blutprodukte auf AIDS-Antikörper getestet und sind als sicher zu betrachten. Antikörper sind bestimmte Substanzen, die im Blut als Reaktion auf Mikroorganismen wie das AIDS-Virus gebildet werden.
AIDS wird nicht durch normale Kontakte mit den Körperflüssigkeiten von AIDS-Patienten übertragen oder durch medizinische Instrumente, die für eine Untersuchung von AIDS-Patienten verwendet und anschließend sterilisiert wurden. Ebensowenig wird es durch Sprechen, Niesen oder Husten übertragen, durch Insektenstiche oder Tränen oder wenn man gemeinsam mit einem Infizierten ein Handtuch, ein Glas oder den Swimmingpool benutzt. Auch Infizierte, die in irgendeiner Weise mit Lebensmitteln zu tun haben, können die Krankheit dadurch nicht weitergeben; genausowenig ein Kind, das mit anderen im Klassenzimmer sitzt oder im gleichen Haushalt wohnt. Auch Forscher, Laboranten, Krankenschwestern, Ärzte, Beamte der Gesundheitsämter und Fahrer von Krankenwagen, die mit AIDS-Patienten zu tun hatten, sind – bis auf wenige Ausnahmen – nicht angesteckt worden. In diesen wenigen Fällen hatten sie sich zufällig an der Nadel gestochen, mit der sie dem AIDS-Patienten eine Blutprobe entnahmen. Bis zum Erscheinen dieses Buches sind bei keinem von ihnen AIDS-Symptome aufgetreten.
Fünfundneunzig Prozent aller AIDS-Fälle sind in bestimmten Risikogruppen aufgetreten. Das größte Risiko besteht bei homosexuellen/bisexuellen Män-

nern. Andere Risikogruppen sind frühere oder jetzige Drogenabhängige, die Drogen spritzen; Menschen, bei denen ein klinischer oder Laborbefund einer Infektion vorliegt; Personen, die aus Haiti oder Zentralafrika kommen; männliche oder weibliche Prostituierte und ihre Kunden; die Sexualpartner von bereits Infizierten oder Menschen aus einer Risikogruppe; Bluterkranke, die vor dem März 1985 Blutgerinnungsfaktoren bekamen; Personen, die vor März 1985 Bluttransfusionen oder andere Blutprodukte bekamen; und schließlich Neugeborene mit Müttern aus einer Risikogruppe oder bereits infizierten Müttern. AIDS tritt inzwischen auch bei der heterosexuellen Bevölkerung auf, in besonders alarmierenden Maße in Zentralafrika. Man schätzt, daß die Zahl dieser Fälle in Zukunft stark zunehmen wird.

Inzwischen laufen Aufklärungskampagnen, um die Ausbreitung dieser Krankheit zu verhindern. Danach ist vor allem der Geschlechtsverkehr mit Personen zu meiden, die an AIDS erkrankt sind, bei denen der Antikörper-Test positiv war oder die zu einer der oben genannten Risikogruppen gehören. Auch sexuelle Kontakte mit verschiedenen Partnern oder Menschen, die verschiedene Sexualpartner haben, sind gefährlich, ebenso das Benützen von Nadeln oder Spritzen anderer Drogenabhängiger.

Für alle, die mit einem möglicherweise Infizierten Sexualkontakt haben, werden zusätzliche Vorsichtsmaßnahmen empfohlen. Es sollte darüber hinaus für jeden sexuell Aktiven – sofern er nicht in einer streng monogamen Beziehung lebt – ein Gebot der Vernunft sein, die nachfolgenden Empfehlungen zu beachten, um das Ansteckungsrisiko möglichst auszuschalten:

- ▷ Vermeiden Sie jeglichen Kontakt mit Körperflüssigkeiten wie Blut, Samen, Urin, Kot, Speichel, Scheidensekreten und auch Menstruationsblut.
- ▷ Benutzen Sie bei allen Sexualkontakten Latex-Kondome. (*Anmerkung:* Kondome aus Naturhaut sollen Untersuchungen zufolge als Vorbeugung gegen AIDS weniger wirksam sein. Als zusätzlicher Schutz vor einer Infektion mit AIDS oder Herpes simplex wird die Anwendung eines Spermizids empfohlen, das Nonoxinol-9 enthält.)
- ▷ Vermeiden Sie Sexualpraktiken, bei denen Körpergewebe verletzt werden könnte, zum Beispiel Analverkehr.
- ▷ Vermeiden Sie oral-genitalen Kontakt.
- ▷ Verzichten Sie auf Zungenküsse.

Darüber hinaus wird homosexuellen und bisexuellen Männern sowie Personen anderer Risikogruppen geraten, zum Arzt zu gehen und einen AIDS-Antikörpertest machen zu lassen; Partner vor dem Kontakt mit Körperflüssigkeiten zu schützen; weder Blut noch Blutplasma, Organe, andere Körpergewebe oder Samen zu spenden.

Wer AIDS hat oder bei wem der Antikörpertest positiv ausgefallen ist, sollte folgende Empfehlungen unbedingt beachten:

- ▷ regelmäßig zum Arzt gehen;
- ▷ entweder Sexualkontakte meiden oder einen zukünftigen Partner davon informieren, daß man AIDS oder AIDS-Antikörper hat, und ihn oder sie beim Geschlechtsverkehr vor Kontakt mit Körperflüssigkeiten schützen;
- ▷ nie Spritzen, Nadeln, Zahnbürsten, Rasierapparate oder andere Instrumente mit anderen teilen, die mit Blut in Berührung gekommen sein könnten;
- ▷ das Personal in der Arzt- oder Zahnarztpraxis davon informieren, daß er AIDS oder AIDS-Antikörper hat.
- ▷ Frauen mit AIDS oder AIDS-Antikörpern sollten eine Schwangerschaft vermeiden.

Mittlerweile nimmt die Zahl der Erkrankungen an Geschlechtskrankheiten ab, wahrscheinlich weil viele jetzt »Safer Sex« praktizieren. Manche Selbsthilfegruppen haben inzwischen speziell für homosexuelle Männer ausführlicheres Material herausgebracht. Es wird darin empfohlen, bei oralem und analem Verkehr Latex-Kondome zu benutzen, die Mastdarmwand nicht durch Einführen der Faust oder irgendwelcher Gegenstände zu verletzen und vor oralem Sex oder Zungenküssen keine Zahnseide zu verwenden (das Zahnfleisch fängt dadurch manchmal zu bluten an).

Seit März 1985 gibt es einen Bluttest, mit dem festgestellt werden kann, ob Antikörper gegen AIDS-Viren im Blut vorhanden sind, allerdings nur, wenn die Infektion mindestens ein halbes Jahr zurückliegt. Wenn also das Ergebnis eines AIDS-Antikörpertests negativ war, sollte man sich sechs Monate nach dem Risikokontakt nochmals testen lassen, um sicher zu sein, daß das Resultat nicht falsch negativ war. Der Antikörpertest wird hauptsächlich zum Schutz von Blutkonserven und zur Überprüfung von Personen aus Risikogruppen eingesetzt. Experten betonen immer wieder, daß das Vorhandensein von Antikörpern nur heißt, daß sich der Betreffende mit dem AIDS-Virus infiziert hat und die Infektion weitergeben kann, und nicht, daß er oder sie bereits Symptome hat oder die Krankheit auf jeden Fall ausbricht. Es scheint für Personen aus Risikogruppen ratsam zu sein, sich einem solchen Test zu unterziehen. Allerdings hat Surgeon General Dr. C. Everett Koop im Oktober 1986 auch gesagt, daß seiner Meinung nach *zwangsweise* AIDS-Tests nicht dazu angetan sind, die Ausbreitung der Krankheit zu verhindern.

Inzwischen suchen die Forscher nach einem Impfstoff zur Vorbeugung gegen AIDS und nach Arzneimitteln zur Behandlung der Krankheit. Die Substanz AZT (Azidothymidin) verhindert die Ausbreitung des AIDS-Virus im Körper, beseitigt aber keine Viren, die schon Zellen befallen haben. (Anm. d. Red.: Seit April 1987 ist in der BRD das Medikament »Retrovir«, das AZT enthält, offiziell für die Behandlung von AIDS-Kranken zugelassen. AZT verursacht schwere Nebenwirkungen.) Bis die Wissenschaft gesicherte Mittel zur Vorbeugung und Behandlung von AIDS gefunden hat, sollte man sein Leben nach dem

Motto gestalten »Ist es das Risiko wert?«. Das ist das beste Mittel, um die Ausbreitung von AIDS zu verhindern. (Anschriften von AIDS-Hilfsorganisationen finden Sie auf Seite 284.)

Hepatitis B

Hepatitis B ist eine Infektionskrankheit der Leber, die durch Exkremente oder Blutkonserven, die entsprechende Viren enthalten, verursacht werden soll. Inzwischen weiß man, daß solche Viren immer häufiger durch sexuelle Kontakte übertragen werden. Hepatitis B tritt häufiger bei homosexuellen und heterosexuellen Männern mit häufigem Partnerwechsel auf und bei heterosexuellen Männern und Frauen, die oral-genitalen Kontakt haben oder Analverkehr praktizieren.

Die Syptome sind oft ähnlich wie bei einer Grippe. In schweren Fällen kommt es zu Gelbsucht und Erschöpfung, der Urin ist dunkel und der Stuhl hell. Hepatitis B kann zu chronischer Leberentzündung führen, die über Jahrzehnte gehen kann, und auch zu Leberkrebs. Außerdem werden etwa zehn Prozent der Menschen, die sich mit Hepatitis B angesteckt haben, zu Virusträgern. Sie bleiben möglicherweise symptomfrei, können aber die Infektion weitergeben.

Als Vorbeugungsmaßnahme gegen Hepatitis B empfiehlt es sich, jeden Kontakt mit Blut, Samen, Speichel und Exkrementen infizierter Personen zu meiden. Eine Impfung gegen Hepatitis B verhindert die Ansteckung in fünfundachtzig bis fünfundneunzig Prozent. Dieser Impfstoff wurde für Menschen entwickelt, die durch ihre Arbeit oder Lebensführung häufig mit Hepatitis B in Kontakt kommen. Ein neuer, von Gentechnikern entwickelter Impfstoff scheint genauso sicher zu sein wie der bislang aus menschlichem Blut gewonnene, ist möglicherweise noch wirksamer und dabei preiswerter. Eine Impfung gegen Hepatitis B wird besonders homosexuellen Männern empfohlen, die gegen das Virus noch nicht immun sind. Ob man immun ist oder nicht, läßt sich mit einem Bluttest feststellen.

Urethritis simplex acuta und andere Geschlechtskrankheiten

Die häufigste und am wenigsten bekannte Geschlechtskrankheit ist *Urethritis simplex acuta,* die nicht durch Gonokokken verursachte Harnröhrenentzündung. Sie wird meist – wenn auch nicht immer – durch Chlamydien ausgelöst, Mikroorganismen, die sowohl den Viren als auch den Bakterien zugeordnet werden.

Bei Männern sind die Symptome dieser Harnröhrenentzündung ähnlich wie im Frühstadium der Gonorrhö: leichtes Brennen beim Wasserlassen und klarer oder milchiger Ausfluß. Da die Beschwerden nicht schlimm sind, verschieben manche Männer den Besuch beim Arzt. Wie viele andere Geschlechtskrankheiten auch, ist eine Chlamydien-Infektion bei Frauen sogar noch schwerer festzustellen. Um zu einer korrekten Diagnose zu gelangen, muß der Arzt durch geeignete Tests eine Gonorrhö oder eine andere Erkrankung der Harnwege ausschließen.

Diese Form der Harnröhrenentzündung kann mit Tetracyclinen oder anderen Antibiotika erfolgreich behandelt werden. Eine unbehandelte Erkrankung kann zu einer Prostata-Infektion oder zu Nebenhodenentzündung führen. Urethritis simplex tritt oft in Verbindung mit Gonorrhö auf, es dauert aber länger, bis Symptome auftreten. Die Gesundheitsämter empfehlen, sich bei Gonorrhö gleichzeitig gegen eine Chlamydien-Infektion behandeln zu lassen. Die Benutzung von Verhütungsmitteln wie Kondom und Diaphragma kann die Ansteckungsgefahr verringern. Außerdem sollte man natürlich den Sexualpartner davon informieren und er sich mitbehandeln lassen.

Immer mehr Männer ziehen sich eine *Trichomoniasis* zu, die von den einzelligen Erregern *Trichomonas vaginalis* verursacht wird. Typische Symptome sind Schmerzen beim Wasserlassen, klarer Ausfluß und leichtes Jucken des Penis. Bei Frauen können ein riechender Ausfluß und Verletzungen der Vagina auftreten. Die Trichomoniasis wird nur selten durch Kontakt mit Handtüchern, Duschvorhängen oder Badekleidung übertragen, auf die kurz vorher Krankheitserreger gelangt sind. Meistens wird sie durch direkten Geschlechtsverkehr übertragen. Eine in Behandlung befindliche Frau kann die Infektion schon an ihren symptomfreien Partner weitergegeben haben, der wiederum sie oder andere damit ansteckt. Zur erfolgreichen Behandlung von Trichomoniasis müssen beide Sexualpartner das Medikament Metronidazol einnehmen. Es ist wichtig, die einwöchige Behandlung konsequent durchzuführen. Manche Patienten hören einfach auf, wenn die Symptome verschwunden sind. Dadurch können einige Erreger überleben und gegen zukünftige Behandlung resistenter werden.

Zu den häufigen Geschlechtskrankheiten gehören auch *Warzen* im Genitalbereich, weiche, rötliche Wucherungen, die ein bis drei Monate nach dem Sexualkontakt erscheinen. Sie treten einzeln auf oder in Gruppen, die wie Blumenkohlröschen aussehen, und zwar im Genital- oder Analbereich oder im Hals. Sie werden vom Papillomavirus verursacht, das mit dem Virus verwandt ist, das für die bekannten Hautwarzen verantwortlich ist. Wie diese werden auch die Feigwarzen meistens abgebrannt, vereist oder weggeschnitten. Bei zwei Dritteln der Menschen, die mit Trägern dieser Viren in Kontakt kommen, entwickeln sich ebenfalls Warzen im Genitalbereich. Mit einem Kondom kann man sich bis zu einem gewissen Grad vor Ansteckung schützen.

Eine der weniger häufigen Geschlechtskrankheiten ist *Lymphogranuloma inguinale,* die, wie die unspezifische Harnröhrenentzündung, durch eine bestimmte Chlamydienart verursacht wird. Sie tritt vor allem in den Tropen und anderen warmen Zonen auf. Es kommt dabei zu kleinen Hautdefekten, meistens im Genital- oder Mastdarmbereich. Sie heilen auch ohne Behandlung ab.

Ein bis vier Wochen später jedoch vergrößern sich die Lymphknoten in der Nähe dieser Stelle und füllen sich mit Eiter, die Genitalien schwellen an. Auch diese Krankheit ist bei Frauen schwerer festzustellen als bei Männern. Sie kann durch Sexualkontakt übertragen werden, solange die Hautdefekte nicht abgeheilt sind und Flüssigkeit absondern. Lymphogranuloma inguinale kann mit Antibiotika behandelt werden.

Weicher Schanker und *Granuloma venereum* sind inzwischen relativ selten gewordene Geschlechtskrankheiten. Beim weichen Schanker bildet sich normalerweise zuerst ein einzelnes – manchmal auch mehrere – schmerzhaftes Geschwür am Genital, das von einem rötlichen Randsaum begrenzt ist. Beim Granuloma venereum – die Krankheit wird nach dem Mann, der den Bazillus entdeckt hat, auch *Donovanosis* genannt – bilden sich in der Genitalregion, an den Oberschenkeln oder am Unterbauch wuchernde Geschwüre. Beide Erkrankungen treten bei Männern wesentlich häufiger auf als bei Frauen, wenngleich der weiche Schanker auch oft von Prostituierten weitergegeben wird. Beide Krankheiten sind unproblematisch, wenn sie früh mit Antibiotika behandelt werden. Es kann aber zu einer erneuten Infektion kommen, wenn man dem Erreger wieder ausgesetzt ist.

Mehrere schwere Darminfektionen wie Amöbenruhr, Bakterienruhr und Lambliasis können durch Sexualkontakt übertragen werden, aber auch durch zystenkontaminierte Nahrungsmittel. Diese mit starkem Durchfall verbundenen Erkrankungen treten besonders häufig bei Homosexuellen auf, weshalb sie auch als »homosexuelles Darmsyndrom« bezeichnet werden. Dieser Ausdruck ist jedoch falsch, weil auch heterosexuelle Männer und Frauen davon betroffen sein können, die oralen oder analen Geschlechtsverkehr ausüben.

Filzläuse sind zwar überhaupt nicht gefährlich, man kann sich aber beim Geschlechtsverkehr sehr schnell damit anstecken. Man zieht sie sich auch leicht zu, wenn man im gleichen Bett mit einem davon befallenen Partner schläft oder ein Kleidungsstück von ihm anzieht. Filzläuse leben hauptsächlich in der Schambehaarung. Mit einem Vergrößerungsglas kann man die Läuse gut sehen. Wenn man keine Läuse sieht, so kleben doch meistens ihre Eier (Nissen) an den Schamhaaren. Sie sehen wie Schuppen aus, sind aber nicht so leicht zu entfernen.

Filzläuse wird man wieder los, wenn man sich mit einem Shampoo wäscht, das einprozentiges Gamma-Hexachlorbenzen enthält; dieses Shampoo ist verschreibungspflichtig. Es gibt aber in der Apotheke auch mehrere andere Shampoos, die frei verkäuflich sind. Von Läusen befallene Kleidung oder Bettwäsche sollte man entweder auskochen oder reinigen lassen, anschließend bügeln oder im Trockner bei großer Hitze trocknen. Man kann zwar auch selbst etwas gegen Filzläuse tun, sollte als sexuell aktiver Mensch aber doch lieber zum Arzt gehen und sich auf andere Geschlechtskrankheiten untersuchen lassen. Gleichzeitig sollten auch alle Sexualpartner behandelt werden, um einen »Ping-Pong-Effekt« zu vermeiden.

Das nächtliche »Gastspiel«

Unter einem Gastspiel versteht man normalerweise die Vorstellung einer herumreisenden Künstlertruppe an einem Ort. Wer ein »sexuelles Gastspiel« gibt, hat meistens nicht die Absicht, dies zu wiederholen oder den Partner näher kennenzulernen.

Die Frage ist nun, wie sich das auf die körperliche und seelische Gesundheit auswirkt. Als noch nicht so viel über Geschlechtskrankheiten und vor allem über AIDS gesprochen wurde, war »schneller Sex« sehr populär, besonders bei Frauen, die endlich auch einmal sexuelle Abenteuer erleben wollten. Für manche können solche Begegnungen befriedigend sein, vor allem in körperlicher Hinsicht. Das Bedürfnis nach etwas Neuem wird befriedigt, und man kann dadurch auch mehr über seine Sexualität erfahren. Viele sagen sich: »Ich habe schon mit Anfang Zwanzig geheiratet und nie sexuelle Erfahrungen gesammelt.« Sexuelle Abenteuer können also – in einer bestimmten Lebensphase – auch die Suche nach einem geeigneten Partner sein oder die Suche nach sich selbst.

Wenn solche sexuellen Abenteuer aber zum Ersatz für eine enge Liebesbeziehung werden, wenn ein Sport daraus wird oder damit neurotische Triebe befriedigt werden, dann können sie schaden. Solche Menschen haben oft Angst vor einer intimen Dauerbeziehung. Sie haben früher seelische Verletzungen erlitten und haben dann Angst vor einem neuen Verlust. Sie gehen nur Beziehungen ein, die automatisch, ohne Schmerzen und Probleme, wieder zu Ende gehen.

Manche brauchen sexuelle Eroberungen für ihr Selbstwertgefühl. Sie möchten die Realität lieber verdrängen, nämlich daß das Haar dünner und der Bauch runder werden, daß sie älter werden und nicht mehr so attraktiv sind wie früher. Manche flüchten damit auch vor häuslichen Querelen oder der Verantwortung. Wieder andere rebellieren damit gegen eine Autorität, die durch den Ehegatten verkörpert wird.

Wenn sexuelle Abenteuer aus solchen Gründen zur Gewohnheit werden, kann das Angst, Gewissensbisse, Ablehnung, Enttäuschung, Frustration und Leere mit sich bringen, ganz zu schweigen von AIDS und anderen durch Geschlechtsverkehr übertragbaren Krankheiten. Trotzdem haben auch viele schon sexuelle Abenteuer erlebt, entweder unbeabsichtigt oder geplant, und dadurch keinen Schaden genommen. Wird Sex ohne Liebe aber zur ständigen Diät, können Körper und Seele langsam verhungern.

Der Bund der Sinnenlust

Das Problem ist so alt wie die Menschheit: Wie können sich zwei Menschen die körperliche Anziehung und das sexuelle Interesse bewahren, die sie zusammengebracht haben, und wie schafft man es, immer wieder mit dem gleichen Menschen zu schlafen, ohne daß ein lustloser Routinevorgang daraus wird. William Masters und Virginia Johnson haben zusammen mit Robert Levin ein Buch zu diesem Thema geschrieben mit dem Titel *The Pleasure Bond: A New Look at Sexuality and Commitment* (*Spaß an der Ehe. Erfahrungen und Ratschläge der erfolgreichsten Ehetherapeuten der Welt.* Molden, 1976.) Vor kurzem ist ein weiteres Buch mit ähnlichem Schwerpunkt erschienen, nämlich *How to Make Love to the Same Person for the Rest of Your Life – and Still Love it* (*Lust auf Sex – Spaß an der Treue. Für ein erfülltes Sexualleben mit einem Partner*. Ullstein, 1988.). Autorin ist Dagmar O'Connor, die bei Masters und Johnson ausgebildet wurde und das Sexualtherapie-Programm am St. Luke's-Roosevelt Hospital in New York leitet.

Beide Bücher versuchen zu ergründen, warum die anfänglich so starken Gefühle bei vielen Paaren immer weniger zu werden scheinen und warum die Menschen scheinbar nur für etwas Neues Leidenschaft empfinden können. Das liegt zum großen Teil daran, daß wir zu viele »Regeln« im Kopf haben, wie Sexualität »sein sollte«. Dazu gehören Vorstellungen wie: Streicheln muß einen sexuell erregen, bei sexueller Erregung muß immer ein Liebesakt stattfinden, beim Liebesakt muß man immer einen Orgasmus haben, Sex ist eine körperliche Fertigkeit, die wie Tanzen oder Tennis regelmäßig praktiziert werden muß, und der Mann muß im Bett alles wissen. Männer sollen angeblich alle sexuelle Hochleistungssportler sein und Frauen an Sex nur wenig Interesse haben, besonders wenn sie verheiratet sind. Und beide Partner neigen dazu, ihr Verhalten an solchen Vorstellungen auszurichten.

Was der Leidenschaft am häufigsten den Garaus macht, ist die fehlende Kommunikation in Sachen Sex (oder auch in anderen Dingen). Wie William Masters, Virginia Johnson und Robert Kolodny in dem Buch *Masters and Johnson on Sex and Human Loving* schreiben, sprechen erstaunlich wenig Menschen, die miteinander schlafen, darüber, was sie erregt (und was nicht), ganz zu schweigen von unterschiedlichen Wünschen in sexueller Hinsicht, von Verhütung und Geschlechtskrankheiten. Wer sich getraut, diese Dinge zur Sprache zu bringen, zeigt sich dem anderen so, wie er ist, und gesteht dem Partner das gleiche zu.

In *The Pleasure Bond* geht es um Paare, die mit ihrer Beziehung zufrieden sind und sich erfolgreich mit unterschiedlichen Bedürfnissen auseinandersetzen. Das gelingt besser, stellten Masters und Johnson fest, wenn beide die gleiche Grundeinstellung zu Sex haben und in der Beziehung wirklich gleichberechtigt sind. Das bedeutet, daß jeder der beiden Partner dem anderen das Recht zugesteht, über seine oder ihre Sexualität letztlich zu entscheiden. Gleichberechtigung heißt auch, daß der Mann die Verantwortung dafür abgibt, der für *ihren* sexuellen Genuß zuständige Experte und der allzeit potente Liebhaber zu sein.

Diese Gleichberechtigung unterstützt auch das Prinzip der »Gegenseitigkeit«, die Masters und Johnson als das Bemühen beider Partner definieren, herauszufinden, was für beide am besten ist. Statt zu diskutieren, wer recht hat und wer nicht, denken beide auch an den anderen. Jeder akzeptiert den anderen als verletztliches menschliches Wesen mit ureigensten Bedürfnissen, Erwartungen und Fähigkeiten. Jeder geht Probleme – sexuelle oder andere – auf neutrale Weise an, ohne dem anderen Schuld zuzuschieben, und jeder trägt Verantwortung dafür, ob ihre Bemühungen fehlschlagen oder zu einem positiven Ergebnis führen. Masters und Johnson haben bei ihrer Untersuchung von harmonisch miteinander lebenden Paaren festgestellt, daß das Bemühen, etwas zu ändern, wichtiger ist, als solche Veränderungen wirklich in die Tat umzusetzen. Was zwei Menschen auseinander bringt, sind oft nicht Meinungsverschiedenheiten über den *Liebesakt* an sich, sondern über das Gefühl, *geliebt zu werden.* Wenn der eine Partner sieht, daß der andere sich zu ändern versucht, fühlt er sich geschätzt, gebraucht und begehrt.

Das Wissen, daß Meinungsverschiedenheiten geklärt werden können, fördert Verbundenheit und Vertrauen und auch den sexuellen Genuß im Bett. Masters und Johnson haben festgestellt, daß ungelöste Differenzen den gegenteiligen Effekt haben: »Unterdrückter Groll und Unzufriedenheit verursachen bei sexuellen Gefühlen einen Kurzschluß, und das Verlangen nach einer intimen Begegnung erlischt.«

Der »Bund der Sinnenlust« wird nach Masters und Johnson durch eine lange sexuelle Beziehung gefestigt, in die beide Partner ihre Individualität einbringen können. Es ist zwar wichtig für einen Mann, durch die sexuelle Beziehung mit anderen Frauen zu erfahren, daß er wie andere Männer ist; das gilt umgekehrt auch für die Frau. Noch größer aber ist das Bedürfnis, als einzigartiges Individuum geliebt zu werden. Die Botschaft sexueller Untreue ist 1. »Du befriedigst meine wichtigsten körperlichen und emotionalen Bedürfnisse nicht« und 2. »Du bist keine einzigartige, unersetzliche Quelle der Befriedigung und Lust«. Die Botschaft sexueller Treue ist: »Es ist der Mühe wert, unsere enge Beziehung aufrechtzuerhalten.«

Durch den »Bund der Sinnenlust« vereinte Menschen sind sich gegenseitig verpflichtet. Was ist eine Verpflichtung – abgesehen davon, daß viele sie nicht wollen? Eine Verpflichtung ist die feste Zusage, etwas zu tun. Jemand verspricht etwas und hält sein Wort. Das verlangt Vertrauen, das in jemand gesetzt und dem anderen bewiesen wird. Eine Verpflichtung kann man aus praktischen oder emotionalen Gründen eingehen. Im letzteren Fall verspricht ein Mensch etwas, weil ihm oder ihr der andere wichtig ist. Eine Verpflichtung in diesem Sinne ist in einer Ehe nicht automatisch gege-

ben. Eine Frau kann sich verpflichtet fühlen, eine treue Ehefrau und gute Mutter zu sein, und ihren Ehemann dennoch über ihre tiefsten Gefühle immer im Dunkeln lassen.
Wer sagt »Ich möchte keine Verpflichtung eingehen«, meint wahrscheinlich, daß er sich keine Erwartungen, unausgesprochenen Vorstellungen und Abhängigkeiten aufladen will. Diese belastenden Dinge haben aber nicht mit der Verpflichtung zu tun, die einfach ein Ausdruck von Vertrauen ist und der direkteste Weg, um guten und gesunden Sex genießen zu können.

4 Entspannung und Schlaf

Wieviel Schlaf braucht der Mensch?

Jeder Mensch mit durchschnittlicher Lebenserwartung verbringt an die 220 000 Stunden oder zwanzig bis fünfundzwanzig Jahre oder ein Drittel des Lebens mit Schlafen. Im Durchschnitt braucht der Mensch sieben bis acht Stunden Schlaf pro Tag. Nach einer 1985 an etwa neun Millionen Amerikanern über Achtzehn durchgeführten Erhebung ist das die Schlafmenge, die zwei Drittel der Bevölkerung brauchen.
Es gibt aber auch viele Menschen, die mit weniger als sechs Stunden Schlaf auskommen, und solche, die neun Stunden brauchen. Etwa zwei von zehn Personen (darunter etwas mehr Männer) schlafen täglich weniger als sechs Stunden, und eine von zehn (darunter etwas mehr Frauen) schlafen mehr als neun Stunden. Albert Einstein brauchte jede Nacht bis zu zwölf Stunden Schlaf, Thomas Edison etwa fünf. Sogar um diese paar Stunden tat es Edison leid, und er hoffte, daß das elektrische Licht die Menschen dazu bringen würde, nicht mehr die ganze Nacht zu verschlafen; so ist es ja auch gekommen. Eine medizinische Zeitschrift berichtet von einer 27jährigen Frau, die seit ihrer Kindheit nur eine Stunde pro Tag schlief und sich dabei sehr wohl fühlte. Sie wurde eine Woche lang im Schlaflabor beobachtet und schlief durchschnittlich siebenundsechzig Minuten pro Tag, ohne daß sich dadurch negative Auswirkungen zeigten.
Das Schlafbedürfnis ist, wie die Hemdengröße, eine höchst individuelle Sache. Das kann jeder bestätigen, der einmal versucht hat, sein natürliches Schlafmuster dem eines anderen anzupassen. Wieviel Schlaf man braucht, hängt von den Erbanlagen ab, vom Stoffwechsel, dem allgemeinen gesundheitlichen Zustand, der Lebensführung und anderen Faktoren, die sich von Zeit zu Zeit ändern. Wenn man älter wird, braucht man weniger Schlaf. Wie Lynne Lamberg in *The American Medical Association Guide to Better Sleep* ausführt, braucht ein kleines Baby sechzehn bis achtzehn Stunden Schlaf täglich, ein zweijähriges Kind

etwa zwölf Stunden. Im Alter von Sechs bis Vierzehn schlafen die meisten Kinder täglich 8½ bis 9 Stunden, ab Fünfzehn 7½ bis 8 Stunden. Ab Sechzig wird der Schlaf sozusagen gestückelt, und die meisten schlafen dann weniger als 7½ bis 8 Stunden, nicht weil sie *weniger* Schlaf brauchen, sondern weil sie nachts öfter aufwachen. Trotzdem geht nicht viel Schlaf verloren, weil diese Wachphasen nur kurz sind. Viele ältere Menschen gleichen dieses Defizit dadurch aus, daß sie tagsüber ein Nickerchen machen.

Auch wenn man tagelang wach gewesen ist, genügt meist eine einzige voll durchgeschlafene Nacht, um sich wieder zu erholen. Man muß entgangenen Schlaf nicht Stunde für Stunde »zurückzahlen«. Ein 17jähriger Junge, der für ein wissenschaftliches Forschungsprojekt elf Tage lang wach blieb, holte dieses Schlafdefizit in nur fünfzehn Stunden wieder auf. Manche schlafen auch am Wochenende ein oder zwei Stunden länger, um unter der Woche »verlorenen« Schlaf zu kompensieren. Das kann aber auch Nachteile haben. Schläft man noch zu einer Zeit, wo man normalerweise wach und aktiv ist, ist man beim Erwachen meistens eher müde und mürrisch als erfrischt. Der Schlaf richtet sich nach einer »inneren Uhr«, und für den Körper zählt nicht nur die *Schlafmenge,* sondern auch der *Zeitpunkt.*

Es wird zwar immer mehr zum Thema Schlaf geforscht, die Wissenschaft hat aber noch nicht herausgefunden, warum Schlaf überhaupt nötig ist. Schlaf scheint dem Körper Ruhe und Energie zu geben und, wie manche Forscher vermuten, das Immunsystem zu stärken. Im Schlaf werden Wachstumshormone ausgeschüttet, die manchen Forschern zufolge dazu beitragen, abgenützte Gewebe zu erneuern und rote Blutkörperchen zu bilden, die den Aufbau von Knochen unterstützen und, in der Jugend, das Wachstum fördern. Der größte Gewinn aber liegt darin, daß der Schlaf uns geistig erfrischt, auch wenn das Gehirn in dieser Zeit eigentlich nicht ausruht.

Wie wirkt sich nun Schlafmangel aus, außer daß man schläfrig ist? Der Philosoph Immanuel Kant sagt: »Nimmt man dem Menschen Hoffnung und Schlaf, ist er die elendste Kreatur auf Erden.« Die Schlafforschung hat ergeben, daß ein *gelegentliches* Schlafdefizit – ob durch langes Aufbleiben oder Schlaflosigkeit verursacht – sich nicht negativ auf die Gesundheit auswirkt, höchstens auf die Stimmung. Durch *ständigen* Schlafmangel wird man träge, reizbar, matt und unruhig; man leistet weniger und kann sich nicht mehr konzentrieren. Es besteht auch erhöhte Gefahr von Unfällen und Sportverletzungen. Bei einer im Jahr 1979 durchgeführten Studie stellte sich heraus, daß bei ansonsten gesunden Menschen, die gewöhnlich wesentlich weniger – oder mehr – schliefen als die Kontrollpersonen im Durchschnitt, die Wahrscheinlichkeit viel größer war, innerhalb der nächsten sechs Jahre zu sterben. Ein im Jahr 1982 unter dem Titel *Stress and Human Health* erschienener Bericht der National Academy of Sciences merkt dazu an: »Für diese Feststellung gibt es viele mögliche Erklärungen, in jedem Fall aber besteht eine komplexe Beziehung zwischen den Schlafgewohnheiten und dem allgemeinen Gesundheitszustand.« Auf einer Experten-

tagung im Jahre 1986 sagte der Psychologe David Dinges, daß möglicherweise fünfzig bis sechzig Prozent aller Erwachsenen unter chronischem Schlafmangel leiden. Sie können, solange sie genügend motiviert sind, mit nur halb soviel Schlaf wie normalerweise auskommen und weiter ihrer gewohnten Tätigkeit nachgehen. Bei noch weniger Schlaf aber nimmt die Fähigkeit, ein Auto zu fahren oder eine Maschine zu bedienen, bedenklich ab.
Oft bekommt man mehr Schlaf, als man denkt. Experimente in Schlaflabors haben ergeben, daß sogar an Schlaflosigkeit Leidende immer wieder für dreißig bis sechzig Minuten einnicken, obwohl sie beteuern, nur ein paar Minuten geschlafen zu haben. Beim Wachliegen, ohne sich zu bewegen, erholt man sich fast ebensogut wie beim Schlafen. Das ist doch ein tröstlicher Gedanke, wenn man eine schlaflose Nacht hinter sich hat.
Letzten Endes kann man nur selbst beurteilen, ob man genug Schlaf bekommt. Wenn man erfrischt, munter und gut gelaunt aufwacht, hat man genug geschlafen, ob es nun sechs oder zehn Stunden waren. Wer tagsüber einnickt, wenn er es gar nicht will, beim Autofahren einen Unfall baut oder knapp daran vorbeikommt oder morgens nur sehr schwer aufstehen kann, braucht wahrscheinlich mehr Schlaf.
Manche sehen Schlafen als Zeitverschwendung an und versuchen, mit weniger Schlaf auszukommen, als sie eigentlich brauchen. Dr. William Dement, Leiter des Sleep Disorders Center an der Stanford University, meint, daß die meisten Erwachsenen »unter chronischem Schlafmangel leiden«. Ein anderer Schlafforscher hat einmal die Theorie aufgestellt, daß man sein aktives (Arbeits-) Leben ohne Verkürzung der Lebenserwartung um drei Jahre verlängern könnte, wenn man so gut schläft, daß man pro Tag mit zwei Stunden Schlaf weniger auskommt. Der Forscher versuchte, zuerst Versuchstiere und dann Menschen so weit zu bringen, daß sie weniger schliefen. Nach Abschluß seiner Experimente kehrten jedoch alle Versuchsobjekte zu ihren normalen Schlafgewohnheiten zurück. Jüngste Untersuchungen weisen aber darauf hin, daß Menschen *doch* lernen können, eine oder zwei Stunden weniger zu schlafen. Man kann also annehmen, daß Schlafen bis zu einem gewissen Grad ein erlerntes Verhalten ist.

Der normale Schlaf

Beim Schlafen tritt etwa alle neunzig Minuten eine REM-Phase (rapid eye movements = schnelle Augenbewegungen) ein, der sogenannte »aktive« Schlaf, auf den jeweils ein »tieferes« Schlafstadium ohne diese Augenbewegungen folgt. Nach dem Einschlafen tritt zuerst eine Tiefschlafphase ein, während der die Hirnwellen langsamer und regelmäßig werden, die Körpertemperatur absinkt und die fünf Sinne »abschalten«. Paradoxerweise verändert man die Körperstellung häufiger in der Tiefschlafphase. Nach etwa neunzig Minuten beginnt die REM-Phase, bei der sich die Augen hinter den geschlossenen

Lidern heftig bewegen; das Herz schlägt häufiger, Atmung und Gehirnwellen werden schneller und unregelmäßiger. Zehen und Finger beginnen zu zucken, ansonsten bleibt der Körper aber ruhig. Während dieser Phase träumt man etwa zehn Minuten, oft sehr lebhaft.

Darauf folgt wieder eine Tiefschlafphase. Die folgenden REM- oder Traumphasen werden länger – die letzte REM-Phase dauert fast vierzig Minuten –, die Tiefschlafphasen kürzer. Der Schlaf in den ersten Stunden nach dem Einschlafen ist also der gesündeste. Bei einem Erwachsenen laufen während eines Nachtschlafes von 7½ Stunden vier bis fünf solcher Zyklen aus REM- und Tiefschlafphasen ab; die Dauer der REM-Phasen summiert sich auf 1½ bis 2 Stunden.

Früher gingen die Wissenschaftler davon aus, daß die REM-Phasen für die psychische Gesundheit besonders wichtig seien. Jetzt liegen Erkenntnisse darüber vor, daß die REM-Phasen vielleicht noch eine andere Funktion erfüllen, daß sie nämlich für den Lernprozeß wichtig sind. Jüngste Untersuchungen mit Tieren und Menschen haben ergeben, daß bei zuwenig REM-Phasen das Erinnerungsvermögen beeinträchtigt wird.

Schlafrhythmusstörungen

Die Schlafforschung ist ein relativ neuer Wissenschaftszweig. 1975 gab es in den USA nur fünf Schlafkliniken, heute sind etwa 150 Mitglied der Association of Sleep Disorders Centers. Die an diesen Kliniken arbeitenden Wissenschaftler haben inzwischen an die 120 Störungen diagnostiziert, die den Schlaf jedes fünften Erwachsenen beeinträchtigen. Eines der wichtigsten Ergebnisse der Schlafforschung ist, daß das Problem bei Schlafrhythmusstörungen an der zum Schlafen gewählten *Zeit* liegt und nicht am Schlaf an sich. Vielleicht sind auch Sie überzeugt, an Schlaflosigkeit zu leiden, weil Ihre Frau meint, daß Sie nicht genug Schlaf bekommen (sie braucht vielleicht neun Stunden, während Sie sich nach sechs Stunden Schlaf pudelwohl fühlen). Oder Sie gehen um zehn Uhr abends ins Bett, und Ihre Partnerin sagt Ihnen am nächsten Tag, daß Sie sich bis zwei Uhr morgens ständig hin- und hergedreht haben. Das Problem liegt vielleicht gar nicht in der Schlaflosigkeit, sondern im unterschiedlichen Schlafbedürfnis und Schlafrhythmus.

Der Schlafrhythmus – er wird auch als zirkadianer Rhythmus bezeichnet (nach dem Lateinischen *circa* = ungefähr und *dies* = Tag) – wird von einer inneren biologischen Uhr geregelt. Dieser biologische Rhythmus reguliert die Körpertemperatur (er läßt sie nachts absinken und morgens wieder ansteigen), den Herzschlag und Blutdruck, die Hormonausschüttung und andere Körperfunktionen. Der zirkadiane Rhythmus liefert auch die Erklärung dafür, warum manche Menschen schon frühmorgens aktiv sind und andere erst am Abend richtig in Schwung kommen. Bei den Morgenmenschen steigt die Körpertemperatur kurz nach dem Aufwachen rapide an, gegen halbacht Uhr abends fällt

sie wieder, und sie werden schläfrig. Bei den Nachtmenschen hingegen steigt sie den ganzen Tag über langsam an und beginnt ab etwa halb neun Uhr abends wieder zu fallen.
Bei den meisten Menschen umfaßt dieser Schlaf-Wach-Rhythmus fünfundzwanzig Stunden, bei manchen aber fünfundzwanzig bis siebenundzwanzig Stunden, weshalb sie praktisch ständig unter einer Art »Zeitverschiebungssyndrom« (Jet lag) leiden. Sie können nicht um zehn Uhr einschlafen, wie sie es gerne möchten, sondern liegen bis zwei oder drei Uhr morgens wach. Sind sie einmal eingeschlafen, können sie wie andere auch sieben oder acht Stunden schlafen und ausgeruht wieder aufwachen – wenn es der Tagesablauf erlaubt. Freunde und Familienmitglieder denken vielleicht, daß sie einfach faul sind; dabei geht nur ihre innere Uhr anders, und das ist der Grund, warum sie später als andere einschlafen und aufwachen.
Viele Menschen mit einem solchen »verschobenen Schlafrhythmus« versuchen, ihn mit Beruhigungsmitteln, Psychotherapie, Hypnose und Biofeedback zu verändern – meistens ohne Erfolg. Die einzige anscheinend funktionierende Methode ist die Chronotherapie, bei der diese Menschen auf einen Siebenundzwanzig-Stunden-Rhythmus eingestellt werden. Sie bleiben jeden Tag zwei bis drei Stunden länger auf und wachen später auf, bis sie – einmal rund um die Uhr – zu einer normalen Bettgeh- und Aufstehzeit gekommen sind. Die meisten Patienten schlafen wieder normal, sobald sie mit dem Rest der Welt phasengleich sind.
Eine andere Art von Schlafproblemen wegen Zeitverschiebung entsteht durch Schichtarbeit. Nach etwa zehn Tagen hat sich ein Schichtarbeiter an das Schlafen am Tag gewöhnt. Werden die Schichten aber öfter gewechselt und entgegen dem Uhrzeigersinn, dann leidet nicht nur der Schlaf darunter, sondern auch andere biologische Rhythmen und auch die Arbeitsleistung. Zeitlich begrenzte, anregende Aufgaben können vielleicht noch erledigt werden, bei eintönigen und gleichförmigen Routinearbeiten aber nickt man leicht ein. Das kann sehr gefährlich werden, wenn man einen großen Lastwagen fährt oder als Lotse an einem stark frequentierten Flughafen arbeitet. Viele Schichtarbeiter trinken deshalb übermäßig viel Kaffee oder andere anregende Getränke, um wach zu bleiben, sie trinken viel Alkohol oder nehmen Schlaftabletten, um einschlafen zu können.
Unter zeitweiser Schlafrhythmusstörung leiden auch Menschen, die am Samstagabend auf einer Party glänzen, am Sonntag bis weit in den Vormittag hinein schlafen und am Sonntagabend verständlicherweise nicht schlafen können. Wenn am Montagmorgen der Wecker klingelt, sind sie unausstehlich. Manche Forscher meinen, daß der Hauptgrund für den »blauen Montag« in diesem veränderten Wochenend-Schlafrhythmus liegt.

Schlaflosigkeit

Unter Schlaflosigkeit versteht man im allgemeinen die Unfähigkeit, so viel Schlaf zu bekommen, daß man im Wachzustand frisch und ausgeruht ist. Nach der Definition von Somnologen (Schlafexperten) ist ein unter Schlaflosigkeit Leidender jemand, der darüber *klagt,* nicht gut einschlafen oder durchschlafen zu können, schon frühmorgens aufwacht oder bei dem eine Kombination dieser Faktoren vorliegt.

Ein im November 1983 tagendes Gremium von Schlafexperten hat Schlaflosigkeit nach der Dauer definiert: vorübergehend, kurzfristig und langfristig. Unter *vorübergehender Schlaflosigkeit* können Menschen leiden, die ansonsten normal schlafen, aber einige Tage unter akutem Streß stehen, der sich auf den Schlaf negativ auswirkt. Auch Reisende, die Probleme mit der Zeitverschiebung haben, oder Menschen, die für kurze Zeit ins Krankenhaus müssen, leiden oft unter vorübergehender Schlaflosigkeit.

Kurzfristige Schlaflosigkeit kann bis zu drei Wochen dauern und tritt besonders in extrem streßbeladenen Situationen auf, wie zum Beispiel beim Tod oder Verlust eines geliebten Menschen, bei Arbeitsplatzverlust und großen Schwierigkeiten finanzieller und gesundheitlicher Art.

Langfristige oder chronische Schlaflosigkeit kann Monate oder sogar Jahre anhalten und steht selten mit einem bestimmten Ereignis oder Streßfaktor in Zusammenhang. Darunter leiden vor allem Alkoholiker und Drogenkonsumenten, Menschen mit zugrundeliegenden psychiatrischen oder gesundheitlichen Problemen, Schlafrhythmusstörungen oder Schlafstörungen wie Muskelkrämpfen. Bei manchen handelt es sich auch um »konditionierte Schlaflosigkeit«, das heißt, sie erwarten von vorneherein, schlecht zu schlafen. Schätzungsweise ein Drittel aller Erwachsenen leidet in irgendeiner Form an Schlaflosigkeit, darunter mehr Frauen als Männer. Ab Vierzig gibt es achtmal soviel Frauen mit langfristiger Schlaflosigkeit wie Männer.

Unter Schlaflosigkeit Leidende können, müssen aber nicht so wach sein, daß man es mit einem Elektroenzephalogramm (EEG) messen kann. Manche nikken immer wieder für dreißig Minuten oder länger ein, andere schlafen die halbe Nacht, ohne es zu merken. Das heißt aber nicht, daß Schlaflosigkeit »reine Einbildung« ist. An Schlaflosigkeit Leidende können die Qualität des Schlafes als stark beeinträchtigt empfinden, was mit einem EEG nicht feststellbar ist, aber dennoch alle Probleme des Schlafmangels mit sich bringt.

Schlaflosigkeit ist keine Krankheit, sondern ein Symptom, das genauso viele psychische wie körperliche Ursachen haben kann. Dazu zählen Depression, Angstzustände, Trauer oder zu großer Streß. Einige Forscher haben die Hypothese aufgestellt, daß diese psychischen Zustände Veränderungen im Chemiehaushalt des Gehirns bewirken und dadurch der Schlaf negativ beeinflußt wird.

Zu den körperlichen Ursachen langfristiger Schlaflosigkeit zählen Zwölffinger-

darmgeschwür, Angina pectoris, Sodbrennen, Leber- und Nierenleiden, Arthritis, Migräne, Schwangerschaft, Juckreiz, Asthma und Apnoe (Atemstokkung während des Schlafes, siehe Seite 114). Die Probleme mit der Schlaflosigkeit – vor allem, weil man nachts öfter aufwacht – nehmen mit dem Älterwerden zu, man schläft dann weniger gut als in jungen Jahren.
Weitere Gründe für schlechten Schlaf sind eine geräuschvolle Umgebung und zu hohe Raumtemperatur, zu lange im Bett bleiben, unregelmäßige Schlafenszeiten, ein Nickerchen tagsüber, Drogen- und zu hoher Alkoholkonsum. Alkohol macht zwar müde, und man schläft ein, wacht aber nach ein paar Stunden wieder auf. Auch Raucher liegen nachts oft wach. Eine schier unaussprechliche Ursache der Schlaflosigkeit kann die *Agrypniaphobie* sein: die Angst, nicht schlafen zu können.

Schlafhygiene

Der amerikanische Filmkomiker W. C. Fields sagte einmal: »Das beste Mittel gegen Schlaflosigkeit ist, möglichst viel zu schlafen.« Das schlechteste Mittel sind mit Sicherheit Schlaftabletten, die zu den meistverkauften Medikamenten zählen. Sie helfen bei gelegentlicher Schlaflosigkeit, nach etwa drei Wochen aber hat sich der Körper daran gewöhnt, man muß immer mehr davon nehmen. Die Wirkstoffe von Schlaftabletten wie Flurazepam werden in der Nacht nicht vollständig abgebaut, und es kann sein, daß man nicht richtig wach wird und die zum Autofahren nötige visuell-motorische Koordination beeinträchtigt wird. Bei längerem Gebrauch können Schlaftabletten abhängig machen.
Die gefährlichsten Schlafmittel sind Barbiturate, weil sie in hoher Dosierung tödlich sein und abhängig machen können. Sie unterdrücken außerdem die REM- oder Traumphasen, die dann nach Absetzen der Droge wieder zunehmen. Dadurch werden wiederum die Tiefschlafphasen weniger, man hat beunruhigende Träume und fühlt sich tagsüber erschöpft.
Die meisten Ärzte verschreiben heute Benzodiazepine, die als sicherer und wirksamer als Barbiturate gelten. Trotzdem empfehlen Experten, Benzodiazepine wie Flurazepam nur in möglichst niedriger Dosierung für eine möglichst kurze Zeit einzunehmen: Bei älteren Menschen sollte die Dosis noch niedriger angesetzt werden, weil der Körper auf viele Medikamente überreagiert.
Bei kurzfristiger Schlaflosigkeit empfehlen Experten eine gute Schlafhygiene und, wenn das nichts hilft, den Einsatz von kurzzeitig wirksamen Benzodiazepinen für maximal drei Wochen, nach Möglichkeit weniger. Sie raten auch, Schlaftabletten nie mehr als drei Nächte hintereinander zu nehmen und an einem Abend darauf zu verzichten, wenn man ein oder zwei Nächte gut geschlafen hat. Auf jeden Fall sollte man

- ▷ nie gleichzeitig Schlaftabletten nehmen und Alkohol trinken – diese Kombination kann tödlich sein;

▷ nie Schlaftabletten nehmen, wenn man Probleme mit den Nieren oder der Leber hat oder noch andere Medikamente nimmt.

Lynne Lamberg schreibt in *The American Medical Association Guide to Better Sleep,* daß viele Schlafexperten bei gelegentlicher Schlaflosigkeit empfehlen, abends zwei Aspirin einzunehmen oder ein bis zwei Gramm Tryptophan, das in Reformhäusern als Nahrungsergänzung verkauft wird.
Was kann man sonst noch tun, um gut zu schlafen? Zu allererst auf keinen Fall nervös werden. Manche schlafen eben besser als andere, und es ist nicht schlimm, wenn man gelegentlich zu wenig schläft. Viele meinen, sie bräuchten mehr Schlaf, und unterschätzen, wieviel Schlaf sie in einer unruhigen Nacht tatsächlich bekommen. Zweitens kann man sich manches zur Gewohnheit machen, was einem zu gutem Schlaf verhilft.

Gute Schlafhygiene

1. Treiben Sie mindestens dreimal pro Woche am Spätnachmittag Sport. Sport am Abend ist nicht zu empfehlen, weil man sich dabei möglicherweise zu sehr anstrengt und die Muskeln schmerzen, was nicht gerade schlaffördernd ist.
2. Arbeiten, essen und schlafen Sie zu festgelegten Zeiten.
3. Schlafen Sie nicht zu lange, vor allem am Wochenende.
4. Machen Sie tagsüber kein Nickerchen, wenn Sie nachts schlecht schlafen können.
5. Nehmen Sie vor dem Zubettgehen keine schweren oder stark gewürzten Mahlzeiten zu sich.
6. Trinken Sie zwei bis vier Stunden vor dem Zubettgehen keinen Kaffee (es sei denn, er ist koffeinfrei), Tee oder Cola, und nehmen Sie auch keine Schmerzmittel, die Koffein enthalten (ein »unter Schlaflosigkeit Leidender« trank dreißig Tassen Kaffee täglich!).
7. Verzichten Sie auf Zigaretten und einen alkoholischen Schlummertrunk. Nikotin hält wach; Alkohol macht zwar schläfrig, aber der Schlaf ist dann leicht und unruhig.
8. Achten Sie darauf, daß es im Schlafzimmer schön kühl ist.
9. Baden Sie in warmem Wasser. Ein heißes Bad oder eine heiße Dusche machen wach.
10. Benutzen Sie Ihr Schlafzimmer nur zum Schlafen und Lieben: Fernsehen, Streiten mit dem Partner, Nachgrübeln über geschäftliche oder private Probleme ist dort verboten.
11. Entspannen Sie sich etwa eine Stunde vor dem Zubettgehen mit geeigneter Lektüre oder Fernsehen (aber nicht im Bett), oder trinken Sie ein Glas warme Milch. Milch enthält die Aminosäure Tryptophan, die schlaffördernd wirken soll.

12. Gehen Sie erst ins Bett, wenn Sie müde sind.
13. Stehen Sie wieder auf, wenn Sie nicht innerhalb von zehn bis fünfzehn Minuten eingeschlafen sind, gehen Sie in ein anderes Zimmer, und lesen oder tun Sie etwas, was Sie ermüdet. Wenn Sie dann noch nicht schlafen können, machen Sie das gleiche noch einmal. Nur nicht nervös werden! Mit dem Schlaf ist es wie mit Sex: Wenn man meint, es müßte sein, geht es erst recht nicht. Sie können auch einen psychologischen Trick anwenden und versuchen, die ganze Nacht wach zu bleiben.
14. Versuchen Sie es einmal mit Ohrstöpseln aus weichem Wachs, wenn Sie sich von irgendwelchen Geräuschen gestört fühlen.
15. Und hier noch eine Anmerkung zum Thema Sex: Manche sind hinterher völlig entspannt, andere besonders munter. Wenn Sie zur ersten Gruppe gehören, ist Sex für Sie vielleicht das ideale »Schlafmittel«.

Wer nach drei Wochen immer noch von Schlaflosigkeit geplagt wird, sollte zum Arzt gehen, damit eventuelle körperliche Ursachen festgestellt werden können. Liegen solche nicht vor, kann der Arzt entweder eine Verhaltenstherapie empfehlen, um die Schlafgewohnheiten positiv zu verändern, oder eine Entspannungs-/Biofeedback-Therapie zur besseren Streßbewältigung oder eine Psychotherapie, in der zugrundeliegende seelische Probleme aufgedeckt werden. Vielleicht verschreibt er auch vorübergehend ein Schlafmittel.

Das leidige Schnarchen

»Lache und die Welt lacht mit Dir«, sagte einmal der englische Romanschriftsteller Anthony Burgess. »Schnarche und Du schläfst allein.« Nach diesem Motto handelten vor etlichen Jahren einige Soldaten, die einen schnarchenden Kameraden aus dem Schlafraum in die Regennacht hinaustrugen, wo er auf dem Rasen weiterschnarchte. Meistens versuchen schlaflos daliegende Ehefrauen, Freundinnen und Zimmergenossen, das Problem mit Ohrstöpseln, einem Stoß in die Rippen, mit Nase-Zuhalten oder getrennten Schlafzimmern zu lösen. Eine entnervte Ehefrau ging auf ihren schnarchenden Mann einmal mit einem Knüppel los, was er später bei der Scheidung zur Sprache brachte.
Was hat es nun mit diesem nervtötenden Geräusch auf sich, das so viele an den Rand der Verzweiflung bringt? Bis vor kurzem war Schnarchen für Mediziner kein Thema. Heute wird es als ernstzunehmendes medizinisches Problem betrachtet. Die Schnarchgeräusche entstehen im Tiefschlaf, wenn die Zungenbändchen hinten im Mund, die Gaumensegel und das umgebende Gewebe erschlaffen. Dabei erschlafft auch der Luftweg, ähnlich wie das obere Teil eines Ballons. Noch enger wird der Luftweg bei geschwollenen Gaumen- oder Rachenmandeln, einem schlaffen Gaumensegel, Nasenpolypen (Wucherungen der Nasenschleimhaut), Defekten der Nasenscheidewand, anderen

Verformungen der Nase, Allergien, Nebenhöhlenentzündung und einer verstopften Nase.

Das Problem wird durch die Lebensweise manchmal noch verschlimmert. Viele Schnarcher sind übergewichtig und bewegen sich zuwenig. Manche tragen schlecht sitzende Zahnprothesen. Oft rauchen und trinken sie zuviel. Rauchen und Alkohol reizen die Nasenluftwege und den Hals, wodurch sie anschwellen und die Luftzufuhr behindern können. Viele meinen auch, daß sie nur schnarchen, wenn sie auf dem Rücken liegen. Das muß nicht unbedingt sein. Wer nur gelegentlich schnarcht, tut das meist in einer bestimmten Körperstellung – normalerweise in Rückenlage. Die »Dauerschnarcher« schnarchen in allen möglichen Positionen.

Schätzungen zufolge schnarcht etwa jeder achte Erwachsene. Der HNO-Spezialist Dr. David N. F. Fairbanks, der in Washington auf dem Gebiet der Kopf- und Halschirurgie tätig ist, meint, daß mehr Männer schnarchen als Frauen, sich diese Differenz aber mit den Jahren ausgleiche. Im Alter von dreißig bis fünfunddreißig Jahren schnarchen zum Beispiel zwanzig Prozent der Männer gegenüber fünf Prozent der Frauen. Mit Sechzig schnarchen sechzig Prozent der Männer und vierzig Prozent der Frauen. Für diesen »kleinen Unterschied« beim Schnarchen gibt es allerdings keine stichhaltige wissenschaftliche Begründung. Manche Anthropologen behaupten im Scherz, daß Schnarchen ein Überbleibsel aus prähistorischer Zeit sein könnte, als die Männer furchterregende Geräusche machen mußten, um nachts Räuber abzuschrecken und ihre Familien zu schützen.

Die Schnarchgeräusche sind sehr unterschiedlich. Es gibt ein sonores Schnarchen (lang und wie Murmeln klingend), ein schnappendes Schnarchen (kurz und staccato), ein Schnarchen tief aus der Kehle oder der Nase, Schnarchen auf dem Rücken oder auf dem Bauch, leises und deutlich vernehmbares Schnarchen und das »Stentor-Schnarchen«. Letzteres wird nach dem legendären Griechen Stentor so genannt, der, wie Homer in seiner *Ilias* schreibt, so laut rufen konnte wie fünfzig Männer zusammen.

Der verstorbene Sir Winston Churchill konnte mit fünfunddreißig Dezibel schnarchen (ein Marineoffizier maß einmal die Lautstärke). Dem *Guiness-Buch der Weltrekorde* zufolge wird Sir Winston aber von einem Landsmann übertroffen, der fünfundachtzig Dezibel erreichte. Das entspricht der Lautstärke eines Dieselmotors, wie man sie auf den Rücksitzen eines Reisebusses hört.

Ein häufiges und ernstzunehmendes Problem von Schnarchern ist, daß sie am Tag schläfrig sind. Eine von Dr. Fairbanks an dreiundachtzig schnarchenden Erwachsenen durchgeführte Untersuchung ergab, daß drei einschliefen, während sie auf das Umschalten einer roten Ampel warteten, einer schlief beim Abendessen ein und ein anderer, während er sich mit seiner Frau unterhielt.

Bei manchen »Dauerschnarchern« wird die Atmung beim Schlafen derartig behindert, daß Herz, Gehirn und andere Organe zuwenig Sauerstoff bekom-

men. Das kann zur Folge haben, daß das Herz weniger gut und langsamer pumpt und nur unregelmäßig schlägt (siehe Atemstockung während des Schlafes, Seite 114).
Gegen Schnarchen hat man schon alles mögliche versucht, unter anderem auch Übungen zur Kräftigung der Muskeln, die den Mund geschlossen halten. Leider schnarchen manche aber auch mit geschlossenem Mund, andere wieder auf dem Rücken oder auf dem Bauch liegend oder sogar im Sitzen.
Zu den vielen Methoden gegen Schnarchen, die nicht funktionieren oder geradezu gefährlich sind, zählen über 300, teilweise patentierte Gerätschaften. Es gibt darunter Vorrichtungen, die am Rücken des Schnarchers angebracht werden und ihn so zwingen, auf der Seite zu schlafen, Kinn- und Kopfbinden, Mundeinlagen und elektrische Geräte, die auf Schnarchgeräusche mit Tönen oder leichten Elektroschocks reagieren. Mindestens achtzig Prozent der Schnarcher kann durch chirurgische Eingriffe geholfen werden, wobei Verformungen in der Nase, an Gaumensegel, Zäpfchen und im Rachen korrigiert werden. Zuerst sollte man es aber mit ein paar einfachen Maßnahmen versuchen.
Dr. David Fairbanks empfiehlt bei leichtem und gelegentlichem Schnarchen folgendes:

- ▷ Verschaffen Sie sich jeden Tag ausreichend körperliche Bewegung. Das ist gut für den Muskeltonus und, um abzunehmen.
- ▷ Trinken Sie mindestens drei Stunden vor dem Zubettgehen keinen Alkohol mehr.
- ▷ Nehmen Sie abends keine Beruhigungsmittel, Schlaftabletten und Antihistaminika, denn dadurch erschlaffen auch die Muskeln über dem Adamsapfel, die die Luftwege freihalten und so das Schnarchen verhindern.
- ▷ Schlafen Sie lieber auf der Seite als auf dem Rücken (Sie können zur Unterstützung einen Tennisball hinten an der Pyjamajacke befestigen).
- ▷ Legen Sie an der Kopfseite Ihres Bettes Ziegelsteine unter die Bettpfosten, damit Sie höher liegen.
- ▷ Meiden Sie dicke Kissen, in denen Kopf und Hals fast versinken. Geben Sie statt dessen ein Kissen unter die Schultern, damit der Kopf gestreckt wird.
- ▷ Versuchen Sie wach zu bleiben, bis Ihr Partner eingeschlafen ist.
- ▷ Geben Sie Ihrem Partner Ohrstöpsel; solche aus weichem Wachs sind im Gebrauch sehr angenehm und schlucken Schnarchgeräusche, jedoch nicht Telefonklingeln oder Alarmsirenen.

Wer jede Nacht und dazu noch laut schnarcht, sollte zu einem HNO-Spezialisten gehen. Manchmal müssen einfach eine Infektion oder Allergie in der Nase behandelt bzw. Verformungen in der Nase, am Gaumensegel, Zäpfchen oder im Rachen chirurgisch korrigiert werden.

Atemstockung während des Schlafes

Chronisch schläfrige Schnarcher können auch unter *Apnoe* (»Mangel an Atem«, aus dem Griechischen) leiden, die offiziell als Atemstockung von mindestens zehn Sekunden und mehr als sieben Mal pro Stunde definiert ist. Typisch an diesem potentiell lebensbedrohlichen Zustand ist, daß die Betroffenen dreißig bis sechzig Sekunden zu atmen aufhören und dann laut schnaubend wieder nach Luft ringen. Sie hören jede Nacht vielleicht hundertmal zu atmen auf, ohne es zu bemerken, schlafen dadurch aber schlecht und unruhig. Im Wachzustand – was eigentlich falsch ausgedrückt ist, weil sie meist sehr schläfrig sind – atmen sie völlig normal. Diese Atemstockungen fallen nur dem Partner auf. In der Tat ist einer der Hauptgründe, warum jemand wegen Apnoe zum Arzt geht, daß »seine Frau sich über das Geschnarche so furchtbar aufregt«. Häufig klagt der Patient auch über extreme Müdigkeit am Tag, die Probleme bei der Arbeit, beim Autofahren oder im Privatleben mit sich bringt, und auch über morgendliche Kopfschmerzen.

Schätzungsweise vierzig bis fünfzig Prozent aller Erwachsenen über Fünfzig haben gelegentlich eine Atemstockung, die aber keine schwerwiegenden Folgen hat, im Gegensatz zu den zwei bis vier Prozent der Bevölkerung, die an medizinisch signifikanter Apnoe leiden. Der typische Patient ist männlich, über Fünfzig und leicht übergewichtig; aber auch Frauen und Kinder können unter ernster Atemstockung leiden. Bei der häufigen und schwerwiegenden Form der Apnoe während des Schlafes fallen die Muskeln im Rachenraum zusammen und blockieren so *vollständig* die Luftzufuhr, während sie beim Schnarchen nur teilweise behindert ist. Die Ursachen von Atemstockung und Schnarchen sind die gleichen.

Bei Verdacht auf Apnoe sollte man auf jeden Fall zum Arzt gehen. In manchen Fällen hilft ein Medikament, das die Atmung anregt, bei anderen Patienten muß vielleicht ein Luftröhrenschnitt gemacht werden, damit die Luftzufuhr wieder gesichert ist. Dieser chirurgische Eingriff ist jedoch nur in schweren Fällen nötig. Laut Dr. Fairbanks erholen sich etwa die Hälfte aller Patienten mit schwerer Apnoe wieder völlig, wenn ein als UPPP (Uvulopalatopharyngo-Plastik) bezeichneter chirurgischer Eingriff vorgenommen wird, und sogar achtzig Prozent der Patienten im Frühstadium. Bei dieser Operation werden Zäpfchen und Gaumensegel verkürzt, die Mandeln und anderes erschlafftes Gewebe im Rachenraum entfernt.

Bei einer relativ neuen Behandlungsform der Apnoe trägt der Patient eine leichte Gesichtsmaske, die mit einem Luftkompressor verbunden ist und während des Schlafes ständig für einen gewissen Luftdruck sorgt. Allerdings funktionieren diese Geräte in der Praxis nicht so gut. Theoretisch könnte in manchen Fällen von Atemstockung bei übergewichtigen Patienten auch eine Gewichtsabnahme helfen, was aber in der Praxis auch nicht so einfach ist.

Wer an Atemstockung während des Schlafes leidet, sollte auf keinen Fall

Schlaftabletten oder irgendwelche anderen Beruhigungsmittel nehmen. Schlaftabletten können Atemschwierigkeiten noch verschlimmern und sind ohnehin sehr gefährlich. Viele Schlafforscher sind der Meinung, daß Apnoe – in Verbindung mit Schlaftabletten, Barbituraten, Beruhigungsmitteln, Antihistaminika, Alkohol und anderen Drogen, die die Atmung herabsetzen – eine der Hauptursachen dafür sein könnte, wenn Erwachsene nachts plötzlich sterben.
Schlafexperten vermuten auch, daß die Atemstockung bei Herzerkrankungen und Schlaganfall eine wichtige Rolle spielen können. Bei häufigen und längeren Atemstockungen kommt es im Körper zu ernstem Sauerstoffmangel, was für Herz und Blutkreislauf eine große Belastung bedeutet. Nach Aussage von Dr. Fairbanks leidet über die Hälfte der Apnoe-Patienten bereits an Bluthochdruck, wenn sie zum Arzt kommen, und praktisch alle haben während des Schlafes Herzrhythmusstörungen. Ein Forscher hat festgestellt, daß die männlichen Apnoe-Patienten weniger Sauerstoff im Blut hatten als die weiblichen. Apnoe tritt, wie auch das Schnarchen, häufiger und in schwererer Form bei Männern als bei Frauen auf.

Narkolepsie und Muskelkrämpfe

An Schlaflosigkeit Leidende haben Schwierigkeiten einzuschlafen, Narkoleptiker können nur schwer wach bleiben. Die Krankheit äußert sich in unkontrollierbaren Schlafanfällen, die aus jeder Tätigkeit heraus auftreten können: mitten im Sprechen, beim Lachen über einen Witz oder während des Liebesakts. Ein Skifahrer schlief ein, während er mit dem Skilift den Berg hoch fuhr, einen Ringer überfiel der Schlaf auf der Matte, als er auf den Beginn des Ringkampfs wartete. Diese plötzlichen Schlafanfälle können sogar beim Autofahren auftreten. Man nimmt an, daß bei vielen tödlichen Autounfällen, bei denen die Fahrer am Steuer einschliefen, Narkolepsie im Spiel war.
Ein typisches Symptom der Narkolepsie ist der plötzliche Tonusverlust der Muskeln (kataplektischer Anfall), der normalerweise durch Emotionen wie Lachen, Zorn, Überraschung oder freudige Erregung ausgelöst wird. Ein Narkoleptiker bekam einmal einen kataplektischen Anfall, als er beim Bridge besonders gute Karten bekam. Narkolepsie wird oft mit der Art von Schläfrigkeit verwechselt, die sich nach einem Mittagsschlaf oder bei langweiliger Lektüre einstellt, und auch mit der Schlafsucht, bei der man das Bedürfnis hat, jeden Tag zehn bis achtzehn Stunden zu schlafen. Die Ursachen der Narkolepsie sind unbekannt; manche Schlafexperten meinen allerdings, daß sie auf Defekte des zentralen Nervensystems oder der »inneren Uhr« der Betroffenen zurückzuführen sei. Hinweise auf psychische Ursachen gibt es bislang nicht.
Die Krankheit tritt normalerweise zwischen der Pubertät und einem Alter von vierzig Jahren auf, und zwar bei ebenso vielen Männern wie Frauen. Es

scheint auch eine erbliche Veranlagung dazu zu geben. Narkolepsie ist nicht heilbar, man kann aber die Symptome in den Griff bekommen, wenn man weiß, daß man diese Krankheit hat (siehe auch *Anschriften von Hilfsorganisationen*, Seite 284). Manche Narkoleptiker waren bis zu fünfzehn Jahre lang bei drei bis fünf Ärzten in Behandlung, bis die richtige Diagnose gestellt wurde. Dr. William C. Dement von der Stanford University, eine Autorität auf dem Gebiet der Narkolepsie, bezeichnet sie als »eine Krankheit, die auf Persönlichkeit und Geist absolut zerstörerisch wirkt«.
Auch die Myoklonie (von *myo* = Muskel und *clonus* = Krampf) wirkt sich sehr negativ auf den Schlaf aus; charakteristisch dafür sind starke, unwillkürliche Zuckungen der Beinmuskulatur, durch die der Schläfer aufwacht. Wie bei der Apnoe hat man nach einer solchen Nacht den Eindruck, schlecht geschlafen zu haben, und ist tagsüber ziemlich müde. Krampfmittel können hier eine große Hilfe sein.

Träume

Es gibt Leute, die behaupten, nie zu träumen. Schlafforscher wissen jedoch, daß die meisten Schläfer während der REM-Phasen, die vier- bis sechsmal pro Nacht eintreten, träumen. Die ersten Träume dauern nur ein paar Minuten, kurz vor dem Aufstehen können sie auch eine Stunde dauern. Dennoch vergißt man die meisten Träume und streitet ab, überhaupt geträumt zu haben.
Wir wissen zwar nicht, warum wir träumen. Viele Menschen haben aber in den Träumen einen praktischen Weg gefunden, neue Ideen hervorzubringen, bestimmte Verhaltensweisen positiv zu verändern und das Gehirn neue Informationen verarbeiten zu lassen. Als Robert Louis Stevenson *Dr. Jekyll and Mr. Hyde* schrieb, sind ihm ganze Szenen für seine Geschichte im Schlaf zugeflogen. Der im 19. Jahrhundert lebende deutsche Chemiker August Kekulé kam auf die sechseckige Form des Benzolmoleküls, nachdem er von tanzenden Schlangen mit den Schwanzenden im Maul geträumt hatte, die ein Sechseck bildeten.
Einige Psychologen vertreten die Auffassung, daß man sich ein Problem vornehmen kann, das gelöst werden muß, dann schlafen geht und einen Traum hat, der die Lösung des Problems zeigt. Andere meinen, daß man sich in Träume einschalten, die Handlung gewissermaßen mittendrin umkehren und sie gut ausgehen lassen kann. Ein Mann träumte zum Beispiel immer wieder, daß er beim Spaziergang am Strand von einer riesigen Welle überrollt wurde. In Wirklichkeit fühlte er sich von seiner Arbeit und den Verpflichtungen der Familie gegenüber überfordert und sah keine Möglichkeit, diese Belastung zu verringern. Ein Psychologe riet ihm, den Traum zu verändern: Das nächste Mal, als die Welle ihn überrollte, träumte er, daß er wieder an die Oberfläche kam und zu schwimmen begann. Beim Aufwachen war er dann viel zuversichtlicher, seine realen Probleme in den Griff bekommen zu können.

Um aus den Träumen einen Nutzen zu ziehen und sie interpretieren zu können, muß man sich an sie erinnern. Hier einige Tips dazu:

1. Sagen Sie sich vor dem Zubettgehen, daß Sie sich am Morgen an die Träume *erinnern werden.*
2. Halten Sie Schreibzeug oder Tonband neben dem Bett griffbereit.
3. Stellen Sie den Wecker eine halbe Stunde vor, so daß Sie während eines Traums geweckt werden (am meisten träumt man in der letzten Schlafphase).
4. Wenn Sie gerade geträumt haben, sollten Sie sich nach dem Aufwachen weder bewegen, noch den Traum gleich aufschreiben. Beginnen Sie mit dem letzten deutlichen Bild und lassen den Traum im Geiste noch einmal ablaufen.
5. Schreiben Sie den Traum auf (mit Datum), und zwar nur die Fakten, ohne irgendwelche Wertungen vorzunehmen.
6. Beschreiben Sie als nächstes, wie Sie sich beim Aufwachen gefühlt haben: ärgerlich, deprimiert, ängstlich, aufgeregt oder freudig erregt?
7. Versuchen Sie zu ergründen, was der Traum Ihnen sagen will. Stellen Sie einen Zusammenhang zu jüngsten Ereignissen und emotionalen Erfahrungen her.
8. Denken Sie daran, daß sich in Träumen vieles symbolhaft ausdrückt. Der auf den ersten Blick ersichtliche Inhalt eines Traums ist im allgemeinen nicht die einzige Bedeutung, die er hat.
9. Erzählen Sie Ihre Träume engen Freunden, die vielleicht Zusammenhänge erkennen, die Sie nicht sehen.
10. Denken Sie sich einen Traum aus, den Sie gerne haben würden, in dem Sie auch eine aktive Rolle übernehmen und nicht nur Zuschauer sind. Achten Sie darauf, daß Arbeit, Freizeit, Sex und wichtige Beziehungen darin enthalten sind.

Träume laufen in vielem so ab wie das reale Leben. Wenn Sie im Traum eine aktive Rolle übernehmen, können Sie das auch auf Ihr reales Leben übertragen.

Das Nickerchen

Ein kurzes Schläfchen ist eine der wenigen Freuden, die legal sind und nicht dick machen. Unter einem Nickerchen ist jede Ruheperiode zu verstehen, die bis zu zwanzig Minuten dauert, während der man schläft, ohne einen Pyjama angezogen zu haben. Manche legen sich ganz bewußt kurz aufs Ohr, die meisten kompensieren dadurch aber in der Nacht entgangenen Schlaf. Da ein kurzer Schlaf untertags aber zu Schlaflosigkeit beiträgt, verschlimmern solche Menschen das Problem nur noch, das sie eigentlich lösen wollen.
Viele, die nachts gut schlafen, sagen, daß ihnen ein kurzer Schlaf untertags sehr

gut tut. Auch nach einem Nickerchen von nur fünfzehn Minuten wachen sie energiegeladen, entspannt und gut gelaunt wieder auf und können sich danach viel besser konzentrieren. Nach einem kurzen Schlaf können manche Probleme in einem neuen Licht erscheinen, daher die Redensart »Ich muß erst darüber schlafen«. Untersuchungen haben ergeben, daß man nach einem Nickerchen schwierige Mathematikaufgaben besser lösen kann und daß Studenten bei Tests dann besser abschneiden. Auch Menschen mit einer Typ-A-Persönlichkeit (rastlose Menschen), die meinen, daß Schlafen Zeitverschwendung sei, legen eine kurze Schlafpause ein, um noch mehr Arbeit zu schaffen.

Viele wollen sich trotz dieser offensichtlichen Vorteile kein Nickerchen gönnen, vielleicht weil sie es mit Eigenschaften wie verweichlicht, passiv, faul oder kindisch in Verbindung bringen. Der Einwand, daß das etwas für Babys sei, gilt nicht, weil Babys kein Nickerchen machen. Sie haben einfach einen wesentlich schnelleren Schlaf-Wach-Rhythmus als die Erwachsenen. Auch für die Vorstellung, daß ein kurzer Erholungsschlaf etwas für verweichlichte Männer oder Frauen sei, dürfte es kaum Belege geben.

Thomas Edison schlief nur vier bis fünf Stunden pro Tag, und darin waren einige kurze Nickerchen enthalten. Winston Churchill, der immer wieder im Sitzen für ein oder zwei Minuten einnickte, sagte einmal: »Der Mensch ist nicht dazu erschaffen worden, von acht Uhr morgens bis Mitternacht zu arbeiten, ohne sich der Erquickung seligen Vergessens anheimzugeben.« In dem Buch *The Gathering Storm* sagte er, daß ein einstündiges Schläfchen am Nachmittag eine sehr gute Methode sei, »die Arbeit von eineinhalb Tagen in einem zu erledigen«. Auch der ehemalige amerikanische Präsident Harry S. Truman gönnte sich tagsüber öfter fünf Minuten Schlaf, und der Komiker Bob Hope macht gerne zwischen zwei Auftritten ein kurzes Nickerchen.

Manche Leute können im Auto, in der U-Bahn, am Flughafen und sogar auf der Toilette schlafen. Die meisten aber glauben, nur unter bestimmten Umständen und an bestimmten Orten schlafen zu können. Zu ihnen gehörte Napoleon sicher nicht. Er konnte schlafen, wann und wo immer er das Bedürfnis dazu hatte – auch im Sattel mitten im Schlachtgetümmel. Ein berufsmäßiger Spieler unserer Tage machte zwischen den Spielen ein kurzes Nickerchen von zwei oder drei Minuten, so daß er fast die ganze Nacht über beim Pokern dabeisein konnte. Die kürzesten Schläfchen machte wohl Salvador Dalí. Man erzählt sich, daß er beim Essen mit dem Löffel in der Hand einnickte und wieder aufwachte, als der Löffel auf den Teller fiel. Das bewahre ihn davor, sagte er, zu lange zu schlafen.

Der Nutzen eines kurzen Schläfchens hängt also nicht von seiner Dauer ab. Früher gingen die Wissenschaftler davon aus, daß ein Schlaf von weniger als zwei Stunden keinen Sinn habe, weil dann kein vollständiger Schlafzyklus ablaufen kann. Heute sagen die Schlafexperten, daß ein einstündiges Nickerchen genauso gut tut wie ein längeres und man sich hinterher nicht so träge

fühlt. Wer ein kurzes Schläfchen von zehn bis fünfzehn Minuten macht, wacht so erholt auf, als ob er ausgiebig geschlafen hätte.
Am meisten hat man von einem kurzen Erholungsschlaf, wenn man ihn zu einer festen Einrichtung macht. Wichtig ist dabei der *Zeitpunkt*. Für die meisten ist der frühe Nachmittag die beste Zeit, wenn sie sich – etwa acht Stunden nach dem Aufstehen und acht Stunden vor dem Zubettgehen – schläfrig fühlen. Im Gegensatz dazu treten bei einem Nickerchen am Vormittag normalerweise REM- oder Traumphasen auf, was für den Körper eine Verlängerung des Nachtschlafes bedeutet. Wenn man sich am späten Nachmittag oder Abend kurz hinlegt – es setzt dann keine REM-Phase, sondern die erste Tiefschlafphase ein –, denkt der Körper, daß damit der Nachtschlaf beginnt. Deshalb wacht man ganz dösig und schlecht gelaunt auf, wenn man sein Nickerchen zu früh oder zu spät macht. (Für viele erfüllt eine Stunde Sport nach der Arbeit die gleiche Funktion wie ein Nickerchen.)

Schlummer-Tips

1. Legen Sie sich für höchstens sechzig bis neuzig Minuten hin (stellen Sie den Wecker, wenn Sie nicht von selbst aufwachen).
2. Versuchen Sie, sich an einen kurzen Erholungsschlaf von zehn bis fünfzehn Minuten zu gewöhnen.
3. Legen Sie sich nicht am Vormittag, Spätnachmittag oder Abend hin. Die ideale Zeit für ein Nickerchen ist 14.00 Uhr bis 15.00 Uhr, wenn Sie um 6.00 Uhr oder 7.00 Uhr aufstehen.
4. Legen Sie sich untertags nicht hin, wenn Sie nachts schlecht schlafen können.
5. Versuchen Sie sich nicht zu einem Schläfchen zu zwingen, aber halten Sie sich Zeit dafür frei.

Ein kurzes Nickerchen ist nicht mit einer Art Halbschlaf zu verwechseln, bei dem die Augen über die Seiten eines Buches wandern, ohne daß das Gehirn aufnimmt, was die Augen gesehen haben. In einen solchen Halbschlaf verfallen oft unter Schlafmangel leidende Menschen, die Schreibarbeiten erledigen, sich ein Konzert oder einen Vortrag anhören oder uninteressante Manuskripte bearbeiten. Wem das häufig passiert, der sollte nachts mehr schlafen oder öfter ein Nickerchen machen.

Jet lag

Der Jet lag – die durch Zeitverschiebung entstehenden Probleme bei Flugreisen nach Osten oder Westen – ist eine Plage des späten 20. Jahrhunderts. Als man noch mit der Eisenbahn reiste oder auch mit weniger schnellen Flugzeugen als heute, konnte sich die innere Uhr der Reisenden an die neuen Zeitzonen anpassen. Heute reichen schon zwei Fernreisen pro Jahr mit einigen Stunden Zeitverschiebung, um einen leichten Jet lag zu spüren, bei dem der natürliche

Schlaf-Wach-Rhythmus und andere Körperfunktionen durcheinandergebracht werden. Jet lag ist also etwas anderes als nur Reisemüdigkeit.

Die klassischen Symptome des Jet lag sind, daß man nachts schlecht einschlafen und tagsüber nur schwer wach bleiben kann. Nach ein oder zwei Tagen hat sich der Körper dann meistens angepaßt. Der Jet lag wirkt sich aber nicht nur auf den Schlaf negativ aus, sondern auch auf die Verdauung, Nieren- und Darmfunktion, Hormonausschüttung und Körpertemperatur. Oft sind auch Konzentration und Leistungsfähigkeit, Urteilsvermögen und Gedächtnis beeinträchtigt. In diesem Zustand konsumierter Alkohol steigt sofort in den Kopf. Diese Störungen halten sogar länger an als die Schlafprobleme. Viele Reisende berichten, daß sie pro zurückgelegter Zeitzone einen Tag brauchen, bis sie sich ganz umgestellt haben.

Manche leiden besonders stark unter dem Jet lag, andere tun ihn mit einem Achselzucken ab. Probleme haben damit vor allem Morgenmenschen, Leute, die nachts nur wenige Stunden schlafen, und solche, die nur selten verreisen. Ältere sind davon mehr betroffen als jüngere und die in Richtung Osten Reisenden mehr als die nach Westen, weil die innere Uhr bei Reisen nach Westen weniger durcheinanderkommt. Der Jet lag wirkt sich bei der Hinreise nachteiliger aus als bei der Rückreise. Man verträgt die Zeitverschiebung anscheinend besser, wenn man wieder nach Hause kommt.

Hektische Reisevorbereitungen in letzter Minute machen das Ganze noch schlimmer. Noch dazu ist im Flugzeug der Sauerstoffgehalt der Luft oft geringer als am Boden und der Luftdruck niedriger. Die Luft in der Kabine ist meistens warm, trocken und verraucht. Außerdem muß man stundenlang sitzen, ohne es sich richtig bequem machen zu können.

Dennoch ist der Jet lag eher ein Risiko fürs Geschäft als für die Gesundheit. Viele Firmen schreiben vor, daß bei Reisen mit Zeitverschiebung Verträge frühestens vierundzwanzig Stunden nach Ankunft unterzeichnet werden dürfen. Als Henry Kissinger Außenminister war, vereinbarte er Treffen immer erst für den Tag nach seiner Ankunft, weil er fürchtete, daß Konzentration und Urteilsvermögen durch den Jet lag beeinträchtigt würden. Lyndon B. Johnson stellte bei Überseereisen weder seine Uhr noch den Zeitplan um, sondern richtete sich weiterhin nach der in Washington geltenden Zeit, auch wenn er dann am Tag schlafen mußte und Besprechungen nachts stattfanden. Auch manche Flugzeugbesatzungen, die drei Tage oder weniger unterwegs sind, orientieren sich an der Zeit zu Hause, ganz gleich, wie groß die Zeitverschiebung ist. Diese Möglichkeit haben Touristen und Geschäftsleute leider nicht.

Was kann nun ein normaler Mensch gegen den Jet lag tun? Eine wenn auch oft unpraktische Lösung ist, Schlaf- und Essenszeiten auf die Zeit am Zielort umzustellen. Es sind auch schon spezielle Ernährungspläne entwickelt und Medikamente empfohlen worden, deren Wirksamkeit aber bislang nicht erwiesen ist. Nach einem am 13. September 1985 im *Journal of the American Medical Association* erschienenen Artikel soll eine neue Therapie mit hellem, weißem

Licht dem Jet lag vorbeugen. Dieses Licht – das sich auch bei Patienten mit Schlafstörungen und großen Stimmungsschwankungen positiv auswirkt – kann entweder Sonnen- oder Kunstlicht sein. Die Autorin Lynne Lamberg hat diese Therapie bei einer Reise nach Italien ausprobiert. Sie und ihr Mann hielten sich in den ersten vier Tagen nach ihrer Ankunft zwischen neun Uhr und vierzehn Uhr Ortszeit möglichst lange im Freien auf. Als sie wieder zu Hause waren, versuchten sie, ab vierzehn Uhr möglichst viel Sonnenlicht zu bekommen. Beide sagten, daß ihnen dieses Mal der Jet lag nicht zu schaffen gemacht habe.

Noch einige Gegenmaßnahmen

1. Legen Sie bei langen Reisen nach Möglichkeit einen Zwischenaufenthalt von einigen Tagen oder einer Woche ein, vor allem, wenn Sie vier oder mehr Zeitzonen überschreiten.
2. Beginnen Sie schon im Flugzeug damit, sich an die Zeit am Zielort anzupassen. Stellen Sie Ihre Uhr vor, essen und trinken Sie nach der Zeit am Zielort.
3. Gehen Sie so viel wie möglich herum, und machen Sie auch im Sitzen kleine Bewegungsübungen. Langes Sitzen beeinträchtigt die Durchblutung, Verdauung und Beweglichkeit und läßt die Füße anschwellen.
4. Atmen Sie im Sitzen öfter einmal tief durch, dehnen und beugen Sie die Muskeln, lassen Sie Kopf, Schultern und Füße kreisen, und bewegen Sie die Zehen, um die Durchblutung zu fördern.
5. Essen Sie im Flugzeug nur mäßig, verzichten Sie auf Zigaretten und Alkohol. Durch Rauchen bekommen Sie in der ohnehin schon dünnen Luft im Flugzeug noch weniger Sauerstoff. Und Sie spüren die Auswirkungen von Alkohol doppelt so stark wie auf dem Boden.
6. Trinken Sie viel Wasser und Fruchtsaft, auch wenn Sie keinen Durst haben, um einer Dehydratation durch die trockene Luft vorzubeugen.
7. Versuchen Sie bei Ankunft entsprechend der Ortszeit zu essen und zu schlafen.

Anmerkung: Auch bei einem Flug mit der Concorde, mit der man in etwa drei Stunden in den USA ist, entgeht man dem Jet lag nicht, weil man bei Ankunft ja wieder in einer anderen Zeitzone landet. Die Reisemüdigkeit ist bei Flügen mit sehr schnellen Flugzeugen allerdings nicht so groß wie sonst.

Zu zweit in einem Bett

Die meisten Erwachsenen wollen nicht allein schlafen, finden es aber – zumindest am Anfang – schwierig, sich auf einen Partner im Bett umzustellen. Man verändert während des Schlafes etwa dreißigmal seine Lage. Damit ergibt sich auch dreißigmal die Gelegenheit, den anderen im Bett zu stören. Dennoch haben Paare, die daran gewöhnt sind, zusammenzuschlafen, große Schwierigkeiten, wenn sie getrennt schlafen sollen.

Wie Lynne Lamberg im *American Medical Association Guide to Better Sleep* sagt, lernen zwei Menschen, die im gleichen Bett schlafen, ihre Bewegungen aufeinander abzustimmen – je kleiner das Bett, um so besser klappt es. Es treten dann auch weniger Tiefschlafphasen ein, als wenn sie allein schlafen. Man sollte also auch darauf achten, ob man sich mit dem Partner hinsichtlich der Schlafgewohnheiten verträgt. Es könnte zu einem Problem werden, wenn der eine nur sehr wenig, der andere dagegen sehr viel Schlaf braucht, oder wenn sich ein Morgenmensch (der früh aufsteht und früh ins Bett geht) mit einem Abendmenschen (der spät aufsteht und spät ins Bett geht) zusammentut. Lynne Lamberg zufolge schlafen diese Paare seltener miteinander, gehen seltener zusammen aus und sprechen weniger miteinander.
Wenn der eine spätabends fernsehen oder lesen will und der andere schon zu Bett geht, dann sind nicht unbedingt getrennte Schlafzimmer die Lösung; man kann dazu ja auch einfach in ein anderes Zimmer gehen. Es ist besser, sich auf verschiedene Schlafenszeiten zu einigen, als getrennte Schlafzimmer einzurichten. Für das intime Beisammensein kann man sich auch eine andere Tageszeit aussuchen als die Nacht.

Wie eine »Bettgemeinschaft« besser funktioniert

1. Vermeiden Sie Auseinandersetzungen vor dem Schlafengehen.
2. Versuchen Sie nicht, das Problem Schnarchen einfach zu ignorieren.
3. Suchen Sie bei unterschiedlichen Schlafenszeiten einen Kompromiß.
4. Nehmen Sie Ihr eigenes Kissen mit, wenn Sie zum ersten Mal bei Ihrer Freundin schlafen, damit die erste Nacht in einem fremden Bett besser verläuft.
5. Denken Sie daran, daß es sich auf einen gesunden Schlaf negativ auswirken kann, wenn man öfter mit verschiedenen Menschen im gleichen Bett schläft.

Ob Sie mit jemand ohne große Probleme im gleichen Bett schlafen können, ist nicht nur ein guter Test für die Beziehung; Sie sehen daran auch, wie es um Ihren »gesunden Schlaf« bestellt ist.

5 Streßbewältigung

Was ist Streß? Wie entsteht Streß?

Über wenige in diesem Buch behandelte Themen wird so viel gesprochen wie über Streß. Das Wort taucht immer wieder auf dem Titelblatt von Zeitschriften auf, Tausende von Artikeln und Büchern sind darüber geschrieben worden. Man bekommt den Eindruck, daß Streß »überall lauert«, um einen zu überfallen und krank zu machen. Was aber ist nun Streß genau? Experten definieren Streß als die Reaktion des Körpers auf jede Anforderung (Stressor), die an ihn gestellt wird. Der verstorbene österreichische Endokrinologe Dr. Hans Selye bezeichnete Streß als »die über das normale Maß hinausgehende Belastung des Körpers«. Vielen ist trotzdem nicht klar, ob mit Streß nun streßbeladene Ereignisse gemeint sind oder die *Reaktion* darauf. Ein Forscher formuliert es so: »Streß ist nicht nur der Streß selbst, sondern auch die Folge und die Ursache von Streß.«

Streß ist sehr schwer zu definieren, weil die Menschen so unterschiedlich darauf reagieren. Oft ist es so, daß genau der gleiche Stressor – sagen wir unbezahlte Rechnungen – bei dem einen zu Schlaflosigkeit führt, während der andere sich eine zusätzliche Verdienstmöglichkeit sucht. Der eine bekommt bei wichtigen Terminen oder einer gefährlichen Arbeit ein Magengeschwür, für den anderen ist es eine Herausforderung, die ihn anspornt. Die Reaktionen auf Streß hängen von der Persönlichkeitsstruktur ab, dem Gesundheitszustand, früheren Erfahrungen, familiären Beziehungen, von der Vermögenslage und anderen Faktoren. Wie man mit streßbeladenen Ereignissen umgeht, hängt auch sehr davon ab, ob man das Gefühl hat, die Sache im Griff zu haben. Der Geschäftsführer, der weiß, daß er das Heft in der Hand hat, reagiert auf Streß nicht so negativ wie die Arbeiter.

Nicht alle Stressoren sind negativ; sie sind auch wichtige Faktoren, die zu großen Leistungen anspornen können. Der Teilnehmer an Olympischen Spielen schafft dadurch vielleicht die Goldmedaille, ein Redner schlägt die Zuhörer in Bann. Stressoren finden sich zuhauf im Konferenzzimmer und auf dem Fußballfeld, durch sie werden Monsterfilme und eine Fahrt mit der Achterbahn erst richtig aufregend. Ohne Streß würden wir uns vielleicht zu Tode langweilen. In Form von Sport verschaffen wir uns dadurch sogar Entspannung. Stressoren sind auch ein Schutz, weil sie den Körper auf eine drohende Gefahr vorbereiten. Man hört, riecht und sieht besser; Atmung und Herzschlag werden schneller; die Muskelspannung steigt; zusätzliche Energie wird freigesetzt; die Schmerzempfindlichkeit nimmt ab; und die Reaktionszeit verkürzt sich, wenn man sein Auto an einer vereisten Stelle oder kurz vor einem auf der Straße liegenden Baum schnell wieder unter Kontrolle bringen muß. Das ist »guter« Streß oder *Eustreß*.

Es gibt aber auch streßbeladene Situationen, die sich bei allen Menschen negativ auswirken. Zwei an der University of Washington tätige Psychiater, Thomas H. Holmes und Richard H. Rahe, haben vor einigen Jahren eine Übersicht mit dreiundvierzig Lebensereignissen zusammengestellt und sie mit einer Punktezahl zwischen 1 und 100 bewertet, je nachdem, wieviel Streß sie für die meisten Menschen mit sich bringen. Das erschütterndste Ereignis, der Tod eines Gatten, wurde mit 100 Punkten bewertet, Scheidung mit 73, Heirat mit 50, der Wechsel in ein anderes Arbeitsgebiet mit 36, überragende persönliche Leistungen mit 28, Urlaub mit 13 und Weihnachten mit 12. Diese Übersicht wird als »Bewertungsskala für soziale Wiederanpassung« bezeichnet.
Interessanterweise beziehen sich zehn der fünfzehn mit dem größten Streß verbundenen Ereignisse der Holmes-Rahe-Skala auf die Familie, und dabei sind nicht einmal Stressoren wie das Zusammenleben, Durchfallen bei einer Prüfung, Schulverweis, Streit mit dem Gatten oder den Eltern, Untreue oder eine unerträgliche Arbeitssituation berücksichtigt.

Stressoren am Arbeitsplatz

Ein Streßfaktor, der in Tabellen selten erscheint, ist die tägliche Arbeitspraxis. Fast nichts, auch nicht der Schlaf nimmt mehr Zeit in Anspruch als die Arbeit, nämlich im Normalfall um die vierzig Stunden pro Fünf-Tage-Woche. Verbringt man diese vierzig Stunden und mehr mit einer Arbeit, die unbefriedigend und monoton ist, von einer Maschine bestimmt oder die einem von unkooperativen Vorgesetzten oder Kollegen verleidet wird, dann ist die Folge ein neuartiges Gesundheitsrisiko, das erst vor kurzem als solches erkannt wurde.
Stressoren am Arbeitsplatz können sich auf den Angestellten im Büro und den Fabrikarbeiter gleichermaßen gesundheitsschädlich auswirken. Dieses Phänomen wurde bereits vor über fünfzig Jahren in einem Buch mit dem Titel *Worker's Emotions in Shop and Home* beschrieben. Der Autor Rex Hersey schreibt, daß auch Arbeiter den seelischen Druck spüren, der durch »die Art der Arbeit, das zu erfüllende Soll, die Arbeitsbedingungen, die Behandlung durch den Vorarbeiter, (und) die Beziehung zu den Kollegen« entsteht.
Von *Langeweile*, einem häufigen Streßfaktor am Arbeitsplatz, sind vor allem Menschen betroffen, die auf den Ablauf und das Tempo der Arbeit wenig Einfluß haben. Operatoren an Bildschirmterminals zum Beispiel sind in körperlicher und psychischer Hinsicht einem sehr großen Druck ausgesetzt. Das Arbeitstempo wird von Maschinen bestimmt, die den Mensch zur Bewegungs-

Anmerkung: Wenn Sie im Laufe eines Jahres auf eine Punktezahl zwischen 150 und 199 kommen, besteht eine 37prozentige Wahrscheinlichkeit, daß Sie in den nächsten zwei Jahren krank werden. Bei einer Punktezahl von 200 bis 299 liegt die Wahrscheinlichkeit einer Erkrankung bei 51 Prozent, bei mehr als 300 Punkten sogar bei 79 Prozent. Sie können die Punktezahl verringern, wenn Sie Veränderungen wie Wohnort- oder Arbeitsplatzwechsel, die Sie unter Kontrolle haben, eine Zeitlang aufschieben.

Die Holmes-Rahe-Streß-Skala

Ereignis	Punktezahl
1. Tod des Gatten	100
2. Scheidung	73
3. Trennung vom Ehepartner	65
4. Gefängnisstrafe	63
5. Tod eines nahen Familienangehörigen	63
6. Eigene schwere Erkrankung oder Verletzung	53
7. Heirat	50
8. Kündigung durch den Arbeitgeber	47
9. Versöhnung mit dem Ehepartner	45
10. Pensionierung	45
11. Veränderter Gesundheitszustand eines Familienmitglieds	44
12. Schwangerschaft	40
13. Sexuelle Probleme	39
14. Geburt eines Kindes	39
15. Veränderungen in der Arbeit	39
16. Veränderungen der finanziellen Lage	38
17. Tod eines nahen Freundes	37
18. Wechsel in ein anderes Arbeitsgebiet	36
19. Auseinandersetzungen mit dem Gatten	35
20. Hypothek über mehr als DM 20 000	31
21. Verfallserklärung einer Hypothek oder eines Kredits	30
22. Veränderungen in der Arbeit hinsichtlich Verantwortung	29
23. Sohn oder Tochter verläßt das Haus	29
24. Ärger mit Verwandten	29
25. Überragende persönliche Leistungen	28
26. Die Ehefrau beginnt/hört auf zu arbeiten	26
27. Schulanfang oder -ende	26
28. Veränderung der Lebensbedingungen	25
29. Veränderung persönlicher Gewohnheiten	24
30. Ärger mit dem Chef	23
31. Veränderung der Arbeitszeit oder -bedingungen	20
32. Wohnortwechsel	20
33. Schulwechsel	20
34. Veränderung des Freizeitverhaltens	19
35. Veränderungen bei kirchlichen Aktivitäten	19
36. Veränderung bei sozialen Aktivitäten	18
37. Hypothek oder Kredit unter DM 20 000	17
38. Veränderung der Schlafgewohnheiten	16
39. Veränderung in der Häufigkeit von Familientreffen	15
40. Veränderung der Eßgewohnheiten	15
41. Urlaub	13
42. Weihnachten	12
43. Geringfügige Gesetzesübertretungen	11

Quelle: T. H. Holmes und R. H. Rahe, »The Social Readjustment Rating Scale«, *Journal of Psychosomatic Research* 2 (1967), S. 231–218.

losigkeit verdammen, keine Ruhepausen ermöglichen und das Maß für die zu erledigende Arbeit festsetzen. Die Angestellten sitzen den ganzen Tag vor dem Gerät und geben die Daten von Schecks, Versicherungsansprüchen, Adreßänderungen und Kundenbestellungen ein, und das Ganze unter den wachsamen Augen eines Kontrolleurs, der wiederum an *seinem* Gerät ganz genau sehen kann, wieviel Arbeit geleistet wird. Dies ist das zeitgenössische Gegenstück zum Ausbeutungsbetrieb des 19. Jahrhunderts.

Das *Ausgebranntsein* wird bei Menschen in den »helfenden Berufen« zu einem immer größeren Problem, denn sie leisten oft über längere Zeit ein Mehrfaches des normalen Arbeitspensums, ohne einen Erfolg zu sehen. Besonders davon betroffen sind Ärzte, Krankenschwestern, Sozialarbeiter, Polizeibeamte, Lehrer, Strafverteidiger und andere im Dienstleistungsbereich Tätige. Ebenso geht es Menschen, die für das Leben anderer verantwortlich sind – zum Beispiel Fluglotsen. Sie können oder wollen oft keinen Urlaub oder ein paar freie Tage nehmen oder in einem Fitness-Club Mitglied werden. Sie fühlen sich oft schuldig oder unfähig, wenn sie nicht noch mehr Arbeit übernehmen. Bei diesem Ausgebranntsein gibt es drei Phasen. Zuerst treten emotionale Erschöpfung und ein Gefühl der Leere ein. Dann kommt eine eher zynische Phase, und man fragt sich »Warum soll ich mich kaputt machen?«. Schließlich wird der Betroffene depressiv, er verliert an Vitalität und Optimismus, nicht nur was die Arbeit betrifft, sondern auch andere Lebensbereiche. Viele, die dieses Ausgebranntsein durch die Arbeit am eigenen Leib erleben, sind in bezug auf ihren Arbeitgeber zu naiv. Sie werden zynisch, wenn die hohen Erwartungen, die sie an ihn haben, nicht erfüllt werden. Wenn sie dann eine Zeitlang in der Firma bleiben, sehen sie das Ganze meistens etwas realistischer.

Sehr belastend ist es auch, wenn man für einen »verrückten Chef« arbeiten muß, der seine Angestellten heruntermacht (oft vor Kollegen), sie gegeneinander ausspielt und nicht ausreichend informiert, seine Leute schikaniert und ausbeutet. Für einen solchen Chef – der oft charakterlich gestört ist – zu arbeiten, führt zu körperlichen und seelischen Schäden. Unter einer solchen Konstellation leiden vor allem Menschen, die ihr Selbstwertgefühl zum großen Teil aus ihrer Arbeit beziehen. Bei dem Gefühl der Machtlosigkeit gegenüber einem solchen Vorgesetzten spielt es auch eine große Rolle, daß man wirtschaftlich von der Arbeit – die durch den Chef personifiziert wird – abhängig ist; als Kind war man von den Eltern abhängig, die das Überleben sicherten. In einem derart schwierigen Arbeitsverhältnis kann man zum Beispiel »überleben«, indem man sich sagt: »Ich arbeite für die Firma, nicht für den Chef.«

Machtlos fühlt sich der Leiter einer Behörde, der verschiedene Interessengruppen zufriedenstellen und so viele Gesetze und Bestimmungen beachten muß, daß er in der Organisation, der er an sich vorsteht, letzten Endes sehr wenig Einfluß hat. Das Gefühl der Machtlosigkeit kennt auch der Angestellte im mittleren Management, der von anderen vorgegebene Termine einhalten und eine Geschäftspolitik vertreten muß, die er selbst nicht gutheißt. Auch einfache

Angestellte wie Polizeibeamte, die sich ständig mit einem schwerfälligen Verwaltungs- und Rechtssystem konfrontiert sehen, kennen es. Das Gefühl der Machtlosigkeit ist noch stärker, wenn man in einem großen Unternehmen arbeitet. In dem vor dreißig Jahren erschienen Buch *The Organization Man* beschreibt William H. Whyte jr., wie ein Mensch im Arbeitsleben zum Teil eines Kollektivs wird. Whyte meint, daß man seine Individualität nicht nur in der Industrie und bei Behörden verliert, sondern auch an Akademien, in der Welt der Wissenschaft und an anderen Arbeitsplätzen, von denen die Menschen wirtschaftlich abhängig sind. Nach Ansicht des Psychologen Dr. Donald S. Jewell erwarten viele Menschen, daß sich der Arbeitgeber um sie kümmert, oft ohne sich dessen bewußt zu sein. Denkt man an Leistungen wie Betriebsrenten, Maßnahmen zur Gesunderhaltung, Lebensversicherungen, Spar- und Investmentpläne, Möglichkeiten für Erholung und Urlaub sowie verbilligte Einkaufspreise für das Personal, dann scheint das auch so zu sein, sagt Dr. Jewell. Allerdings zahlt der einzelne einen hohen psychologischen Preis für diese falschen Sicherheiten.
Streßfaktoren am Arbeitsplatz werden sogar für *erfolgreiche* Menschen zu einem immer größeren Problem. Sie fragen sich beunruhigt, was sie noch alles leisten müssen, um den Anforderungen ihrer Arbeit zu entsprechen. Viele opfern enge Privatbeziehungen der beruflichen Karriere. Andere unterdrükken ihre eigenen Bedürfnisse, um die vom Arbeitgeber gewünschten Charakterzüge zu entwickeln. Unter den letzteren gibt es viele, die sogar ihre eigenen ethischen Vorstellungen aufs Spiel setzen, um erfolgreich zu sein.
Zahllose Menschen investieren Zeit und Energie in die Arbeit, ohne dadurch wirklich ihr Lebensziel zu erreichen. Am Abend kommen sie dann nach einem unbefriedigenden Arbeitstag körperlich und geistig erschöpft nach Hause. Sie sind Opfer des »Sisyphus-Komplexes«, wälzen – im übertragenen Sinn – wie die griechische Sagengestalt einen schweren Felsbrocken auf einen Berg, der wieder herunterrollt, sobald sie oben sind. Sisyphus hatte die Götter beleidigt und war deshalb auf ewig zu dieser mühevollen Aufgabe verdammt worden. Der Sisyphus unserer Zeit arbeitet für einen Chef, der seine Fähigkeiten nicht voll ausschöpft oder seine Leistungen nicht anerkennt. Seine Arbeit scheint sinnlos, und die Folge davon ist eine Gefährdung der Gesundheit.

Das Überarbeitungssyndrom

Winston Churchill sagte einmal: »Wer Arbeit und Vergnügen verbinden kann, ist vom Glück begünstigt.« Auch wenn man mit seiner Arbeit zufrieden ist: Zuviel Arbeit kann sich negativ auswirken. Unter dem Überarbeitungssyndrom leiden Menschen, die aus einem inneren Zwang heraus arbeiten müssen. Diesen Workaholics fehlt offenbar eine innere Instanz, die ihnen sagt, wann sie geistig und körperlich erschöpft sind und wann sie Ruhe und Erholung brauchen. Als Jugendliche verdienten sie sich an drei verschiedenen Stellen Geld, lernten bis in die Nacht hinein und werkelten den ganzen Samstag an ihren Autos herum. Als erwachsene Workaholics landen sie dann in der Praxis eines Arztes, weil sie schnell müde werden, sich nicht konzentrieren, nicht schlafen oder mit ihrer Partnerin Sex haben können, reizbar, depressiv und ängstlich sind und an Magenverstimmungen und allen möglichen Beschwerden leiden. Sie klagen nicht darüber, daß sie zuviel arbeiten, sondern daß sie nicht *mehr* arbeiten können. Die Symptome des »Überarbeitungssyndroms« sind ähnlich wie bei anderen Krankheiten: Fieber unbekannter Ursache, Schilddrüsenschwäche, Brustschmerzen und »Unfälle«, die durch mangelnde Konzentration zustandekommen. In schweren Fällen leiden Workaholics unter Gedächtnislücken, Verwirrung und Selbstmordgedanken. Es ergeben sich bei ihnen oft schwerwiegende medizinische Probleme, zu denen auch Alkoholismus und Medikamentenabhängigkeit zählen.

Der typische Workaholic ist ein kompetenter, perfektionistischer Mann, der immer in Eile ist. Überarbeitung und völlige Inanspruchnahme durch die Arbeit findet man am häufigsten bei Ärzten, die mit ihren Gattinnen durchschnittlich etwa sechs Stunden pro Woche im Wachzustand verbringen. Diese Zeit wird dann normalerweise für unerledigte Dinge und »Krisensitzungen« verwendet. Typisch für Ärzte ist, daß sie ihre Ferien so legen, daß sie in dieser Zeit wichtige Tagungen besuchen können.

Workaholics werden mit Erschöpfung und anderen Schwierigkeiten meistens fertig, indem sie sich zwingen, noch länger und noch mehr zu arbeiten, um Versäumtes aufzuholen. Sie verzichten auf Sport und andere Erholungsmöglichkeiten, was ihre Leistungs- und Konzentrationsfähigkeit noch mehr herabsetzt. Wenn Sie auch ein Opfer des Parkinsonschen Gesetzes sind (»Die Arbeit dehnt sich so aus, daß sie die zu ihrer Erledigung verfügbare Zeit ausfüllt«), sollten Sie innehalten und sich folgende Fragen stellen:

1. *Arbeite ich zuviel?* Antworten Sie mit ja, wenn Familie und Freunde sagen, daß sie Sie nur selten sehen. Wenn Sie gesellschaftliche Anlässe meiden oder es als Zeitverschwendung ansehen, ins Kino oder zu einer Party zu gehen. Oder wenn Sie sich ständig mehr Arbeit aufladen, als Sie bequem erledigen können.
2. *Warum arbeite ich zuviel?* Wollen Sie damit Ihren »Wert« beweisen, sich vor depressiven Gefühlen schützen, Ihrer Gattin und den Kindern aus dem Weg gehen? Arbeiten Sie zuviel, weil Sie sich irgendwie schuldig fühlen, keine Arbeit delegieren oder anderen nichts abschlagen können? Arbeiten Sie länger, weil auch Ihre Partnerin länger arbeitet?
3. *Will ich das ändern?* Es wird nicht leicht sein, etwas zu ändern, vor allem, wenn Sie aus irgendwelchen Schuldgefühlen heraus zuviel arbeiten oder persönliche Probleme dahinterstehen, wie zum Beispiel eine schlechte Ehe oder daß Sie sich mit einem Elternteil identifizieren, der zuviel arbeitete oder zu hohe Anforderungen an Sie stellte.

Die Ursachen dieses zwanghaften Zuviel-Arbeitens liegen oft in einer mangelnden Arbeitsplanung. Experten in Sachen Zeiteinteilung empfehlen, sein Wertesystem zu überprüfen und an den Dingen, die man als vorrangig betrachtet, auf vernünftigere Weise – nicht *mehr* – zu arbeiten. Eine Studie an fünfzehn erfolgreichen und gesunden Freiberuflern, die mindestens sechzig Stunden pro Woche arbeiteten, hat erbracht, daß sie alle sehr schnell Anzeichen von Ermüdung erkannten und entsprechend darauf reagierten. Alle konnten ihren Kopf so lange von Problemen freihalten, bis sie sich tatsächlich damit befassen konnten. Sie trieben regelmäßig Sport, nahmen nicht zu viele Medikamente und tranken nicht zuviel Alkohol, hatten ein stabiles Familienleben, pflegten Freundschaften und genossen den Urlaub.
Ein gutes Mittel gegen das Überarbeitungssyndrom sind *Spiele,* die man nicht als »Kinderkram« abtun sollte. Dr. George Sheehan, Arzt und passionierter Läufer, schreibt: »Das Spielen ist unsere erste Tätigkeit; wenn wir Glück haben, auch die letzte.« Er definiert Spielen als eine Einstellung und Lebensart. Am besten macht man »Erwachsenenspiele« zu einem festen Bestandteil des Lebens und beginnt einen Tanzkurs, legt sich ein Theaterabonnement zu oder bucht frühzeitig einen Urlaub.

Arbeitslosigkeit

Der Verlust des Arbeitsplatzes ist meist gleichbedeutend mit einem Verlust an Prestige und Identifikation mit der Gesellschaft. Zur finanziellen Einbuße kommen noch das Fehlen der täglichen Routine, der außerfamiliären Kontakte, der beruflichen Anerkennung, der Ausweichmöglichkeit vor häuslichem Druck und – bei vielen Männern – der Rolle des »Haushaltsvorstands«.
Welche psychologischen Schäden die Arbeitslosigkeit mit sich bringt, sieht man an den höheren Berufsunfähigkeits- und Krankheitsfällen und an den Sterbeziffern. Dr. M. Harvey Brenner von der Johns Hopkins University führte in einem im Juni 1984 verfaßten Bericht den Beweis, daß sich im vergangenen Jahrhundert nach jeder wirtschaftlichen Rezession die Zahl der Todesfälle erhöhte, und zwar in drei Wellen. Die erste Welle setzte sechs bis zwölf Monate nach der Rezession ein; es handelte sich dabei vor allem um Sclbstmorde und Todesfälle körperlich bereits angeschlagener Männer. Die zweite Welle kam zwei bis drei Jahre später, wenn es mit der Wirtschaft wieder aufwärts ging und etliche feststellen mußten, daß man sie nicht mehr brauchen konnte. Die dritte Welle setzte sieben bis fünfzehn Jahre später ein; es handelte sich dabei um Todesfälle aufgrund chronischer Krankheiten, die durch die Rezession ausgelöst wurden.
Dr. Brenner, eine Kapazität auf dem Gebiet der Zusammenhänge zwischen wirtschaftlicher Rezession und Gesundheit, berichtet, daß jeder Prozentpunkt mehr an Arbeitslosen innerhalb der folgenden sechs Jahre etwa 37 000 Todes-

fälle nach sich zieht. Mehr als die Hälfte davon geht auf das Konto der Herzerkrankungen, die sich während der Arbeitslosigkeit seiner Ansicht nach durch mangelhafte Ernährung und negative Reaktion auf Streßfaktoren verschlimmern. Es kommt zu mehr als 900 Selbstmorden und etwa 650 Morden, beides Hinweise auf vermehrte Streßfaktoren und Streßreaktionen. Durch Alkoholmißbrauch sterben etwa 500 Menschen an Leberzirrhose.

Die gesundheitlichen Probleme verschärfen sich, wenn Arbeitslose aus der Krankenversicherung ausscheiden, ärztliche und zahnärztliche Behandlungen aufschieben und sich nicht einmal mehr eine neue Brille machen lassen. Während einer Rezession steigt auch die Zahl der Gewaltverbrechen und der Autounfälle mit Todesfolge, sehr viele fahren betrunken Auto, die Scheidungszahlen schnellen in die Höhe, und immer mehr Menschen leiden an Depression. In irgendeiner Form wird Arbeitslosigkeit für jeden zu einem Gesundheitsrisiko. Auch bei Leuten, die noch Arbeit haben, treten während einer Rezession mehr gesundheitliche Probleme auf. Wer Angst um seinen Arbeitsplatz hat, versucht sie oft mit Alkohol oder Drogen zu betäuben. Eine 1981 in Boston durchgeführte Studie über Entlassungen von Polizisten erbrachte, daß die, die nicht entlassen wurden, deswegen Schuldgefühle hatten, mehr Arbeit bewältigen mußten und persönlich einer größeren Gefahr ausgesetzt waren. Man bot den entlassenen Beamten psychologische Beratung an. Häufiger als sie kamen aber diejenigen in die Klinik, die *nicht* entlassen worden waren. Ein Wissenschaftler, der beide Gruppen von Polizisten beobachtete, kam zu dem Schluß, daß in einer Firma, die durch Kündigung von zehn Prozent der Angestellten zehn Prozent der Lohnkosten einsparen will, wegen der psychischen Belastung der verbliebenen Belegschaft letzten Endes vielleicht nur eine Produktivität von fünfundsechzig oder fünfundsiebzig Prozent erreicht wird.

Versteckte Streßfaktoren

Auch die alltäglichen kleinen Ärgernisse können sich negativ auswirken, wenn sie sich häufen.

Diese versteckten Streßfaktoren richten weit mehr Schaden an als die, die man erkennt. Am meisten Streß bringen Gedanken und Gefühle mit sich – sie kommen in Träumen manchmal kurz an die Oberfläche –, die im Unbewußten verborgen sind. Sie gehen auf die kindlichen Wünsche zurück, geliebt und umsorgt zu werden. Zu diesen Gefühlen gehören große Angst, Zorn, Abscheu, Haß (und Liebe), die man Familienmitgliedern entgegenbringt. Solche verbotenen Gefühle sind wie der Großteil eines Eisbergs, der unter der Wasseroberfläche liegt: gefährlich und unkontrollierbar. Man denke an einen Mann, dem gekündigt wird. Er hat nicht nur mit dem unmittelbaren realen Prestige- und Einkommensverlust zu kämpfen, sondern auch mit den unbewußten Gefühlen, daß er nicht gut genug, nutzlos und den Umständen ausgeliefert ist. Wenn unerwartet ein – kleines oder großes – streßauslösendes Ereignis eintritt, wenn ein Mann zum Beispiel mit Dreißig Witwer wird statt mit Sechzig oder Siebzig oder sich solche Ereignisse über längere Zeit anhäufen, können die Folgen noch wesentlich schwerwiegender sein. Wichtig dabei ist, *wie sehr* man sich anpassen muß und für wie lange.

Streßsignale

Die folgenden Symptome sind zum Überleben notwendige, primitive, unbewußte Reaktionen auf Streßfaktoren und gleichzeitig Warnsignale, die man beachten sollte:

- ▷ Herzklopfen, Atemnot, Schwitzen, trockener Mund.
- ▷ Häufig auftretende Verstopfung, Durchfall oder Wasserlassen.
- ▷ Häufige Kopf- oder Rückenschmerzen, Muskelkrämpfe oder Erschöpfung.
- ▷ Besondere Anfälligkeit für Erkältungen und Viruskrankheiten.
- ▷ Neigung zu Unfällen.
- ▷ Ständig vorhandene Gefühle von Feindseligkeit oder Zorn.
- ▷ Angespanntsein (eine zermürbende, anhaltende Reaktion auf einen bestimmten Streßfaktor), Angst (nicht von einem bestimmten Streßfaktor ausgelöste Besorgnis), das Gefühl »Das verkrafte ich nicht mehr!«

Das Fehlen solcher Symptome heißt nicht, daß keine Streßreaktion abläuft. In den körperlichen Symptomen drückt sich sogar oft unbewußt die Streßreaktion selbst aus, besonders, wenn sie plötzlich auftreten und keine erkennbare körperliche Ursache haben. Man kann sich diese Kräfte zunutzemachen, indem man auf die »Stimme des Körpers« achtet. Ein quälender Kopfschmerz kann ein Warnsignal dafür sein, daß man sich in der Arbeit zu sehr quält. Übelkeit und Verstopfung können darauf hinweisen, daß man es »einfach nicht verdaut«, wie man von einem nahestehenden Menschen behandelt wird. Der Rücken schmerzt vielleicht, weil man das ganze Leben als schmerzlich empfindet. Mit Krankheitssymptomen will der Körper oft ausdrücken, daß seine Bedürfnisse (die ja in Wirklichkeit unsere *eigenen* sind) nicht befriedigt werden.

Streßbedingte Erkrankungen

Über die Zusammenhänge zwischen Streßreaktionen und Krankheiten sind schon viele Bücher geschrieben worden. Boris Pasternak hat diese Wechselbeziehung in *Doktor Schiwago* so ausgedrückt:

> Die Gesundheit muß darunter leiden, wenn man Tag für Tag das Gegenteil von dem sagt, was man fühlt, wenn man sich nicht gegen Dinge wehrt, die einem mißfallen, und sich über Sachen freut, die nichts als Unglück bringen.

Oder, wie Woody Allen in dem Film *Manhattan* so treffend bemerkte: »Ich ärgere mich nie, ich bekomme nur einen Tumor.«

Aber wo ist der wissenschaftliche Nachweis für diese Verbindung zwischen Seele und Körper? Es scheint logisch, daß Kopfschmerzen oder eine Magenverstimmung nach einem Streit mit der Ehefrau oder vor der ersten sexuellen Begegnung mit einem neuen Partner etwas mit Streß zu tun haben können. Aber wie ist es mit schweren Krankheiten – zum Beispiel Herzerkrankungen oder Krebs –, die sich über viele Jahre hinweg entwickeln und nicht eindeutig mit negativen Reaktionen auf Streß in Zusammenhang gebracht werden können? Manche meinen, daß ein schlechter Gesundheitszustand Streßreaktionen auslöst, nicht umgekehrt. Die meisten Menschen, die streßbeladene Ereignisse erleben, werden zwar wahrscheinlich nicht krank, es mehren sich aber die Hinweise darauf, daß viele Krankheiten auf unzureichende Streßbewältigung zurückzuführen sein könnten.

Die Wissenschaft beschäftigt sich schon seit langem mit dem Zusammenhang zwischen Streß und Krankheit. Während des amerikanischen Sezessionskriegs litten so viele Soldaten an starkem Herzklopfen, daß dafür der Begriff »Soldatenherz« geprägt wurde. Im Ersten Weltkrieg wurde dieses Phänomen als »Gefechtsschock« bezeichnet, im Zweiten Weltkrieg nannte man es Kriegsneurose. Inzwischen hat Dr. Hans Selye festgestellt, daß chronische Streßreaktionen langfristig zu chemischen Veränderungen im Körper führen, die hohen Blutdruck, Arteriosklerose, eine verminderte Funktion des Immunsystems und viele andere Störungen zur Folge haben.

Das Interesse an den Zusammenhängen zwischen Streß und Erkrankung wurde teilweise durch Krisensituationen verstärkt, wie sie die Geiseln im Iran erlebten, die zur Zeit des schweren Störfalls in der Nähe des Kernkraftwerks Three Mile Island lebenden Menschen, Vietnamveteranen, die Opfer von Erdbeben und von Pannen in chemischen Fabriken. Die wenigen zu solchen Katastrophen erstellten Studien sagen aus, daß fünfzig bis neunzig Prozent der Überlebenden – die dabei körperlich nicht Schaden genommen hatten – in irgendeiner Weise unter akuten seelischen, körperlichen oder psychosomatischen Folgen leiden und viele für lange Zeit gesundheitlich beeinträchtigt sind.

Die Beweise für die gesundheitsschädlichen Folgen solch emotional belastender Ereignisse sind derart zwingend, daß die Amerikanische Akademie der Wissenschaften in einem 1982 veröffentlichten Bericht mit dem Titel *Stress and Human Health* den Wissenschaftlern nahelegte, sich zukünftig weniger mit der Frage zu beschäftigen, *ob* Streßreaktionen die Gesundheit beeinträchtigen, sondern zu untersuchen, *wie* es dazu kommt.

Ein streßbeladenes Ereignis zu erleben bedeutet nicht, daß es auf jeden Fall krank macht. Dem Bericht der Akademie der Wissenschaften zufolge müssen verschiedene Faktoren vorliegen, damit es dazu kommt. Erstens muß ein *Streßfaktor* vorhanden sein: der Tod eines geliebten Menschen, Arbeitsplatzverlust, Eheprobleme, finanzielle Schwierigkeiten, eine gefährliche oder eintönige Arbeit. Zweitens muß eine körperliche *Reaktion* stattfinden. Der Bericht spricht hier unter anderem von »erhöhtem Blutdruck, erhöhtem Magensäuregehalt, chemischen Veränderungen im Körper, einem geschwächten Immunsystem oder der Unfähigkeit, mit den alltäglichen Anforderungen fertigzuwerden«. Drittens müssen sogenannte *Mittler* fehlen, zum Beispiel hilfreiche Familienmitglieder, die einen Teil der Belastung auffangen. Und schließlich stellen sich *gesundheitliche Folgen* ein, oft erst nach langer Zeit. Es ist also nicht der Streß selbst, der einen am Ende krank macht, sondern wie man damit umgeht. Wissenschaftliche Untersuchungen sehen einen Zusammenhang zwischen negativen Streßreaktionen und Erkältung, leichten Infektionen, Bronchialasthma, Magengeschwüren, Bluthochdruck, Schilddrüsenüberfunktion, koronaren Herzerkrankungen, plötzlichem Herztod, Krebs und Funktionsstörung der Leber. Man bedenke dazu auch folgendes:

▷ Verhält man sich wie Menschen vom Typ A (sehr aggressiv, leistungs- und arbeitsorientiert, ständig in Eile), dann erhöht sich das Risiko eines Herzinfarkts oder einer koronaren Herzerkrankung (ein solches Verhalten ist jedoch nicht die Ursache).
▷ Verdauungsprobleme – zum Beispiel Verstopfung, Appetitlosigkeit, Übelkeit, Magenverstimmung, Durchfall, Magengeschwüre, Reizkolon und Hämorrhoiden – sind oft weniger ein Gradmesser dafür, was man ißt, sondern eher dafür, was einen auffrißt.
▷ Besonders in Bauernfamilien, die seit mehr als hundert Jahren auf dem gleichen Hof sind, treten ungewöhnlich viele Krankheiten auf, die mit Streß in Zusammenhang stehen, zum Beispiel Herzerkrankungen und Magengeschwüre, sowie Unfalltod, Alkoholmißbrauch, Depression und Angstzustände.
▷ Umfangreiche Belege für die körperlichen Folgen von Streß am Arbeitsplatz gibt es vor allem bei Fluglotsen an den größten Flughäfen. Sie sind signifikant anfälliger für Bluthochdruck und um einiges anfälliger für Magengeschwüre und Diabetes als Menschen, die einen mit weniger Streß verbundenen Arbeitsplatz haben.
▷ Eine Studie von Dr. Suzanne Haynes und Dr. Manning Feinleib vom National Heart, Lung and Blood Institute hat erbracht, daß bei weiblichen Büroangestellten und Verkäufern, die nicht-kooperative Chefs hatten, ihren Unmut nicht ausdrücken konnten und wenig Chancen im Beruf hatten, die Wahrscheinlichkeit einer koronaren Herzerkrankung doppelt so hoch war wie bei Angestellten in anderen Bereichen und bei Hausfrauen. Insgesamt lagen bei den in der Studie untersuchten Frauen mehr Streßsymptome vor als bei den Männern.
▷ Eine kanadische Studie an fast 4000 Männern, die über neunundzwanzig Jahre beobachtet wurden, erbrachte, daß montags im Vergleich zu den anderen Wochentagen wesentlich mehr Männer durch plötzlichen Herztod starben. Bei den Verstorbenen gab es keinen Hinweis auf eine bereits bestehende Herzerkrankung. Angesichts früherer Studien, in denen psychologi-

scher Streß mit plötzlichem Herztod in Verbindung gebracht wurde, schlossen die Forscher aus dieser Tatsache, daß möglicherweise die Streßfaktoren am Arbeitsplatz nach der Wochenendpause die Herzinfarkte ausgelöst haben könnten.

▷ Umgekehrt weisen Studien darauf hin, daß bei Menschen, die in ihrem Beruf zufrieden sind – zu den typischen Gruppen gehören Hochschulprofessoren, Wissenschaftler, Ingenieure und gelernte Handwerker –, Herzerkrankungen seltener vorkommen als bei Ärzten, Anwälten und leitenden Angestellten im mittleren Management, die ihren Beruf mehr wegen des guten Einkommens oder aus Prestigegründen gewählt haben.

▷ Eine 1984 vom medizinischen Institut der Amerikanischen Akademie der Wissenschaften erstellte Studie über Todesfälle erbrachte, daß manche Hinterbliebene, die einen geliebten Menschen – den Ehegatten, ein Elternteil, einen Bruder, eine Schwester oder ein Kind – verloren haben, leichter krank werden und sterben.

▷ Eine 1977 von Dr. Selby Jacobs und Dr. Adrian Ostfeld an der Yale-Universität zu diesem Thema durchgeführte Studie ergab erhöhte Sterbeziffern bei seit kurzem verwitweten Menschen, besonders bei jüngeren Personen und Männern. Diese erhöhte Sterblichkeit erstreckte sich über einen Zeitraum von zwei Jahren. Bei Männern war die Zahl der Todesfälle in den ersten sechs Monaten am höchsten, bei den Frauen im zweiten Jahr. Bei den Männern bestand ein erhöhtes Risiko, an Grippe und Lungenentzündung, Zirrhose und Alkoholismus, durch Selbstmord oder Unfall, an Herzerkrankungen und Tuberkulose zu sterben.

▷ Dem Psychologen Dr. James J. Lynch von der University of Maryland zufolge ist Einsamkeit einer der häufigsten Gründe für einen vorzeitigen Tod. Er sagt in seinem Buch *The Broken Heart: The Medical Consequences of Loneliness,* daß die Wahrscheinlichkeit bei Verwitweten, Alleinstehenden und Geschiedenen bis zu zehnmal höher ist als bei Verheirateten, vorzeitig an einer Herzkrankheit, an Krebs, durch einen Schlaganfall oder Unfall, an Leberzirrhose, durch Selbstmord, an Lungenentzündung und Diabetes zu sterben – kurz, die Wahrscheinlichkeit ist bei fast allen häufigen Todesursachen wesentlich größer. Dr. Lynch fügt hinzu, daß Geschiedene für alle Krankheiten besonders anfällig sind. Sie erleben zwar ähnliche Gefühle der Trauer wie Verwitwete, hinzu kommt aber als zusätzliche Belastung, daß sie auf den noch lebenden Ehegatten wütend sind.

▷ Andere Untersuchungen weisen darauf hin, daß Menschen, die plötzlich verstarben, ihre Umwelt nicht mehr »im Griff« hatten, sich vor ihrem Tod hilflos und hoffnungslos gefühlt hatten und von dem Komplex »Aufgeben/aufgegeben sein« erdrückt wurden. Es gibt auch Hinweise darauf, daß das Risiko eines Herzversagens bei Menschen höher ist, die längere Zeit streßbeladenen Situationen ausgesetzt sind und es nicht schaffen, eine Lösung für unbefriedigende Bedingungen am Arbeitsplatz und in der Familie zu finden. Sogar bei gesunden Menschen, die keinen Ausweg aus einer verfahrenen Situation sehen, verlangsamt sich der Herzschlag, kommt es zu Herzrhythmusstörungen und Bewußtlosigkeit.

▷ Eine kürzlich an gesunden isreaelischen Soldaten durchgeführte Untersuchung ergab, daß der Spiegel der Streßhormone Prolactin und Cortisol bei denen am niedrigsten war, die wußten, wie viele Kilometer sie noch marschieren mußten. Die Soldaten, die das nicht wußten und einen endlos langen Marsch vor sich sahen, hatten wesentlich mehr dieser Hormone im Blut.

▷ »Erlernte Hilflosigkeit« kann die Abwehrkräfte des Körpers gegen Krankheiten schwächen, denn die Fähigkeit, eigene Entscheidungen zu treffen und entsprechend zu handeln, ist für Gesundheit und Wohlbefinden von entscheidender Wichtigkeit. Aus einschlägigen Untersuchungen geht hervor, daß Menschen im Altersheim sich besser anpassen und länger leben, wenn sie das Gefühl haben, daß sie ihr Leben in der Hand haben und es nicht von außen bestimmt wird.

Es ist relativ unwahrscheinlich, daß man durch die Einwirkung eines einzigen Streßfaktors krank wird. Die Gesamtwirkung mehrerer Stressoren aber kann – wie die Holmes-Rahe-Skala zeigt – die Fähigkeit des Körpers übersteigen, ein gesundes Gleichgewicht wiederherzustellen. Es gibt zwar keine schlüssigen Beweise dafür, manche Experten sind jedoch der Ansicht, daß lang anhaltende negative Reaktionen auf Streßfaktoren bei mehr als der Hälfte – vielleicht sogar bei achtzig bis neunzig Prozent – aller körperlichen und seelischen Erkrankungen eine wichtige Rolle spielen, unter anderem auch bei den mit am häufigsten Todesursachen: koronare Herzerkrankungen, Lungenkrebs, Emphysem, Unfalltrauma, Leberzirrhose und Selbstmord.

Wie Streß krank macht

»Das Schlimme an den heutigen Ärzten ist«, so zitiert Plato den berühmten Arzt Hippokrates um das Jahr 400 v. Chr., »daß sie die Seele vom Körper trennen. Sie wollen nicht sehen, daß Seele und Körper eins sind.« Charles Darwin schrieb vor hundert Jahren, daß die Wissenschaft eines Tages die physiologischen Abläufe von Emotionen ergründen würde. Erst seit fünfzig Jahren untersuchen Wissenschaftler überhaupt den Zusammenhang zwischen Streß und Krankheiten, und erst seit wenigen Jahren durchschauen sie die komplizierten Hintergründe.

Dr. Hans Selye hat vor über vierzig Jahren beschrieben, wie Seele und Körper sich bei der Reaktion auf körperliche oder geistige Stressoren, gute oder schlechte, gegenseitig beeinflussen. Der Hypothalamus gibt Signale an die Hirnanhangdrüse, die wiederum die Nebennieren zur Ausschüttung der Hormone anregt, die den Wachheitsgrad des Organismus bei Streß sofort erhöhen. Die Nebenniere signalisiert dann der Hirnanhangdrüse, die Streßreaktion zu beenden. Dieses klassische Muster der Streßreaktion wird zwar auch heute noch als gültig betrachtet, die Forscher haben aber inzwischen noch viel differenziertere Wechselwirkungen entdeckt. Dr. Julius Axelrod, Biochemiker am National Institute of Mental Health, bekam zum Beispiel 1970 den Nobelpreis für seine Entdeckung, wie die Feinabstimmung dieser Vorgänge mittels chemischer Substanzen, die als Neurotransmitter bezeichnet werden, abläuft. Und Ende 1981 beschrieben am Salk Institute tätige Wissenschaftler die Wirkung des Corticotropin freisetzenden Hormons (CRH), das im Hypothalamus gebildet wird und die Ausschüttung von Streßhormonen durch die Hirnanhangdrüse und die Nebennieren auslöst.

Diese Entdeckungen trugen viel dazu bei, die Wirkungsweise der »Streßachse« aufzuklären, die aus Hypothalamus, Hirnanhangdrüse und Nebennieren besteht. Nimmt das Gehirn etwas als streßbeladen wahr, läßt es den Hypothalamus CRH freisetzen, der die Hirnanhangdrüse zur Ausschüttung von ACTH (adrenocorticotropes Hormon) anregt, das im Blut zu den Nebennieren gelangt. Diese wiederum bilden eine als Cortisol bezeichnete chemische Substanz, die den Körper für die Streßreaktion »Kampf oder Flucht« mobilisiert. Das sympathische Nervensystem wird ebenfalls aktiviert und gibt Adrenalin und Noradrenalin ab. Diese Hormone sorgen für einen stärkeren Herzschlag und schnellere Atmung, sie verlangsamen den Verdauungsvorgang, steigern die Wärmeproduktion und erweitern die Pupillen. In geringen Mengen ausgeschüttet, haben Streßhormone eine Schutzfunktion. Lang anhaltender Streß jedoch und damit ständige Ausschüttung der »großen drei« Streßhormone – Noradrenalin, Adrenalin und Cortisol – kann Erkrankungen wie Bluthochdruck, Arteriosklerose und Verdauungsstörungen begünstigen und das Immunsystem schwächen.

Dr. Julius Axelrod berichtete bei einem vom National Institute of Health im Juli 1983 veranstalteten Seminar für wissenschaftliche Autoren über die molekulare Grundlage von Streß, daß Wissenschaftler erst vor kurzem herausgefunden haben, daß CRH nur eine von mehreren Substanzen ist, die die Ausschüttung von ACTH durch die Hirnanhangdrüse regeln. Dr. Axelrod merkte an, daß verschiedene Arten von Streßfaktoren anscheinend unterschiedliche Verbindungen von miteinander verbundenen Neurochemikalien aktivieren und daß die Anfälligkeit für streßbedingte Erkrankungen möglicherweise darauf beruht, daß die Feinabstimmung dieses komplizierten Netzes nicht mehr funktioniert. Man hat auch festgestellt, daß CRH bei der Koordination der Streßreaktion vermutlich eine größere Rolle spielt, als bislang angenommen wurde.

Der Psychiater Philip Gold vom National Institute of Mental Health und der Endokrinologe George P. Chrousos vom National Institute of Child Health and Human Development sind der Ansicht, daß CRH bei bestimmten menschlichen Verhaltensformen und Krankheiten möglicherweise eine wichtige Rolle spielt. Bei Versuchstieren führt ein ständiger Überschuß an CRH zu einem Streßverhalten, bei dem die Tiere schlecht fressen, der Paarungstrieb abnimmt und Catecholamine und Cortisol unkontrolliert ausgeschüttet werden. Die Forscher haben auch bei depressiven Patienten eine übermäßige Ausschüttung von CRH festgestellt, was darauf hinweisen könnte, daß sie in einem chronischen Streßzustand leben und CRH ihre Symptome möglicherweise verstärkt. Dr. Gold hat die Theorie aufgestellt, daß unkontrollierte Streßreaktionen der Kindheit auch später immer wieder erlebt werden und dann vielleicht bei Erwachsenen zu schweren psychischen Krankheiten führen. Studien von Dr. Gold und Dr. Chrousos weisen auch darauf hin, daß CRH den deutlich erhöhten Cortisolspiegel bei Patienten mit dem Cushing-Syndrom beeinflußt, das oft in Verbindung mit Depression auftritt.

Es wurden auch andere Streßhormone entdeckt, die auf den Körper einwirken. Der Körper produziert zum Beispiel die nützlichen Beta-Endorphine, opiumähnliche chemische Substanzen, die bei sportlicher Betätigung freigesetzt werden und zur »Läufer-Euphorie« führen. Da sie die Schmerzgrenze anheben, verspüren oft auch ernstlich verletzte Sportler keine Schmerzen.

Man weiß zwar schon seit langem, daß Stressoren im Gehirn chemische Veränderungen auslösen können, die Wissenschaftler beginnen aber erst jetzt herauszufinden, auf welchen Wegen Streßhormone und chemische Substanzen das Verhalten beeinflussen und das Gehirn mit dem Immun- und anderen Körpersystemen verbinden. Eine Gruppe von Experten am National Institute of Health erforscht zum Beispiel, wie Dutzende neu entdeckter, im Gehirn produzierter Proteine namens Neuropeptide das Verhalten beeinflussen und wie Streß zu Krankheiten führt. Die große Schwierigkeit bei solchen Vorhaben ist, negative Reaktionen auf Stressoren von anderen Faktoren abzugrenzen, die ebenfalls zu einer Erkrankung beitragen. In einem Leitartikel des *New England Journal of Medicine* vom 13. Juni 1985 wird denn auch die Hypothese in Frage gestellt, daß die Geistesverfassung ein wichtiger Faktor bei der Entwicklung bestimmter Krankheiten und beim Genesungsprozeß sei. Es wurde angemerkt, daß »wissenschaftlich haltbare Studien des Zusammenhangs, wenn es einen gibt, zwischen Geistesverfassung und Krankheit fehlen«.

Verhaltensmedizin und die eng verwandten Disziplinen Psychoimmunologie und Neuroimmunomodulation sind relativ neue Wissenschaften. Wer sie für wenig sinnvoll hält, sollte daran denken, daß die Biochemie – die von den Chemikern früher als zweitklassige Chemie und von den Biologen als zweitklassige Biologie betrachtet wurde – heute das Fundament der biomedizinischen Forschung ist. Ähnlich war es mit der Genetik, von der noch vor wenigen Jahren niemand annahm, daß sie ein so wichtiges Gebiet der Medizin werden würde. Wie Dr. Murray Friedman in seinem Buch *Treating Type A Behavior and Your Heart* (*Rette dein Herz. Wie Streßgeplagte umlernen und das Infarktrisiko verringern können.* Rowohlt, 1985.) sagt: »Nur sehr wenige Dinge, die es wert wären, gemessen zu werden, sind tatsächlich meßbar.«

Gefährdete Männer

Streß kann sich auch in körperlicher Hinsicht bei Männern schlimmer auswirken als bei Frauen. Trotzdem haben Männer manche Vorteile gegenüber Frauen, wenn es um Streßbewältigung geht. Männer sind weniger durch gesellschaftlich bedingte »erlernte Hilflosigkeit« eingeschränkt und tun deshalb wahrscheinlich schneller etwas gegen Dinge, die ihnen nicht passen. Da Männer aber dazu erzogen werden, ihre Gefühle nicht zu äußern, werden viele Opfer des »Pagliacci-Syndroms«. Wie der Held der Oper *Der Bajazzo*, Canio, verstecken sie Verzweiflung und Trauer hinter dem unbeschwerten Auftreten und dem Lächeln eines Clowns. Durch diese gesellschaftlich bedingte Konditionierung, Gefühle wie Trauer, Verzweiflung, Zorn, Angst, Eifersucht, Langeweile und Unsicherheit zu ignorieren, kann eine große Diskrepanz zwischen dem entstehen, was sie hinter ihrer Maske wirklich fühlen, und dem, was sie tatsächlich äußern.

Ein typisches Beispiel dafür ist der Mann, wie Dr. Herb Goldberg in seinem Buch *The New Male* sagt, der viel lieber hört, seine Impotenz habe eine körperliche Ursache und beruhe nicht auf einer emotionalen Reaktion. Dr. Goldberg meint, ein solcher Mann müsse »nicht die Verantwortung für seine Reaktion übernehmen und auch nicht den schmerzvollen Prozeß des Bewußtseinswerdens durchlaufen, um damit umzugehen«. Gefährdet sind:

Verwitwete Männer

Jedes Jahr verlieren zahlreiche Männer ein Familienmitglied. Nach einem Bericht des Institute of Medicine aus dem Jahr 1984 besteht bei Männern unter fünfundsiebzig Jahren, die ihre Frau oder ein Familienmitglied verlieren, vor allem im ersten Jahr ein erhöhtes Risiko, durch einen Unfall, an einer Kreislauferkrankung und an Infektionskrankheiten zu sterben. Auch die Selbstmordrate steigt im ersten Jahr, insbesondere bei älteren Witwern und alleinstehenden Männern, die ihre Mutter verloren haben. Bei Witwern, die nicht wieder heiraten, liegt die Sterbeziffer sechs Jahre lang überdurchschnittlich hoch. Die gesundheitlichen Probleme sind meist schlimmer bei Hinterbliebenen, die bereits in schlechter körperlicher oder seelischer Verfassung sind, Alkohol- oder Medikamentenmißbrauch treiben oder denen ein soziales Netz fehlt.

Geschiedene Männer

Die Sterblichkeit bei geschiedenen, alleinstehenden und verwitweten Menschen beiderlei Geschlechts und aller Hautfarben ist wesentlich höher. Aus epidemiologischen Studien und den Daten großer Lebensversicherungen geht außerdem hervor, daß die Sterbe- und Selbstmordziffer bei geschiedenen Männern höher ist als bei allen Gruppen von verheirateten.

Einsame Männer

Dem Bericht der Amerikanischen Akademie der Wissenschaften von 1982 mit dem Titel *Stress and Human Health* zufolge sind sozial isolierte Menschen ohne starke Bindungen für Krankheiten anfälliger und sterben früher. Eine Studie des California Department of Mental Health ergab, daß die Wahrscheinlichkeit bei vereinsamten Männern zwei- bis dreimal größer ist, vorzeitig zu sterben, und die Unterschiede bei ernsten körperlichen oder seelischen Erkrankungen sogar noch größer sind. Lang anhaltende, große Vereinsamung wird als emotionale und soziale Isolation definiert, verbunden mit einem Mangel an tieferen sozialen Kontakten und der Unfähigkeit, anderen seine Gefühle mitzuteilen oder enge Beziehungen aufrechtzuerhalten. Dr. James L. Lynch sagt in seinem Buch *The Broken Heart: The Medical Consequences of Loneliness:* »Wir müssen im wahrsten Sinn des Wortes entweder lernen, zusammenzuleben, oder uns mit der Möglichkeit vertraut machen, daß wir allein eines vorzeitigen Todes sterben.« Viele Männer verlassen sich, was soziale Beziehungen und engere Kontakte betrifft, auf ihre Frau oder Freundin. Stirbt sie oder kommt es zur Scheidung, haben sie niemand mehr, der ihnen nahesteht. Vor allem Workaholics oder sehr erfolgreiche Männer lösen sich oft von ihrem Privatleben und sind unfähig, emotionale Bindungen aufrechtzuerhalten. Das macht sie anfälliger für Krankheiten.

Männer unter Arbeitsstreß

Dem Bericht *Stress and Human Health* zufolge erhöhen ein großes Arbeitspensum, zuviel Verantwortung, Probleme mit Kollegen und ein Mißverhältnis zwischen Fähigkeiten und beruflichen Anforderungen das Risiko einer Erkrankung.

Männer, die mehreren Streßfaktoren ausgesetzt sind

Das Risiko einer Erkrankung steigt ebenfalls, wenn Ereignisse wie Heirat, Umzug, Hauskauf und Arbeitsplatzwechsel zusammenfallen.

Männer mit emotionalen Schwierigkeiten

Angeblich haben Frauen, Jugendliche und Menschen mit niedrigem Einkommen mit den größten Belastungen im Leben zu kämpfen. Die Ergebnisse der umfassendsten Untersuchung seelischer Erkrankungen, die im Oktober 1984 bekannt gemacht wurden, widerlegen jedoch den Mythos, daß Männer von psychischen Belastungen verschont bleiben. Es zeigte sich, daß Männer und Frauen in gleichem Ausmaß unter ernsten psychischen Störungen leiden. Dazu zählen auch Angstzustände und Phobien, Alkohol- und Drogenmißbrauch sowie Depression.

Der depressive Mann

Winston Churchill nannte die Depression seinen »schwarzen Hund«. F. Scott Fitzgerald beschrieb sie als die »dunkle Nacht der Seele«. Abraham Lincoln schrieb im Jahr 1841: »Würde man das, was ich fühle, auf das ganze Menschengeschlecht verteilen, es gäbe kein einziges fröhliches Gesicht auf dieser Erde.«
Die klinische Depression, die wahrscheinlich mehr Leid mit sich bringt als jede andere körperliche oder seelische Erkrankung, gehört zu den Krankheiten, die am besten zu behandeln sind – und am seltensten behandelt werden. Depression ist, entgegen der allgemeinen Meinung, eine Krankheit, keine persönliche Schwäche. Mindestens jeder vierte ist zu irgendeiner Zeit im Leben davon betroffen. Trotzdem erkennen die meisten Menschen die Symptome der Depression weder bei sich noch bei anderen und können deshalb auch nicht richtig darauf reagieren.

Ebenso wie eine Erkältung gehören auch die gelegentlich auftretende Depression, Gefühle von Trauer, »Leere« und »Melancholie« zum Leben eines jeden Menschen. Wirkt sich die Depression aber störend auf die normalen Tätigkeiten aus und dauert sie länger als zwei Wochen, dann ist es schon ernster. Es ist zwar niemand gegen eine klinische Depression immun, manche sind aber anfälliger dafür als andere; das gilt vor allem für Menschen, die mit Streß nicht gut umgehen können.

Zur Depression neigen insbesondere Jugendliche in der Übergangsphase zum Erwachsensein; Menschen mit körperlichen Krankheiten, Alkoholproblemen oder Familienmitgliedern, die ebenfalls an Depression gelitten haben; Menschen, die den Ehegatten verloren haben, eine Trennung oder Scheidung durchleben, den Arbeitsplatz oder Wohnort wechseln; und solche, die andere wichtige Veränderungen und Verluste erleben. Auch an sich frohe Ereignisse wie Heirat, Geburt eines Kindes oder Erfolg im Beruf können manchmal eine Depression auslösen. Manche Menschen werden aber auch depressiv, ohne daß ein besonderes Ereignis eintritt. Am häufigsten treten Depressionen bei Menschen zwischen den Zwanziger- und Vierzigerjahren auf, bei Männern vor allem auch Mitte der Fünfziger bis Ende der Sechziger Jahre.

Die klinische Depression ist nicht auf eine einzige Ursache zurückzuführen. Frühere Untersuchungen des unruhigen und leichten Schlafs depressiver Menschen ließen darauf schließen, daß bei der Depression die Funktion des Gehirns und des zentralen Nervensystems gestört ist. Lange Zeit brachte man eine Störung der im Gehirn produzierten chemischen Substanz Serotonin mit der klinischen Depression in Verbindung. Menschen, bei denen eine manisch-depressive Erkrankung diagnostiziert wurde, weisen während der depressiven und manischen Phasen Veränderungen des Noradrenalinspiegels auf. Inzwischen haben die Wissenschaftler eine ganze Reihe von Neurotransmittern entdeckt, die Emotionen und andere körperliche Vorgänge regulieren. Der vielleicht beste Beweis dafür, daß die klinische Depression zumindest teilweise auf Defekten des Chemiehaushalts beruht, ist die Tatsache, daß sie mit bestimmten Medikamenten sehr wirksam zu behandeln ist und wieder andere sie mit großer Wahrscheinlichkeit hervorrufen. Studien an zweieiigen und eineiigen Zwillingen sowie Geschwistern haben ergeben, daß manche Formen der Depression, wie die manisch-depressive, erblich sind. In Verbindung mit Depressionen treten oft Krankheiten wie Grippe, Hepatitis A und Pfeiffersches Drüsenfieber auf; oft besteht auch ein Zusammenhang mit blutdrucksenkenden Mitteln, Corticosteroiden und anderen Medikamenten. Weitere Faktoren, die eine Depression begünstigen, sind erlerntes Verhalten (wie das Zurückhalten von Wut), das innerhalb der Familie und Gesellschaftsschicht weitergegeben wird, und mit Streß verbundene Ereignisse. Wissenschaftler vermuten auch seit langem – der Beweis hierfür steht allerdings noch aus –, daß ein enger Zusammenhang besteht zwischen Depression und bestimmten Persönlichkeitsmerkmalen wie Abhängigkeit von einem anderen Menschen, geringes Selbstwertgefühl, unerfüllte oder ungleiche Beziehungen, bei denen der eine das Gefühl hat »Ich liebe sie (ihn) mehr, als sie (er) mich liebt«.

Aus welchem Grund auch immer eine schwere Depression entsteht, sie beeinträchtigt den ganzen Menschen. Depressive haben oft keine Hoffnung mehr, fühlen sich wertlos, schuldig, hilflos, sind pessimistisch und ziehen sich von den anderen zurück. Sie werden oft ängstlich und reizbar, und es fällt ihnen schwer, sich zu konzentrieren, zu lesen, zu schreiben, sich zu unterhalten und morgens in Gang zu kommen. Sie haben meist keine Energie mehr, können sich über nichts mehr freuen und haben das Interesse an ihren gewohnten Tätigkeiten und an Sex verloren. Bei manchen Menschen wechseln sich depressive und manische Phasen ab, während derer sie eher euphorisch als passiv sind. Sie können dann vierzehn bis achtzehn Stunden täglich arbeiten, essen vielleicht ständig und/oder sind sexuell äußerst aktiv. Eine Depression kann auch zu Schlaflosigkeit, Schlafsucht, Erschöpfung, Appetitlosigkeit, Magenverstimmung, Verstopfung, erhöhter Sensibilität für körperliche und emotionale Schmerzen und zu Selbstmordgedanken führen, die manchmal in die Tat umgesetzt werden (siehe Seite 197). Mit depressiven Menschen zu leben ist schwierig. Da sie so wenig Freude in ihrem eigenen Leben haben, können sie auch anderen nur wenig geben. Wic dcr Dichter John Donne sagte: »Niemand ist eine Insel, ganz für sich allein; jeder ist Teil eines Kontinents, eines großen Ganzen ... Depressive Menschen brauchen immer wieder die Bestätigung, daß ihnen Nahestehende sie nicht fallenlassen und daß seelische Schmerzen normal – und aller Wahrscheinlichkeit nach – nur vorübergehend sind.

Was Sie bei kurzfristiger Depression tun können

▷ Vermeiden Sie zusätzliche Streßfaktoren wie Arbeitsplatz- oder Wohnortwechsel, die eine Depression auslösen können, wenn Sie sich zum Beispiel gerade scheiden lassen.

▷ Denken Sie daran, daß bestimmte Feiertage (wie Weihnachten) und Jahrestage ein Stimmungstief auslösen können. Eine Depression tritt auch eher auf, wenn man erschöpft, unterernährt oder körperlich in schlechter Verfassung ist.
▷ Äußern Sie Ihre Gefühle einem Familienmitglied oder Freund gegenüber, zu dem Sie Vertrauen haben. Versuchen Sie, Ihre Wünsche, Bedürfnisse und insbesondere negativen Gefühle wie Zorn, die eine Depression auslösen können, wenn sie sich aufstauen, besser auszudrücken. Viele Männer »beißen« sich durch schwierige Situationen oder weichen mit Alkohol oder Drogen davor aus.
▷ Meiden Sie Menschen und Situationen, die Ihr Selbstwertgefühl erschüttern.
▷ Treiben Sie regelmäßig Sport. Durch Sport, in vernünftigen Maßen betrieben, wird das Gehirn zur Produktion der stimmungsaufhellenden Endorphine angeregt.
▷ Schlafen Sie tagsüber nicht. Eine Depression ist oft mit Schlaflosigkeit verbunden, die dadurch noch schlimmer wird.
▷ Meiden Sie Alkohol und Drogen. Sie bieten nur kurzfristig eine Fluchtmöglichkeit und verstärken letztlich die Depression.
▷ Suchen Sie sich Betätigungen, die Ihnen Spaß machen, und versuchen Sie dabeizubleiben, auch wenn Sie keine Lust dazu haben. Auch eine Unterbrechung des Alltags – zum Beispiel ein Urlaub – kann Ihnen aus der Depression heraushelfen.

Wenn die depressive Verstimmung länger als zwei oder drei Wochen anhält, ernsterer Natur ist und nicht auf ein bestimmtes Ereignis oder Verlusterlebnis zurückgeführt werden kann, sollte man sich an einen Arzt, einen Psychologen oder an den sozialpsychiatrischen Dienst wenden. Manche haben das Gefühl, als wären sie schon »mit einer Depression auf die Welt gekommen«, und erkennen nicht, daß etwas nicht stimmt, weil sie sich ihr ganzes Leben schlecht gefühlt haben. Eine schwere Depression dieser Art verschwindet nicht von selbst. Dennoch begibt sich etwa nur die Hälfte der Menschen, bei denen eine Depression vorliegt, in Behandlung. Wer nichts unternimmt, muß einen hohen Preis zahlen: Es kommt zu Krankheiten, Berufsunfähigkeit, verminderter Leistungsfähigkeit; eine Depression ist oft mit unermeßlichem menschlichem Leid verbunden. Wissenschaftler sind der Meinung, daß in vielen Fällen eine chronische Depression vorliegt und immer wieder schwere depressive Phasen auftreten, wenn man sich nicht in Behandlung begibt und nur darauf wartet, daß sie von selbst »vergeht«.
In siebzig bis fünfundachtzig Prozent der Fälle helfen tricyclische Antidepressiva (Thymoleptika), die schlimmsten Phasen besser zu überstehen. Im allgemeinen hellt sich die Stimmung zwei bis drei Wochen nach der ersten Einnahme auf. Jüngste Untersuchungen haben gezeigt, daß eine akute Depression durch

eine Psychotherapie ebenso wirksam zu behandeln ist wie mit den üblichen Medikamenten. Eine dieser Studien belegt vor allem die Effektivität von zwei Therapieformen: 1. die Gruppentherapie, bei der die zwischenmenschlichen Beziehungen im Mittelpunkt stehen, und 2. die rationale Psychotherapie und Verhaltenstherapie, die den Patienten dabei unterstützt, eine negative Einstellung zu sich selbst und seinem Leben zu verändern und ein für ihn befriedigenderes positives Denken und Verhalten zu verstärken (siehe auch Seite 148).
Das Entscheidende ist, daß man eine Depression überwinden kann. Viele, die sich in Behandlung begeben haben, bestätigen, daß sie das Gefühl haben, aus einem langen, dunklen Tunnel wieder ans Licht gekommen zu sein. Sie sind leistungsfähiger und haben mehr Freude am Leben als je zuvor. Dies wird auch in den folgenden Zeilen ausgedrückt:

> Je dunkler die Nacht, desto heller der Morgen;
> geboren wird Freude aus Kummer und Sorgen.

Mit Belastungen umgehen

Menschen, die mit Belastungen gut umgehen, wissen, was dabei mit ihnen geschieht und wie sie die jeweilige Situation erträglicher gestalten können. Wie gut man äußeren Druck und Streß bewältigt, hängt sehr von der Lebensführung ab, ob und wie man ein Gegengewicht schafft. Wichtig ist dabei zum Beispiel auch, wie oft man ein warmes Essen zu sich nimmt oder sich beim Sport richtig verausgabt, ob man an den Aktivitäten eines Vereins teilnimmt oder sonstige soziale Kontakte pflegt, ob man mit Freunden über persönliche Dinge sprechen und Ärger oder Sorgen frei äußern kann, ob man einfach nur aus Spaß etwas tut und sich tagsüber auch einmal Ruhe gönnt.
Der Psychologe Albert Ellis empfiehlt, Streß unter dem Aspekt seiner A-B-C-Theorie zu betrachten. Er sagt, daß jeder selbst die Streßfaktoren und die entsprechenden Reaktionen darauf schafft. Eine emotionale Reaktion wie Spannung oder Angst findet unter folgenden Bedingungen statt:

A Es tritt ein aktivierendes Ereignis oder ein Streßauslöser ein, zum Beispiel Probleme am Arbeitsplatz.
B Dieser Auslöser wird nach einem System von Vorstellungen – das oft unbewußt ist – bewertet.
C Daraus ergeben sich entsprechende Gefühle oder Handlungen.

Nach der Theorie von Ellis ist A nicht die Ursache von C. Es ist B – oder wie man A *bewertet* –, das C auslöst. Man erfährt zum Beispiel, daß man bei der Beförderung übergangen wurde. Das ist das aktivierende Ereignis. Dann kommt ins Spiel, wie man über A denkt und das Ereignis bewertet. Erst ist man erschrocken, später ärgerlich. Als nächstes macht man sich Sorgen. Sogar die

Tatsache, daß man sich Sorgen macht, kann einen beunruhigen, wodurch die seelische Belastung noch größer wird.
Man kann die Tatsache, daß man übergangen wurde, jedoch unter verschiedenen Gesichtspunkten betrachten. Man kann sich sagen, ich war nicht gut genug oder ich war das Opfer von Bürointrigen. Man kann sich aber auch sagen: 1. Meine Leistung müßte *wirklich* besser sein; 2. Ich sollte mir neue Fähigkeiten aneignen; oder 3. Ich könnte vielleicht in einer anderen Firma, mit einem anderen Chef oder sogar in einem anderen Beruf glücklicher sein.
Die Einstellung zu A bestimmt die dadurch ausgelösten Gefühle. Man kann depressiv werden und sich in einer ausweglosen Situation gefangen fühlen, wenn man sich dafür entscheidet, weiter an diesem Arbeitsplatz zu bleiben und die anderen aufsteigen zu sehen. Oder man kann traurig und enttäuscht sein, weil man übergangen wurde, und sogar Angst vor einem Arbeitsplatzwechsel oder einer beruflichen Veränderung haben. Im zweiten Fall aber wird die Niedergeschlagenheit nur von kurzer Dauer sein, sich nicht negativ auf die Gesundheit auswirken und zu einer Veränderung anspornen.
Es gibt neben der veränderten Sichtweise noch andere Möglichkeiten, Streß auf ein Minimum zu reduzieren. Die eine ist, sich die Kraft der Konzentration zunutzezumachen. Wenn man sich Zeiten starken Angespanntseins ins Gedächtnis ruft, sieht man, daß oft viele Dinge gleichzeitig geschehen und man sich nicht auf die Bewältigung einer Aufgabe konzentrieren kann. Nehmen Sie sich das nächste Mal, wenn Sie sich unter Druck und in verschiedene Richtungen »gezerrt« fühlen, *eine* der anstehenden Aufgaben vor, konzentrieren Sie sich ganz darauf, und Sie werden merken, wie die Spannung abnimmt. Auch bei Sportarten wie Skifahren und Tennis, bei Meditation und sogar beim Bridge muß man sich voll konzentrieren – deshalb entspannt man sich dabei so gut.
Spannungen kann man auch abbauen, wenn man sich eine bestimmte Einstellung und Gewohnheiten von Menschen zu eigen macht, die mit Streß gut umgehen können. Sie scheinen aus vier Kraftquellen zu schöpfen: Fitness, Freunde, Spaß und Flexibilität.

Fitness

Wer körperlich in Form ist, fühlt sich auch geistig-seelisch gut und kann deshalb mit Streßsituationen wahrscheinlich besser umgehen. Deshalb gilt:

1. Treiben Sie regelmäßig Sport, um körperlich fit zu werden und »Dampf abzulassen«. Bei körperlicher Anstrengung werden mehr Beta-Endorphine gebildet, natürliche, opiumähnliche Substanzen, die Beklemmungen verringern und die Stimmung heben.
2. Achten Sie auf Ihr Gewicht, ernähren Sie sich ausgewogen, und nehmen Sie mindestens einmal täglich ein warmes Essen zu sich.

3. Sorgen Sie für ausreichend Schlaf, das heißt mindestens viermal pro Woche sieben bis acht Stunden. Wer weniger schläft, läuft nur auf vier Zylindern statt auf sechs oder acht.

Freunde

Aus jüngsten Untersuchungen geht hervor, daß Menschen mit vielen sozialen Bindungen – ob durch die Ehe, nahe Freunde oder Verwandte, Mitarbeit in einer Kirchengemeinde oder anderen Gruppen – Streßreaktionen besser in erträglichen Grenzen halten können. Die Epidemiologin Lisa Berkman hat im Bezirk Alameda, Kalifornien, 7000 Personen neun Jahre lang beobachtet. Ihre Studie ergab, daß Männer in den Fünfzigern mit geringem Einkommen und starken sozialen Bindungen viel länger lebten als Männer mit hohem Einkommen und einem schwachen sozialen Netz. Also:

1. Suchen Sie Kontakt mit anderen, nicht nur im Familienkreis und durch intime Beziehungen, sondern auch in Selbsthilfegruppen und anderen Vereinigungen, und pflegen Sie Freundschaften mit Menschen, zu denen Sie Vertrauen haben.
2. Sprechen Sie offen über wichtige Gefühle wie Trauer, Zorn und Enttäuschung. Meiden Sie Trotzreaktionen. Lassen Sie auch Tränen zu. Wie Charles Dickens in *Oliver Twist* schreibt: »Weinen öffnet die Lungen, klärt den Gesichtsausdruck, trainiert die Augen und besänftigt das Gemüt.«
3. Zeigen Sie anderen Ihre Zuneigung, und nehmen Sie sie auch an. Es wird vielfach beobachtet, daß Berührungen Schmerzen und Streß lindern und den Heilungsprozeß beschleunigen. Ein um die Schulter gelegter Arm, ein Händedruck oder eine Umarmung tragen sehr viel zum Wohlbefinden bei. Viele Menschen, vor allem Männer, unterdrücken jedoch den Wunsch nach solchen Berührungen.
4. Lernen Sie zuzuhören. Der Psychologe James J. Lynch schreibt in seinem Buch *The Language of the Heart* (*Die Sprache des Herzens. Wie unser Körper im Gespräch reagiert.* Junfermann, 1987.), daß bei vielen Menschen der Blutdruck – vor allem bei solchen, die bereits einen hohen Blutdruck haben – beim Sprechen deutlich ansteigt und, ebenso wie der Puls, sehr zurückgeht, wenn sie anderen aufmerksam zuhören.

Spaß

Die wenigsten denken daran, daß Vergnügungen eine gute Möglichkeit sind, die negative Kraft einer bedrückenden Situation abzuschwächen. Deshalb:

1. Achten Sie auf ein ausgewogenes Verhältnis von Arbeit und Erholung. Planen Sie während des Tages Pausen ein. Tun Sie in der Mittagspause oder am Abend etwas, was Ihnen Spaß macht.

2. Investieren Sie mindestens einen Tag pro Monat in die »seelische Gesundheit«, und verbringen Sie ihn in einer erholsamen Umgebung: im Wald, an einem See oder Fluß oder auch zu Hause. Es ist erwiesen, daß Streßreaktionen sogar schwächer werden, wenn man sich eine solch friedliche Umgebung nur im Geiste vorstellt.
3. *Lernen Sie zu lachen.* Der Mensch ist das einzige aller Lebewesen, das lachen kann. Es werden dabei die gleichen chemischen Substanzen im Gehirn freigesetzt, die die »Läufer-Euphorie« auslösen. Dem Psychologen Paul Ekman von der University of California zufolge hat sogar ein Lächeln therapeutischen Wert. Er bat einmal Schauspieler, nur durch den Gesichtsausdruck Gefühle wie Glücklichsein, Zorn, Angst, Abscheu, Trauer und Überraschung darzustellen. Es zeigte sich, daß jedes dieser »Gesichter« die gleichen Veränderungen bei Pulszahl, Schweißabsonderung und Hauttemperatur hervorrief, wie es bei den echten Gefühlen der Fall gewesen wäre. Um es mit den Worten von König Salomon zu sagen: »Ein fröhliches Herz tut so gut wie eine Medizin.«

Flexibilität

Flexibilität bedeutet, daß man für Veränderungen offen ist, weil man weiß, daß man im Grunde sein Leben selbst bestimmt.

1. Überlegen Sie sich, was Ihnen im Leben wirklich wichtig ist, setzen Sie sich erreichbare Ziele, stellen Sie eine Liste von Prioritäten auf, und erledigen Sie eine Sache nach der anderen.
2. Geben Sie ab und zu nach. Sie müssen nicht immer der sein, der recht hat.
3. Überlegen Sie sich Alternativen. Wer sich in einer Situation »gefangen« fühlt, schafft sich mehr Streß als jemand, der verschiedene vernünftige Alternativen und Auswege parat hat.
4. Seien Sie auch emotional flexibel. Es ist erwiesen, daß sich das »Stimmungsbarometer« bei Menschen, die an einem Tag ganz unten sind, am nächsten wieder auf ein normales Niveau einpendelt. Scarlett O'Hara hatte recht mit ihrem Satz: »Morgen ist ein neuer Tag.«

Und zum Schluß

1. Konzentrieren Sie sich auf Ihr eigenes Leben, statt viel Energie dafür zu verschwenden, Familienmitglieder oder Freunde zu ändern oder »festzulegen«.
2. Versuchen Sie nicht, Streß mit Alkohol oder Drogen, durch Rauchen, Kaffeetrinken, zuviel Essen, zuviel Arbeit, schnelles Autofahren oder Raufereien zu verringern. Diese »Lösungen« halten Sie nur davon ab, wirklich aktiv zu werden, und führen zu noch größeren Problemen. Alkohol und

Drogen lassen einen den Streß weniger spüren, er wird dadurch aber nicht geringer.

3. Erlernen Sie Techniken, mit denen Sie Streß abbauen und sich entspannen können, zum Beispiel Meditation, tiefes Atmen, die Muskeln dehnen und entspannen; auch ein kurzer Erholungsschlaf eignet sich gut zum Streßabbau. Entspannung ist mehr als das Fehlen von Streß; sie ist ein positiver, beglückender Zustand der Seelenruhe und einfach des Daseins.

Der Kardiologe Dr. Herbert Benson hat sich mit der Fähigkeit des Körpers befaßt, streßbedingte Krankheiten zu mildern oder ihnen vorzubeugen, und hat darüber das Buch *The Relaxation Response* geschrieben. Diese Reaktion des Körpers besteht in einer Senkung des Blutdrucks, der Pulszahl, des Sauerstoffverbrauchs und Stoffwechsels und in vermehrten Alphawellen im Gehirn, die etwas mit dem Gefühl des Wohlbefindens zu tun haben.

- ▷ Setzen Sie sich in bequemer Haltung hin, und sorgen Sie dafür, daß Sie ungestört sind.
- ▷ Schließen Sie die Augen.
- ▷ Gehen Sie nun nacheinander alle Muskelgruppen von den Fußspitzen bis zu Stirn und Hals durch, spannen Sie sie an und entspannen sie wieder.
- ▷ Atmen Sie durch die Nase, und sagen Sie bei jedem Ausatmen im stillen das Wort »eins«.
- ▷ Nehmen Sie sich für diese Entspannungsübung zehn bis zwanzig Minuten Zeit. Sie können zwischendurch die Augen öffnen, um nach der Uhr zu sehen. Stellen Sie aber keinen Wecker.
- ▷ Lassen Sie die Entspannung ganz natürlich kommen; erzwingen Sie nichts. Bleiben Sie nicht an Gedanken hängen, die Sie ablenken, und wiederholen Sie immer wieder das Wort »eins«.
- ▷ Bleiben Sie noch ein paar Minuten ruhig sitzen, wenn Sie die Entspannungsübung beendet haben.
- ▷ Machen Sie diese Übung ein- oder zweimal am Tag, frühestens aber zwei Stunden nach einer Mahlzeit, weil sich der Verdauungsvorgang ungünstig auswirkt.

Es gibt Hunderte, ja Tausende von Techniken zur Streßbewältigung. Sie haben alle eines gemeinsam, nämlich daß man, wenn man eine davon anwendet, dem Streß nicht mehr passiv gegenübersteht, sondern etwas dagegen tut: Lethargie durch Kreativität ersetzt, Hilflosigkeit durch Beherrschung der Situation und Verzweiflung durch Optimismus; man ignoriert seine eigenen Bedürfnisse nicht mehr, sondern versucht, sie zu befriedigen. Mit anderen Worten: Man gibt nicht auf.
Ein klassisches Beispiel dafür, wie sich positives Denken und die Entscheidung, sich nicht aufzugeben, auf die Gesundheit auswirken, liefert der Schriftsteller Norman Cousins. Die Ärzte hatten ihm eröffnet, daß er eine Chance von 1 : 500

habe, von einer Wirbelsäulenversteifung geheilt zu werden. Bei dieser Krankheit zerfällt nach und nach das Bindegewebe im Rückgrat. Er beschloß, diese ungleiche Wette zu gewinnen, und sagte sich, daß, wenn negative Reaktionen auf Streß zu Erkrankungen führen, positive Emotionen wie Liebe, Hoffnung, Glaube, Vertrauen, Lachen, Freude und Lebenswille eigentlich gesund machen sollten. Er begann seine Selbstheilung damit, daß er das Krankenhaus verließ und in ein nahegelegenes Hotel zog, wo ihn seine Ärzte besuchen konnten. Dann lieh er sich einen Stapel Filme, bei denen er aus vollem Hals lachen konnte. Er stellte fest, daß zwanzig Minuten Lachen ihm zu ein paar Stunden schmerzfreien Schlafs verhalfen. Er baute sein Selbstheilungsprogramm weiter aus und war nach einem Jahr wieder gesund. »Da ich das Urteil nicht annahm«, schrieb Cousins später, »war ich nicht in dem Teufelskreis von Angst, Depression und Panik gefangen, in den man so leicht gerät, wenn man an einer unheilbaren Krankheit leidet.«

Psychotherapie

Manche Menschen leiden unter Angstzuständen, Depression und anderen seelischen Reaktionen, weil sie komplexe psychische Probleme haben. Gefahr besteht bei:

- ▷ unbegründeter, lang anhaltender Angst;
- ▷ schwerer, lang anhaltender Depression;
- ▷ plötzlichen Veränderungen im Verhalten und Stimmungsumschwung;
- ▷ anhaltenden, durch Spannung verursachten körperlichen Symptomen;
- ▷ dem Gefühl, keinen Ausweg mehr zu sehen;
- ▷ Selbstmordgedanken;
- ▷ Alkohol- und Drogenmißbrauch.

Wenn das seelische Leid zu groß ist – oft nach einer beruflichen Krise, einer Scheidung oder durch den Verlust eines geliebten Menschen –, suchen Millionen von Männern und Frauen Hilfe bei Psychiatern, Psychologen, Sozialarbeitern und anderen Fachleuten. Diese Hilfesuchenden sind weder geisteskrank noch unvernünftig. Sie *sind* depressiv, ängstlich und wollen nicht länger ein Leben in stiller (in manchen Fällen lauter) Verzweiflung führen.

Ihre Fortschritte richten sich danach, wieviel Energie und Geld sie dafür aufwenden wollen, ob sie einen Therapeuten finden, der engagiert, aber objektiv ist, und ob sie eine vertrauensvolle Beziehung zu dieser Person aufbauen können. Diese Beziehung ist das wichtigste »Arbeitsgerät« bei einer Psychotherapie.

Man unterscheidet grundsätzlich zwei Arten von Psychotherapie: 1. die *Kurzzeittherapie* bei akuten Krisen wie Todesfall oder Scheidung und 2. die *Langzeittherapie,* bei der zugrundeliegende Emotionen analysiert, die Selbsterkenntnis gefördert, das Verhalten verändert, ein Selbstwertgefühl aufgebaut

und die Bewältigung von Streßsituationen gelernt werden. Daneben erwirbt man sich auch neue Möglichkeiten, mit den kleinen und großen Problemen des Lebens umzugehen.
Es gibt außerdem verschiedene Richtungen wie Verhaltens- und rationale Therapie, Psychoanalyse, Gruppen-, Familien- und Paartherapie, Biofeedback, Hypnose, Entspannungstraining, Veränderung des Verhaltens und Sexualtherapie. Eine Analyse der Vergangenheit führt man am besten in Einzeltherapie durch; hat man Schwierigkeiten, mit anderen Menschen zurechtzukommen, bietet sich die Gruppentherapie an. In manchen Fällen empfiehlt der Therapeut auch eine Kombination aus Einzel- und Gruppentherapie.
Bei der *Einzeltherapie* dauert eine Sitzung normalerweise fünfzig Minuten; man hat eine Sitzung pro Woche oder, wenn nötig, auch mehr. Die *Gruppentherapie* dauert eine bis mehrere Stunden; zu den Sitzungen kommen normalerweise acht bis zwanzig Personen. Die Therapie kann einige Monate dauern oder sich bei schwerwiegenden Problemen über Jahre erstrecken. Nach einer Studie an 3000 Patienten, die verschiedene Arten von Therapien machten, reichen bei den meisten psychischen Problemen sechsundzwanzig bis zweiundfünfzig Sitzungen aus – vorausgesetzt, der Patient arbeitet aktiv mit. Aus anderen Untersuchungen geht hervor, daß zur Behandlung von Depression zwanzig Sitzungen in rationaler Psychotherapie, die sich über zehn bis zwölf Wochen erstrecken, ausreichen.
Die Kosten einer Psychotherapie sind unterschiedlich. Im Durchschnitt muß man pro Sitzung mit DM 100,– rechnen. Eine Gruppentherapie ist billiger. Sofern eine medizinische Indikation vorliegt, übernimmt die Krankenkasse die Kosten. Manche sozialpsychiatrischen Dienste haben Staffelpreise, die sich nach dem Einkommen des Patienten richten.
Da eine Psychotherapie eine sehr persönliche Sache ist und sehr teuer werden kann, sollte man seinen Therapeuten sorgfältig auswählen und darauf achten, daß man sich mit ihm gut fühlt.

▷ Schauen Sie sich nach einem qualifizierten Therapeuten um. Lassen Sie sich von Freunden, Ihrem Arzt, dem zuständigen Ärzte- und Psychologenverband, der psychiatrischen Abteilung einer Klinik oder sozialen Beratungsstellen Therapeuten empfehlen.

▷ Sprechen Sie über die Kosten und die Zahl der Stunden. Sagen Sie, was Sie sich von der Therapie erwarten, fragen Sie nach der vom Therapeuten angewendeten Methode, und erkundigen Sie sich nach dem Hintergrund des Therapeuten.

▷ Wenn Sie nach ein paar Sitzungen merken, daß Sie mit dem Therapeuten nicht zurechtkommen, ist es Ihr gutes Recht, sich nach einem anderen umzusehen – vorausgesetzt, Sie zahlen die Therapie selbst. Wechseln Sie jedoch nach Behandlungsbeginn drei- oder viermal den Therapeuten, kann das Problem eher bei Ihnen selbst liegen als beim Therapeuten.

▷ Denken Sie daran, daß Sie mit der Therapie auf lange Sicht Fortschritte machen, auch wenn sie nicht angenehm ist.

Eine Psychotherapie zu beginnen und dabeizubleiben ist eine große Entscheidung, die sorgfältig überlegt sein will und die man ernst nehmen sollte. Eine vielleicht ganz zutreffende Entsprechung zu dem, was man von einer Psychotherapie hat, findet sich in dem Kinderbuch *Der Zauberer Oz,* in dem die Vogelscheuche, der ängstliche Löwe und der Blechmann schließlich feststellen, daß sie Dinge, nach denen sie so lange gesucht hatten, schon besaßen: Verstand, Mut und ein Herz.
Am meisten profitieren Menschen von einer Psychotherapie, die

▷ erkennen, wie sie ihre Probleme verursachen oder dazu beitragen;
▷ ein bestimmtes Problem definieren können, statt zu sagen, »bei mir geht immer alles schief«;
▷ sich mit Menschen wohler fühlen, die kämpfen, als mit solchen, die meinen, sie seien »angekommen«;
▷ motiviert sind, sich persönliche Veränderungen zu erarbeiten.

Viele, die eine Therapie machen, stellen fest, daß sich sowohl ihr seelischer als auch ihr körperlicher Gesundheitszustand verbessern. Einer Studie zufolge könnten die allgemeinen Aufwendungen der Krankenkassen erheblich reduziert werden, wenn mehr für die seelische Gesundheit getan würde.
Erfolgreiche Streßbewältigung auf welche Weise auch immer, kann zu »emotionaler Widerstandsfähigkeit« führen. Wer emotional widerstandsfähig ist, sieht einen Sinn in den Dingen, fühlt sich nicht ausgeliefert, ist für Veränderungen offen und sieht in streßauslösenden Ereignissen mehr eine Herausforderung als eine Bedrohung.
Durch das Annehmen dieser Herausforderungen können solche Menschen das nächste Mal mit Streß besser umgehen. Mit Streß richtig umzugehen ist für die Gesundheit vielleicht genauso wichtig wie eine vernünftige Ernährung, ausreichende sportliche Betätigung, eine befriedigende Arbeit und enge Beziehungen zu anderen Menschen. Positive Streßbewältigung ist also eine wichtige Fähigkeit, die auf lange Sicht einen ebenso großen Einfluß auf Gesundheit und Lebenserwartung hat wie Ernährung, Sport, Schlaf und Freude an der Arbeit.

Teil II

Die häufigsten Krankheiten mit Todesfolge und Todesursachen der Männer

Anmerkung der Redaktion

Die im gesamten Teil II genannten quantitativen Fakten, die statistischen Zahlen, Schätzungen und Forschungsergebnisse basieren auf amerikanischen Verhältnissen. Sie sind in ihrer Tendenz durchaus übertragbar auf die entsprechende Situation in der Bundesrepublik Deutschland und damit ein wichtiger Maßstab für die Gesundheitsproblematik sowie die daraus zu ziehenden Konsequenzen.

In diesem Teil geht es um die grundlegende Vorbeugung und den Umgang mit den zehn bei Männern häufigsten Todesursachen:

Todesursache	Zahl der Todesfälle in den USA	Anteil bei 100 000 Einwohnern
1. Herzerkrankungen	397 097	345,2
2. Krebs	242 790	211,1
3. Unfälle	64 053	55,7
4. Schlaganfall	61 697	53,6
5. Emphysembronchitis	44 013	38,3
6. Grippe/Lungenentzündung	29 440	25,6
7. Selbstmord	22 689	19,7
8. Leberkrankheiten/Zirrhose	17 558	15,3
9. Mord	15 038	13,1
10. Diabetes	14 859	12,9
Quelle: National Center für Health Statistics.		

Die Lebenserwartung von Männern ist dadurch sieben Jahre niedriger als die von Frauen, und außerdem ist die Sterbeziffer bei Männern aufgrund dieser Ursachen dreimal so hoch, teilweise noch höher. Dennoch kann man vieles zur Vorbeugung und Behandlung tun, in vielen Fällen kann die Krankheit zum Stillstand gebracht oder geheilt werden.
Die folgende Tabelle zeigt, wie viele Männer in den USA im Jahr 1984 an den zehn häufigsten Todesursachen starben und wie hoch die Sterbeziffer pro 100 000 Einwohner ist.

6 Herzerkrankungen

Erst bei der Arbeit an diesem Kapitel fiel mir auf, daß ich in den fünfundzwanzig Jahren meiner Tätigkeit als medizinische Autorin sehr wenig über Herzerkrankungen geschrieben habe. Mein Vater starb relativ jung an einem Herzklappenfehler nach rheumatischem Fieber, und in meiner Familie besteht eine Veranlagung zu Herzerkrankungen. Das Risiko ist zwar für meinen Bruder noch größer als für mich, aber auch bei mir steigt es mit zunehmendem Alter. So versucht jeder auf seine Weise, den Dingen, die er als bedrohlich empfindet, aus dem Weg zu gehen.
Herzerkrankungen waren früher häufiger als heute. Seit Jahren geht die Zahl der Todesfälle durch Schlaganfall, Angina pectoris und ähnlichen Krankheiten laufend zurück, vor allem bei Männern. Dabei spielt sicher auch die bessere ärztliche Versorgung eine Rolle. Nach Ansicht von Wissenschaftlern ist der Hauptgrund für den Rückgang der Herzerkrankungen wahrscheinlich darin zu sehen, daß Männer heute weniger rauchen, weniger Cholesterin und Fett zu sich nehmen, auf ihren Blutdruck achten und sich auch in anderen Dingen auf eine gesündere Lebensführung umgestellt haben.
Dennoch sind Herzerkrankungen immer noch die führende Todesursache, jeder fünfte Mann stirbt daran. Bei Männern jeden Alters ist die Wahrscheinlichkeit, eine Herzkrankheit zu entwickeln, viermal größer als bei Frauen; die Wahrscheinlichkeit, daran zu sterben, ist doppelt so groß.

Die Anzeichen einer Herzerkrankung

Was genau geht nun bei dieser Krankheit vor sich, die sich bevorzugt Männer aussucht? Eine Herzerkrankung schädigt nicht nur das Herz selbst, sondern auch die Blutgefäße, vor allem die Arterien, die das Blut vom Herzen weg in den Körper transportieren; daher auch die Bezeichnung kardiovaskuläre Erkrankung – »kardio« bedeutet Herz, und »vaskulär« steht für Blutgefäß.
Ein gesundes Herz wiegt etwa 400 Gramm und ist nur wenig größer als eine Faust. Es ist ein Hohlorgan mit einem kräftigen Muskel, der als Myokard bezeichnet wird, und hat vier Kammern. Das Blut aus dem Körper fließt in die zwei Herzkammern auf der rechten Seite, die es in die Lunge pumpen, wo es mit Sauerstoff angereichert wird. Das sauerstoffreiche Blut geht dann von der Lunge in die linken Herzkammern, die es durch die größte Arterie, die Aorta, in den Körper pumpen.
Man bemerkt kaum etwas von der enormen Leistung des Herzens, obwohl es

▷ siebzig- bis neunzigmal in der Minute schlägt, das heißt etwa 100000mal pro Tag;

- ▷ etwa fünf Liter Blut durch insgesamt 96 000 Kilometer Arterien, Venen und kleinere Blutgefäße pumpt (das entspricht einer Pumpkapazität von 16 300 Litern pro Tag);
- ▷ dafür sorgt, daß Blut innerhalb von weniger als sechzig Sekunden vom Herzen zum großen Zeh und wieder zurück gelangt;
- ▷ seine Leistung bei großer körperlicher Anstrengung, wenn der Körper mehr sauerstoff- und nährstoffreiches Blut braucht, fast verfünffacht.

Das Myokard ist der stärkste Körpermuskel, der ständig mit Sauerstoff und Nährstoffen versorgt werden muß, sonst stirbt er fast augenblicklich ab. Der Herzmuskel kann diese lebenswichtigen Substanzen nicht aus dem Blut, das sich in den Herzkammern befindet, beziehen. Er muß von der rechten und linken Koronararterie mit dem nötigen Sauerstoff und den Nährstoffen versorgt werden. Sie werden als Koronararterien bezeichnet, weil sie wie ein Kranz auf dem Herzen sitzen.

Die häufigste Herzkrankheit ist die koronare Herzerkrankung. Sie wird hauptsächlich durch *Atherosklerose* verursacht, einem Vorgang, der zur Arteriosklerose oder Arterien»verkalkung« führt. Bei der Atherosklerose kommt es in den am Herzen verlaufenden Koronararterien zu Fettablagerungen. Dadurch wird der Blutfluß eingeschränkt, und es kann sich schließlich eine koronare Herzerkrankung entwickeln oder zu einem Schlaganfall kommen, wenn der Blutfluß zum Gehirn beeinträchtigt ist. Man weiß zwar nicht, wie es zur Atherosklerose kommt, Wissenschaftler haben jedoch festgestellt, daß ein statistischer Zusammenhang besteht zwischen einem hohen Blutcholesterinspiegel, einem erhöhten Risiko für Herzinfarkt und Schlaganfall und einer Ernährung mit viel Cholesterin und gesättigten Fettsäuren (siehe auch den Abschnitt *Schlaganfall,* Seite 185).

Da meist erst Symptome auftreten, wenn die Koronararterien schon zu zwei Dritteln durch Fettablagerungen verengt sind, ist das erste Warnsignal einer koronaren Herzerkrankung leider viel zu oft ein *Herzinfarkt,* das heißt, eine der Arterien, die den Herzmuskel mit Blut versorgen, ist plötzlich blockiert. Dadurch tritt eine irreversible Schädigung des Herzmuskels, eventuell auch eine Entzündung ein, die als Myokardinfarkt bezeichnet wird. Ein Herzinfarkt wird auch als »koronare Ischämie« bezeichnet, wenn eine der Koronararterien verschlossen ist, oder als »Koronarthrombose«, wenn der Arterienverschluß durch ein Blutgerinnsel zustandekam statt durch die Arterienverengung.

Manchmal hat der verminderte Blutfluß in den Koronararterien nicht einen Herzinfarkt, sondern Angina pectoris zur Folge. Das sind Brustschmerzen, die sich einstellen, wenn das Herz bei normaler Tätigkeit ausreichend mit Blut versorgt wird, jedoch nicht, wenn es zum Beispiel beim Laufen oder Schneeschaufeln mehr leisten muß. Ein verminderter Blutfluß kann auch zu Herzrhythmusstörungen führen – ein weiteres Warnsignal für eine koronare Herzerkrankung.

Einschlägigen Untersuchungen zufolge warten die Opfer eines Herzinfarkts im Durchschnitt drei Stunden, bevor sie Hilfe rufen. Etwa eine Stunde lang ist ihnen überhaupt nicht klar, daß sie einen Herzinfarkt erlitten haben.
Da bei einem Herzinfarkt nicht immer alle Symptome gleichzeitig auftreten, sollte man sofort Hilfe rufen, wenn auch nur eines der folgenden Warnsignale vorhanden ist:

- ▷ Ein dumpfer Schmerz in der Mitte der Brust, wobei man das Gefühl hat, daß sie fest zusammengedrückt wird. Er kann zwei Minuten oder länger anhalten. Ein Herzinfarkt verursacht selten so massive Schmerzen, daß man sich nicht mehr bewegen kann. Sie sind aber doch so stark, daß man sofort bei jeder Tätigkeit innehält. Stechende Schmerzen, die einige Sekunden anhalten, sind normalerweise kein Anzeichen für einen Herzinfarkt.
- ▷ Schmerzen, die sich bis zu den Schultern, Armen, zum Hals oder Kiefer ziehen.
- ▷ *Starke* Schmerzen, Schwindel, Ohnmacht, Schwitzen, Übelkeit oder Atemnot.

Anmerkung: Versuchen Sie in diesem Zustand nicht, selbst mit dem Auto ins Krankenhaus zu fahren. Lassen Sie sich von jemand anders fahren, oder rufen Sie den Notarzt, und sagen Sie ihm, daß er Sie in eine Herzabteilung bringen soll.

Manche Menschen haben bei einem Herzinfarkt nur leichte Beschwerden, die einer Magenerkrankung ähneln. Bei anderen treten überhaupt keine Symptome auf. Bei anderen wieder treten herzinfarktähnliche Symptome auf, die aber durch Angina pectoris (vorübergehende Brustschmerzen) verursacht werden, durch Herzrasen, zuviel Koffein, Streß oder einem Panikanfall. Es ist auf jeden Fall besser, einen Arzt zu konsultieren, statt einfach davon auszugehen, daß wohl alles in Ordnung sein wird.
In etwa siebzig Prozent der Fälle tritt ein Herzstillstand zu Hause ein. Deshalb ist es wichtig, daß Frauen, bei deren Männern ein erhöhtes Herzinfarktrisiko besteht, die kardiopulmonale Reanimation (Herz-Lungen-Wiederbelebung) erlernen. Diese Notfallmaßnahme hat schon Tausenden von Herzinfarktopfern das Leben gerettet und auch vielen anderen Menschen, bei denen Herztätigkeit und Atmung aussetzten:

- ▷ Die kardiopulmonale Reanimation ist eine Kombination von Herzdruckmassage, um das Herz wieder in Gang zu bringen, und Mund-zu-Mund-Beatmung, damit die Atmung wieder in Gang kommt.
- ▷ Diese Reanimation sollte nur von Personen durchgeführt werden, die sie wirklich beherrschen. Man kann sie in drei bis vier Stunden erlernen.
- ▷ Wird innerhalb einer Minute nach dem Kollaps mit der Reanimation begonnen, besteht eine 98prozentige Chance, wieder zu genesen. Nach vier Minuten stehen die Chancen noch 50 : 50 (die meisten Notarztwagen brauchen so lange, bis sie eintreffen), nach sieben Minuten sind die Chancen bereits auf nur 8 Prozent gesunken.

▷ Informationen über Kurse in kardiopulmonaler Reanimation geben z. B. die Dienststellen des Roten Kreuzes und des Malteser Hilfsdienstes.

Manche Herzspezialisten empfehlen für den Fall, daß man in dieser kritischen Situation alleine ist, eine »Selbsthilfemethode«, und zwar soll man jede Sekunde einmal kräftig husten. Durch diese Maßnahme werden Herz und Gehirn weiter mit Blut versorgt, und man bleibt noch eine Minute oder auch länger bei Bewußtsein. Das reicht, um den Wagen an den Straßenrand zu steuern oder zum Telefon zu kommen, um lebensrettende Hilfe zu holen.

Plötzlicher Herztod

Viele Menschen – vor allem Männer – wissen nicht, daß sie an einer Herzkrankheit leiden, bis sie einen Herzinfarkt bekommen. Von den jährlich 550 000 Todesfällen durch Herzversagen in den USA treten zwei Drittel ohne jede Vorwarnung ein. Von diesem plötzlichen Herztod sind vor allem Männer zwischen fünfunddreißig und fünfundsechzig Jahren betroffen. (Anm. d. Red.: In der BRD sterben jährlich ca. 90 000 Menschen den plötzlichen Herztod.)
Als plötzlicher Herztod wird bezeichnet, wenn vorher keine Symptome auftreten oder sie höchstens eine Stunde dauern. Oft wird erst dann bemerkt, daß eine Herzkrankheit vorlag. Den Daten der Framingham-Herzstudie zufolge kann es jedoch in manchen Fällen schon früher zu einem »stummen Herzinfarkt« gekommen sein. Bei dieser laufenden Untersuchung werden mehr als 25 000 Männer und Frauen auf Faktoren hin überprüft, die mit dem Auftreten von Herzinfarkt und Schlaganfall in Zusammenhang stehen. Wie am 1. November 1984 im *New England Journal of Medicine* berichtet wurde, stellte sich dabei heraus, daß mehr als fünfundzwanzig Prozent der Patienten nichts davon gemerkt hatten, daß sie einen Herzinfarkt erlitten hatten. Diese stummen Infarkte führen jedoch später mit ebenso großer Wahrscheinlichkeit zu Schlaganfall oder Herzversagen wie Herzinfarkte, die erkannt wurden.
Es ist einwandfrei erwiesen, daß mindestens fünfundsiebzig Prozent der an einem plötzlichen Herztod Verstorbenen ein signifikantes atherosklerotisches Herzleiden hatten und normalerweise zwei oder drei Koronararterien geschädigt waren. In den restlichen Fällen liegen gewöhnlich andere Herzerkrankungen vor. Beim Herzstillstand ist auch die Reizleitung im Herzen unterbrochen. Ungleichmäßige »elektrische Signale« können zu Herzrhythmusstörungen (Arrhythmie) führen. Solche Arrhythmien sind nicht lebensbedrohlich; bei einer Form jedoch, dem Kammerflimmern, wird die normale Herzschlagfolge völlig unterbrochen, und diese Störung ist tödlich, wenn sie nicht innerhalb weniger Minuten behoben wird.
Andere Untersuchungen weisen darauf hin, daß auch ein Zusammenhang besteht zwischen einem plötzlichen Herztod und Depressionen, einem Gefühl des psychischen Gefangenseins, dem vor kurzem erlittenen Verlust eines geliebten

Menschen oder einer anderen schwerwiegenden emotionalen Streßsituation, ungewohnter körperlicher Tätigkeit oder sogar einer schweren Abendmahlzeit. Diese Faktoren sind aber möglicherweise eher die Auslöser als die grundlegenden Ursachen.

Die »großen drei« Risikofaktoren

Was kann man nun zur Vorbeugung gegen Herzerkrankungen tun? Die Antwort ist bei den Risikofaktoren zu suchen, durch die zu einem großen Teil klar wird, warum es zu Herzinfarkten kommt und wie man vorbeugen kann. Manche Risikofaktoren muß man hinnehmen, so zum Beispiel

▷ die ererbte Veranlagung (eine solche ist anzunehmen, wenn der Vater, ein Großvater, Bruder oder Onkel an einem Herzinfarkt starben und noch nicht sechzig Jahre alt waren);
▷ die Tatsache, ein Mann zu sein (es sind besonders Männer zwischen Dreißig und Neunundvierzig betroffen);
▷ das Alter: Männer ab Sechzig, Frauen nach der Menopause.

Die drei wichtigsten Risikofaktoren, gegen die man etwas tun kann, sind

▷ das Rauchen,
▷ ein hoher Cholesterinspiegel und
▷ Bluthochdruck.

Diese »großen Drei« summieren sich in ihren Auswirkungen. Jeder einzelne erhöht das Risiko eines Herzinfarkts um das Zwei- bis Dreifache. Bei einem Menschen mit zwei Risikofaktoren ist das Risiko drei- bis viermal höher als bei einem, der keine hat. Liegen alle drei Faktoren vor, ist das Risiko acht- bis zehnmal so hoch. In dem gleichen Maß verringert sich die Wahrscheinlichkeit eines Herzinfarkts, wenn man einen dieser drei wichtigsten Risikofaktoren ausschaltet.

Das Rauchen

Das Rauchen ist der größte Risikofaktor im Hinblick auf den plötzlichen Herztod und Herzerkrankungen. Nikotin steigert die Herzfrequenz und den Sauerstoffbedarf des Herzens, es überschwemmt das Blut mit Kohlenmonoxid. Raucher haben ein zwei- bis dreimal höheres Risiko als Nichtraucher, einen plötzlichen Herztod zu erleiden, sie sterben zwei- bis viermal häufiger am plötzlichen Herztod. Das Rauchen ist auch Risikofaktor Nummer eins für periphere Gefäßerkrankungen – verengte Blutgefäße in den Bein- und Armmuskeln –, die zu einer Gangrän und dadurch zu einer notwendigen Beinamputation führen können. Ganz gleich, wie lange man geraucht hat, das Risiko einer Herzerkrankung sinkt deutlich, wenn man damit aufhört, auch wenn in der Familie eine Veranlagung zu Herzkrankheiten besteht. Einschlägigen Untersuchungen zufolge ist das Risiko nach zehn nikotinfreien Jahren gleich dem eines Nichtrauchers, wenn man pro Tag eine Schachtel Zigaretten oder weniger geraucht hat (weitere Gründe dafür, mit dem Rauchen aufzuhören, sind auf Seite 243–247 aufgeführt).

Hoher Cholesterinspiegel

Ein hoher Cholesterinspiegel ist der nächstgrößte Risikofaktor für Atherosklerose und koronare Herzerkrankungen. Günstig ist im Alter von über Dreißig ein Cholesterinspiegel von 200 mg/dl oder weniger. Bei Herzinfarktpatienten liegt der Cholesterinspiegel meist zwischen 210 und 265 mg/dl. Die Atherosklerose gehört zwar nicht zum natürlichen Alterungsprozeß, in unserer Kultur sind aber die meisten älteren Menschen davon betroffen. Theoretisch gibt es *keine altersbedingte Ursache* dafür, daß etwa ein achtzigjähriger Mann unter Arterienverkalkung leidet, wie es aufgrund der heutigen Ernährung meistens der Fall ist. Das müßte nicht so sein. Den Cholesterinspiegel kann man senken, indem man mit der Nahrung weniger Cholesterin und gesättigte Fettsäuren aufnimmt (siehe Seite 21–25).
Der Cholesterinspiegel läßt sich schwer unter Kontrolle halten, wenn man nicht genau weiß, worum es dabei geht. Viele Ärzte raten im Alter von Mitte Zwanzig einen Cholesterintest machen zu lassen. Ergibt sich ein normaler Wert (das heißt unter 200), sollte man ihn bis Vierzig mindestens alle fünf Jahre wiederholen, später dann alle zwei bis drei Jahre. Ein zu hoher Cholesterinspiegel sollte sofort behandelt und jedes Jahr einmal überprüft werden, bis er wieder normal ist, daraufhin alle zwei bis drei Jahre.

Bluthochdruck

Der Blutdruck ist die Kraft, die das Blut auf die Wände aller Blutgefäße im Körper ausübt, wenn das Herz arbeitet. Er wird von kleinen, als Arteriolen bezeichneten Blutgefäßen reguliert. Wenn sie sich zusammenziehen, so daß das Blut nur schwer hindurchfließen kann, muß das Herz kräftiger pumpen, und somit steigt der Blutdruck. Ist das über einen längeren Zeitraum der Fall, kommt es zu Hypertonie oder Bluthochdruck. Bei neun von zehn Patienten ist die zugrundeliegende Ursache unbekannt. Jedoch kann zum Beispiel sehr großer Streß zu einer zeitweiligen Blutdrucksteigerung führen.
Bluthochdruck verursacht nur selten Symptome, deshalb bleibt er meist unbemerkt. Im Laufe der Zeit vergrößert sich dann das Herz, weil es mehr arbeiten muß als unter normalen Umständen. Man nimmt an, daß ein ständig erhöhter Blutdruck die Atherosklerose begünstigt, weil dadurch die Wände der größeren Blutgefäße übermäßig belastet werden. Bei Bluthochdruck steigt auch das Risiko, daß eine verengte Arterie durch ein Blutgerinnsel verstopft wird, und

außerdem können die Körperorgane aufgrund der verengten Arterien nicht mehr ausreichend mit Blut versorgt werden. Dadurch können Blutgefäße geschädigt werden, die lebenswichtige Organe wie das Gehirn, Herz, Augen und Nieren mit Blut versorgen, was zu Schlaganfall, Herzinfarkt, Erblindung und Nierenerkrankungen führen kann.
Bluthochdruck trägt direkt oder indirekt zu einer hohen Zahl von Todesfällen pro Jahr bei. Jüngste Untersuchungen haben jedoch ergeben, daß nur die Hälfte aller Menschen, die unter Bluthochdruck leiden, sich dessen auch bewußt sind, und nur zehn Prozent diesen Risikofaktor ausreichend unter Kontrolle haben.
Der Blutdruck wird in Millimeter Quecksilber gemessen (mm/Hg). Es werden dabei zwei Werte festgestellt: der erste, der systolische Blutdruck, liefert den Wert während der Herzkontraktion; beim zweiten, dem diastolischen Blutdruck, wird der Druck zwischen den Herzkontraktionen gemessen. Der wichtigere Wert von den beiden ist der diastolische Blutdruck. Bei Personen unter achtzehn Jahren gilt ein Blutdruckwert von 120/80 mm/Hg als normal. Zwischen achtzehn und fünfzig Jahren liegt der normale Blutdruckwert bei *bis zu* 140/90. Mit einem Blutdruckwert von *über* 140/90 steigt bei Menschen jeden Alters das Risiko einer Herzerkrankung und anderer Krankheiten, und man sollte sich deshalb auf jeden Fall ärztlich untersuchen lassen. Auch wenn die Blutdruckwerte nur ein- oder zweimal zu hoch sind, sollte man nicht einfach darüber hinweggehen. Der Blutdruck ist sehr leicht und problemlos zu messen. Viele Ärzte empfehlen, sich ab dem achtzehnten Lebensjahr einmal jährlich von einem Arzt (oder Apotheker) den Blutdruck messen zu lassen. Solche jährlichen Kontrolluntersuchungen sind besonders für solche Menschen wichtig, die zu einer Risikogruppe gehören. Dazu zählen alle über Fünfzig, Schwangere oder Frauen nach der Menopause, Frauen, die Verhütungsmittel nehmen, und Menschen, deren Eltern oder enge Verwandte unter Bluthochdruck leiden.
Es ist nicht unbedingt besorgniserregend, wenn einmal ein zu hoher Blutdruckwert gemessen wird; man sollte ihn aber später *noch einmal* von seinem Arzt überprüfen lassen. Wenn die Werte auch bei zwei aufeinanderfolgenden Überprüfungen noch zu hoch sind, wird der Arzt Ihnen wahrscheinlich empfehlen, etwas gegen den überhöhten Blutdruck zu tun:

- ▷ Halten Sie Ihr Normalgewicht.
- ▷ Reduzieren Sie die Aufnahme von fettreichen, cholesterinreichen Nahrungsmitteln, und ernähren Sie sich ausgewogen (siehe Kapitel 1).
- ▷ Hören Sie auf zu rauchen.
- ▷ Treiben Sie mindestens drei- bis viermal in der Woche dreißig bis vierzig Minuten Sport, so daß Sie ins Schwitzen kommen.
- ▷ Nehmen Sie weniger Kochsalz zu sich, wenn Sie empfindlich darauf reagieren (siehe Seite 27).

▷ Und das Wichtigste von allem: Nehmen Sie die blutdrucksenkenden Mittel, wenn Sie ihnen verschrieben worden sind; nehmen Sie aber nicht die doppelte Menge, wenn Sie die Einnahme einmal vergessen haben.

Blutdruckmittel führen oft zu häufigem und dringendem Wasserlassen, trockenem Mund oder Schwindel. Manche haben auch Kopfschmerzen, Erschöpfung oder Impotenz zur Folge. Viele Patienten hören wegen dieser Nebenwirkungen mit der Einnahme des Medikaments auf, sagen ihrem Arzt aber nichts davon. Es gibt viele verschiedene Mittel gegen Bluthochdruck, und die Reaktionen darauf sind unterschiedlich. Durch Ausprobieren können Arzt und Patient fast immer das richtige Medikament finden, das den Blutdruck senkt und die Nebenwirkungen in Grenzen hält.
Ein *niedriger Blutdruck* von weniger als 110/70 mm/Hg ist an sich ein normaler Wert, sofern nicht eine Krankheit dahintersteht, ein Schock oder eine innere Blutung. Je niedriger der Blutdruck, um so niedriger auch die Gefahr eines Schlaganfalls, Herzinfarkts oder eines Nierenversagens. Menschen mit einem niedrigen Blutdruck (Hypotonie) haben meist ein langes Leben. Sie können jedoch leicht ermüden oder auch ohnmächtig werden.

Zusätzliche Risikofaktoren

Herzerkrankungen werden, wie man vermutet, durch einige weitere Risikofaktoren begünstigt, die jedoch kontrollierbar sind.
Übergewicht ist eine große Belastung für das Herz, es trägt außerdem zu Bluthochdruck, einem erhöhten Cholesterinspiegel und anderen Erkrankungen bei. Es ist zwar nicht eindeutig nachgewiesen, daß eine Gewichtsreduktion Herzkrankheiten verhindert, sie kann aber die Auswirkungen anderer Risikofaktoren verringern und verbessert den allgemeinen Gesundheitszustand.
Zuwenig Bewegung führt zu Übergewicht und allen damit verbundenen Risikofaktoren. Es ist zwar nicht erwiesen, daß Herzinfarkte bei sportlicher Betätigung erst später oder überhaupt nicht auftreten, jedoch entwickeln inaktive Menschen häufiger Herzkrankheiten als solche, die viel Bewegung haben. Regelmäßiger, intensiver Sport verbessert die Leistungsfähigkeit des Herzens und den allgemeinen Gesundheitszustand.
Diabetes ist vor allem für Menschen zwischen Vierzig und Sechzig ein Risikofaktor, wenn sie ihre Krankheit nicht unter Kontrolle haben. Da Diabetes oft mit Bluthochdruck, einem erhöhten Cholesterinspiegel und Übergewicht verbunden ist, kann man gleichzeitig diese Risikofaktoren ausschalten, wenn man den Diabetes unter Kontrolle hält (siehe dazu Seite 203–206).
Alkohol in Maßen genossen, scheint das Risiko eines Herzinfarkts nicht zu erhöhen. Aus Untersuchungen geht jedoch hervor, daß der Blutdruck erheblich steigt, wenn man viel Alkohol – zum Beispiel 85 bis 110 Milliliter Whisky pro Tag, 350 bis 550 Milliliter Wein oder 1 bis 1,5 Liter Bier – trinkt.

Streß: Es gibt keine eindeutigen Beweise dafür, daß Streß zu Herzerkrankungen führt. Allerdings berichten Herzinfarktpatienten öfter als gesunde Menschen, daß sie längere Zeit unter großem Streß standen. Man weiß auch seit vielen Jahren, daß emotionale Belastungen Angina pectoris auslösen können. Der Psychologe James J. Lynch führt in seinem Buch *The Broken Heart: The Medical Consequences of Loneliness* aus, daß einsame Menschen, die wenig soziale Kontakte haben, verwitwet oder geschieden sind oder von ihrem Partner getrennt leben, wesentlich häufiger vorzeitig an einer Herzkrankheit sterben.

Die Typ-A-Persönlichkeit

Einer weitverbreiteten – und umstrittenen – Theorie zufolge ist bei Menschen des Typ A (= rastlose Menschen) das Risiko einer Herzerkrankung größer. Dr. Murray Friedman und Dr. Ray Rosenman vom Mount Zion Medical Center in San Francisco waren die ersten, die darüber berichteten. Sie stellten schon in den 50er Jahren fest, daß die Stühle in ihrem Wartezimmer nur vorne an der Kante stark abgenutzt waren. Sie befaßten sich näher mit der Sache und stellten fest, daß viele ihrer Herzpatienten anscheinend ungeduldige, ehrgeizige Perfektionisten waren, sozusagen »immer auf dem Sprung« und im Wettlauf mit der Zeit; sie schienen beim geringsten Anlaß einen Wutanfall zu bekommen.
Um festzustellen, welche der Patienten zum Typ A gehörten, unterzogen sie sie verschiedenen Tests, unter anderem auch einer Stimmanalyse. Sie ließen die Patienten den folgenden Text zuerst leise und dann laut lesen:

> Jetzt wird jeder von Euch verdammten Kerlen alles kurz und klein schlagen, was sich uns in den Weg stellt. Und es ist mir verdammt egal, ob Euch das paßt oder nicht. Was ich sage, wird gemacht. Erst lassen wir sie ein sattes Granatfeuer schmecken, verstanden? Ihr sollt voll rangehen! Diese Bastarde sollen richtig ins Schwitzen kommen ... Ich sage Euch dann, wann Ihr vorrücken sollt. Und wenn ich Euch das Signal gebe, wird nicht auf dem Boden gekrochen, Ihr lauft gefälligst! Denkt daran, entweder sie oder Ihr! So, jetzt habe ich genug geredet. Los geht's! Ja, noch etwas, viel Glück!

Die Testpersonen mußten diesen Text dann noch einmal lesen und sich dabei in die Rolle eines Offiziers versetzen, der diesen Appell kurz vor dem Kampfeinsatz an seine Soldaten richtet. Die Analyse der Aufzeichnungen ergab, daß die dem Typ B zugerechneten Personen (sie sind bedächtiger und nicht leistungsorientiert) kaum die Stimme hoben, während die Testpersonen des Typ A den Text in einem scharfen Ton lasen, so daß die Frequenzanzeige am Aufnahmegerät wild ausschlug.
Bei Menschen mit einer Typ-A-Persönlichkeit (»Rastlosigkeitskrankheit«) kommt es häufig vor, daß sie

- ▷ zwei Dinge auf einmal tun wollen;
- ▷ schnell gehen, essen und sprechen;
- ▷ kaum stillsitzen und *nichts* tun können;
- ▷ oft Gesten der Ungeduld machen wie Wippen mit dem Fuß, Trommeln mit den Fingern oder Sprechen mit den Händen;
- ▷ oft auf der Stuhlkante sitzen, unangenehm und schrill lachen, erregt sprechen, obszöne Ausdrücke gebrauchen und einen sehr angespannten Gesichtsausdruck haben;
- ▷ gereizt reagieren, wenn sie aus irgendeinem Grund warten müssen;
- ▷ immer der Sieger sein wollen, auch bei Spielen mit Kindern;
- ▷ anderen Menschen mißtrauisch gegenüberstehen.

Anmerkung: Einige Untersuchungen weisen darauf hin, daß das Typ-A-Verhalten bei Männern häufiger vorkommt als bei Frauen.

Dem Bericht von Dr. Friedman und Dr. Rosenman aus dem Jahr 1959 zufolge ist das Risiko für Menschen des Typs A größer, einen Herzinfarkt zu erleiden, als für solche des Typs B. In einer von Dr. Friedman und Kollegen im August 1984 im *American Heart Journal* veröffentlichten Studie wird außerdem nachgewiesen, daß Menschen mit einem solchen Verhalten, die bereits einen Herzinfarkt erlitten hatten, es noch ändern können und damit das Risiko eines erneuten Infarkts wesentlich geringer wird. Bei dem von Dr. Friedman erarbeiteten Programm zur Verhaltensänderung lernen die Patienten, das Typ-A-Verhalten zuerst bei anderen, dann bei sich selbst zu erkennen. Sie entwickeln Alternativen zu diesem Verhalten, lernen Techniken zur körperlichen und geistigen Entspannung und erkennen, welche Ursachen ihrem Typ-A-Verhalten zugrundeliegen.

Manche gehören gerne zum Typ A und haben überhaupt nicht den Wunsch, etwas zu ändern. Wer ein solches Verhalten jedoch ändern will, muß, wie Dr. Friedman meint, ganz anders zu leben lernen. Um die Rastlosigkeit zu »verlernen«, die für das Typ-A-Verhalten so bezeichnend ist, empfiehlt er folgende »Hausaufgaben«:

- ▷ Hören Sie einem anderen zu, ohne ihn zu unterbrechen oder an etwas anderes zu denken.
- ▷ Hören Sie eine Viertelstunde Musik, und tun Sie nichts anderes dabei.
- ▷ Konzentrieren Sie sich jeweils auf eine Aufgabe. Dr. Friedman sagt, daß sogar Einstein sich beim Zubinden der Schnürsenkel voll auf die Schleife konzentrierte.
- ▷ Fahren Sie mit dem Auto auf der Spur für die langsamen Fahrzeuge.
- ▷ Stellen Sie sich im Supermarkt in die längste Schlange.
- ▷ Machen Sie jeden Tag mindestens zehn bis fünfzehn Minuten »Miniferien«, und nützen Sie diese Zeit zum Meditieren, Tagträumen oder für ein Nickerchen.

- ▷ Lesen Sie Bücher, bei denen Sie sich konzentrieren müssen.
- ▷ »Kaufen« Sie sich, so oft Sie können, mit Ihrem Geld etwas Zeit.
- ▷ Gehen, sprechen und essen Sie langsamer.
- ▷ Hören Sie bei verschiedenen Gelegenheiten mindestens zwei Menschen zu, ohne auch nur einmal zu unterbrechen.
- ▷ Sagen Sie sich mindestens einmal pro Woche, daß die wenigsten Dinge schiefgehen, weil sie zu langsam oder zu gut erledigt werden.

Quelle: Murray Friedman, *Treating Typ A Behavior and Your Heart* (New York: Knopf, 1984).

Andere Forscher haben inzwischen herausgefunden, daß es einen Zusammenhang gibt zwischen dem Typ-A-Verhalten und einem erhöhten Cholesterinspiegel, vermehrter Bildung von Blutgerinnseln, einem hohen Blutzuckerwert und gesteigerter Ausschüttung des Nebennierenhormons Noradrenalin, das Herzrhythmusstörungen auslösen kann. Bei einer Expertentagung im Jahr 1981 wurde festgestellt, daß das Typ-A-Verhalten ein ebenso ernstzunehmender Risikofaktor für koronare Herzerkrankungen ist wie Rauchen, ein erhöhter Cholesterinspiegel und Bluthochdruck.
Trotz dieser Forschungsergebnisse schließen sich nicht alle Herzspezialisten der Typ-A-Theorie an. In einem am 21. März 1985 im *New England Journal of Medicine* veröffentlichten Bericht hieß es, daß kein Zusammenhang besteht zwischen dem Typ-A-Verhalten und einem erneut auftretenden akuten Myokardinfarkt. In dieser Studie wurde jedoch nicht berücksichtigt, welche Auswirkungen ein *verändertes* Typ-A-Verhalten hat. In neuesten Lehrbüchern über Herzkrankheiten wird das Typ-A-Verhalten gleich nach den »großen drei« Risikofaktoren eingestuft, die bereits früher behandelt wurden.

Mit einer Herzkrankheit leben

Heute gibt es Behandlungsformen – die meisten wurden erst in den letzten fünfzehn bis zwanzig Jahren entwickelt –, die Menschen mit Herzkrankheiten helfen, ein normales Leben zu führen. Dazu zählen:

- ▷ Nitroglyzerin-Kapseln und neue Medikamente zur Behandlung von Angina pectoris; sie verlangsamen die Herzfrequenz, erweitern die Blutgefäße und blockieren außerdem die Calcium-Aufnahme in die Arterien und in den Herzmuskel.
- ▷ Mittel, die Blutgerinnsel auflösen, zum Beispiel die gewebeähnlichen Plasminogenaktivatoren, die gegen einen erneuten Herzinfarkt vorbeugen.
- ▷ Durch einen chirurgischen Eingriff implantierte Herzschrittmacher mit eingebauter Batterie, die Herzrhythmusstörungen durch elektrische Impulse regeln, und neue Geräte, die dem kranken Herzen einen Teil der Arbeit abnehmen.

▷ Eine Bypass-Operation – die Transplantation gesunder Blutgefäße zur Umgehung geschädigter Arterien –, damit wieder ungehindert Blut zum Herzen fließen kann und die von der koronaren Herzerkrankung verursachten starken Brustschmerzen und andere Symptome gelindert werden.
▷ Die Ballon-Gefäßerweiterung, bei der die Arterien mittels eines winzigen, an der Spitze mit einem Ballon versehenen Instruments erweitert werden, damit das Blut besser hindurchfließen kann.
▷ Eine veränderte Lebensführung, das heißt vor allem, mit dem Rauchen aufhören, sich gesund ernähren und einen erhöhten Blutdruck unter Kontrolle halten.

Manche Herzinfarkt- und Anginapatienten nehmen jeden Tag Aspirin, damit sich keine Blutgerinnsel bilden, die einen zweiten Infarkt auslösen könnten. Diese Behandlung hat in den USA so gute Erfolge gezeigt, daß die amerikanische Kontrollbehörde für Nahrungs- und Arzneimittel jetzt erlaubt, daß der Hersteller auf der Packung einen entsprechenden Hinweis anbringen darf. Es ist zwar bislang nicht erwiesen, daß Aspirin bei *gesunden* Erwachsenen den gleichen Effekt hat, aber viele Ärzte raten vor allem ihren männlichen Patienten inoffiziell, jeden Tag eine halbe oder ganze Tablette Aspirin 300 zu nehmen. Frauen sollten allerdings nur jeden zweiten Tag eine halbe Aspirin nehmen, denn sie bilden weniger blutgerinnungsfördernde Hormone als Männer. Bei Magengeschwüren sollte man kein Aspirin nehmen. Falls man dieses Medikament auf Anraten des Arztes regelmäßig nimmt, sollte es während oder nach einer Mahlzeit geschehen.
In den USA wird derzeit eine Studie durchgeführt, bei der etwa 22000 Ärzte jeden zweiten Tag Aspirin und Beta-Carotin (das ist die Substanz, die Karotten ihre orange Farbe gibt; sie wird im Darm zu Vitamin A umgewandelt) nehmen. Es soll festgestellt werden, ob dadurch das Herzinfarkt- und Krebsrisiko gesenkt werden kann.
Am besten wird man einer Herzerkrankung Herr, wenn man sein Verhalten entsprechend ändert, das heißt, die verschriebenen blutdrucksenkenden Mittel regelmäßig nimmt und aufhört zu rauchen. Für viele Männer ist eine Herzkrankheit gleichbedeutend mit Altsein, Hilflosigkeit, Abhängigkeit, Verlust an Männlichkeit und einem stark eingeschränkten Sexualleben. Am Leben des Schriftstellers James Michener zeigt sich jedoch, daß das nicht unbedingt so sein muß. James Michener hatte 1965 im Alter von achtundfünfzig Jahren einen Herzinfarkt erlitten und bekam von dem inzwischen verstorbenen Dr. Paul Dudley White (dieser Herzspezialist behandelte auch Präsident Eisenhower und wurde selbst 100 Jahre alt) den Rat:

> Machen Sie alles, was Sie früher auch getan haben: arbeiten, Sport treiben, Sex, Reisen, Verpflichtungen wahrnehmen ... Trinken Sie ab sofort keine Vollmilch mehr. Lassen Sie Eier weg. Essen Sie wenig

> Käse ... Lernen Sie, spannungsgeladenen Situationen aus dem Weg zu gehen ... Treiben Sie Sport bis an die Grenze Ihrer Belastbarkeit, aber machen Sie auch jeden Tag ein Nickerchen.

Dr. White fügte noch hinzu: »Möglicherweise habe ich die psychologischen Faktoren nicht ausreichend hervorgehoben.« In einem am 19. August 1984 im *New York Times Magazine* veröffentlichten Artikel schrieb Michener, daß Dr. Whites Regeln für ihn

> der Schlüssel für einige der schönsten Jahre war, die ich in meinem Leben hatte ... Ich konnte nach einer langen Genesungsphase wieder aufstehen, mich beim Tennis wieder richtig verausgaben, den Globus vier- oder fünfmal umsegeln, zehn Bücher schreiben und meinem Land in vieler Hinsicht dienen. Ich trinke und esse nichts von dem, was er mir verboten hat, und ich rauche nicht ... Jeden Abend gehe ich gut drei Kilometer an ziemlich steilen Hügeln. Seit meinem letzten Gespräch mit Dr. White ist mir klar, daß dies geschenkte Jahre für mich sind, und ich lebe sie nach den einfachen, optimistischen Regeln, die er mir empfahl.

Dr. Whites Ratschläge – er verlangt nichts weniger, als eine neue Lebensform zu erlernen – machen auch heute noch Sinn, nicht nur für Menschen, die bereits einen Herzinfarkt gehabt haben, sondern auch für solche, die möglichst nie einen erleiden wollen.

7 Krebs

Wenige Worte sind so angstbesetzt wie Krebs. Die Krebsphobie lebt von der Vorstellung, daß Krebs unheilbar, unvermeidlich und ansteckend sei. Aus Angst vor Krebs gehen viele nicht zu Vorsorgeuntersuchungen, durch die er festgestellt werden könnte, sie ignorieren Symptome und weigern sich sogar manchmal, sich behandeln zu lassen. Dennoch sind viele Krebsformen heilbar, und vielen kann man vorbeugen, wenn man Dinge meidet, die das Risiko bekanntermaßen erhöhen.

Etwa die Hälfte aller Patienten mit frisch diagnostiziertem Krebs leben dank der verbesserten Erkennungs- und Behandlungsmethoden auch fünf Jahre später noch. Zu den Krebsformen bei Männern mit den größten »Heilungschancen« zählen Hodgkin-Krankheit, Hautkrebs, Hoden- und Schilddrüsenkrebs. Am schlechtesten sind die Heilungsaussichten bei Krebs der Bauchspeicheldrüse, der Speiseröhre, der Lunge, des Magens und des Gehirns. Je nach Krebsform werden manche Patienten, bei denen fünf Jahre nach der Behandlung kein Krankheitsbefund mehr festgestellt wird, als geheilt betrachtet. Sie haben im allgemeinen die gleiche Lebenserwartung wie jemand, der nie Krebs gehabt hat. Andere werden nach ein bis drei Jahren als geheilt betrachtet, manche müssen länger als fünf Jahre zu Kontrolluntersuchungen gehen. Die besten Neuigkeiten in Sachen Krebs betreffen die Vorbeugung. Es wurde festgestellt, daß dreißig Prozent aller Todesfälle durch Krebs verhindert werden könnten, wenn auf das Rauchen verzichtet wird. Durch eine Umstellung der Ernährung könnte die Zahl der Krebstoten um weitere fünfunddreißig Prozent gesenkt werden.

Was verursacht Krebs?

Es gibt an die hundert verschiedene Krebsformen; charakteristisch sind das unkontrollierte Wachstum und die ebenso unkontrollierbare Verbreitung abnormer Zellen. Da sich die meisten Krebsformen im Laufe von zwanzig bis dreißig Jahren entwickeln – bei Lungenkrebs kann es sogar noch länger dauern –, sind die Ursachen schwer festzustellen.

In allen Zellen des menschlichen Körpers stecken Wachstumsgene, die sich auch in Krebsgene transformieren können, was wahrscheinlich auf einer Schädigung der DNS beruht, des genetischen Materials, das die Zellfunktionen regelt. Diese Schädigung kann eintreten, wenn man sich wiederholt oder über lange Zeit krebsauslösenden Stoffen, den sogenannten Karzinogenen, aussetzt. Wissenschaftler gehen davon aus, daß eine normale Zelle mindestens zwei Stufen durchlaufen muß, bevor sie kanzerös wird – die Anfangs- und die Wachstumsphase. Während der *Anfangsphase* werden die normalen Zellen Karzinogenen ausgesetzt (Röntgenstrahlen, den chemischen Stoffen im Zigarettenrauch, Viren und möglicherweise anderen Substanzen), die irreversiblen Schaden anrichten. Während der *Wachstumsphase* regen dann bestimmte Chemikalien wie Asbest und Dioxin, Medikamente wie synthetisches Östrogen, Alkohol, Fette in der Nahrung und Strahlung diese in der »Anfangsphase« befindlichen Zellen dazu an, sich zu reproduzieren und Tumoren zu bilden. Diese Phase ist manchmal reversibel, denn die Zellen in der Anfangsphase können absterben und nicht zu Tumoren werden, wenn sie der krebsauslösenden Substanz nicht mehr ausgesetzt werden. Die Wissenschaftler sind der Ansicht, daß sowohl die Anfangs- als auch die Wachstumsphase ablaufen müssen, bevor sich Krebs entwickelt.

Manche Menschen haben Angst, daß Luftverschmutzung, Pestizide, künstliche Süßstoffe, Nitrite und andere Lebensmittelzusätze Krebs auslösen können. Es konnte jedoch nur bei einem kleinen Prozentsatz von Krebserkrankungen nachgewiesen werden, daß sie durch solche Stoffe ausgelöst wurden. In manchen Fällen von Dickdarm-, Gehirn- und Hautkrebs (malignes Melanom) scheinen genetische Faktoren eine Rolle zu spielen. Nach Ansicht von Dr. Peter Greenwald, dem Direktor der Abteilung für Krebsvorbeugung und -kontrolle am National Cancer Institute, kann man das Krebsrisiko am besten reduzieren, wenn man »nicht raucht, die Ernährung auf mehr Ballaststoffe und

weniger Fett umstellt und sich körperlich fit hält. Die anderen Dinge, über die fast jeden Tag gesprochen wird, sind entweder nicht nachgewiesen oder für die meisten Menschen von äußerst geringer Bedeutung. Sie haben auf das Krebsrisiko des Durchschnittsbürgers keinen Einfluß.«
Schätzungen zufolge besteht bei fünfunddreißig Prozent aller Krebsfälle ein Zusammenhang mit der Ernährung, bei dreißig Prozent mit dem Tabakkonsum, bei vier Prozent mit der beruflichen Tätigkeit, bei drei Prozent mit Viren, bei weiteren drei Prozent mit Alkohol, bei acht Prozent mit zuviel Sonne, Röntgenstrahlen, Umweltverschmutzung, Lebensmittelzusätzen und Industrieprodukten. Bei den restlichen drei Prozent ist der Auslöser unbekannt.

Wer ist gefährdet?

An Krebs erkranken durchschnittlich mehr Männer als Frauen, und vor allem Menschen mittleren Alters und ältere. Prostatakrebs zum Beispiel tritt selten bei Männern unter Fünfzig auf. Die »familiäre Veranlagung« ist ein weit größeres Krebsrisiko als die genetische Vererbung, weil damit nicht nur die Gene weitergegeben werden, sondern auch die Lebensführung und die Umwelt. Allgemein gilt, daß bei Menschen, deren Mutter, Vater oder Geschwister Magen-, Brust-, Dickdarm-, Gebärmutter- oder Lungenkrebs hatten, das Risiko zwei- bis dreimal größer ist, an der gleichen Krebsart zu erkranken.
Erwachsene Männer sterben am häufigsten an

- ▷ Lungenkrebs (die Sterbeziffer ist fast 2,5mal so hoch wie die bei Frauen)*.
- ▷ Dickdarm- und Mastdarmkrebs.
- ▷ Prostatakrebs.
- ▷ Blutkrebs und Krebs des lymphatischen Systems.
- ▷ Krebs der Bauchspeicheldrüse.
- ▷ Krebs der Harnwege.
- ▷ Magenkrebs.
- ▷ Nierenkrebs.
- ▷ Krebs im Mundbereich.
- ▷ Speiseröhrenkrebs.

Mehrere hundert Männer erkranken jedes Jahr an Brustkrebs. Diese bei Männern seltene Krankheit steht in Zusammenhang mit Funktionsstörungen der Hoden und mit dem Reifenstein-Albright-Klinefelter-Syndrom, eine Männerkrankheit, für die schwach entwickelte Geschlechtsorgane, hormonelle Abweichungen und Gynäkomastie (Anschwellen der Brust) charakteristisch sind.

* Die Unterschiede bei der Sterbeziffer an Lungenkrebs werden geringer, weil die Todesfälle bei Frauen in den letzten Jahren merklich gestiegen sind, während die Sterbeziffer bei Männern stagniert.

Wie man Krebs besiegen kann

Noch nie haben wissenschaftliche Erkenntnisse so deutlich darauf hingewiesen, daß man gegen Krebs vorbeugen kann. Etwa achtzig Prozent aller Krebserkrankungen haben mit der Lebensführung zu tun. Man muß sein Leben nicht völlig verändern, um gegen Krebs vorzubeugen. Meistens ist sogar der Gang zum Arzt überflüssig. Solche Veränderungen können zu jedem Zeitpunkt gut für die Gesundheit sein – auch im mittleren Alter oder später. Der erste Schritt ist, die Warnsignale einer Krebserkrankung zu erkennen, der zweite bis fünfte Schritt umfaßt einfache Vorsorgeuntersuchungen, die das Krebsrisiko reduzieren können. Beim sechsten bis neunten Schritt geht es um eine Lebensführung, die die Entwicklung von Krebs verhindert. Beim zehnten Schritt erfahren Sie, was Sie tun können, wenn bei Ihnen Krebs diagnostiziert wurde.

1. Die Warnsignale einer Krebserkrankung erkennen

Viele Krebsarten können frühzeitig festgestellt – und wahrscheinlich geheilt – werden, wenn Sie auf die Signale Ihres Körpers hören:

- ▷ Veränderung der Darm- oder Blasentätigkeit, wie zum Beispiel Durchfall oder Verstopfung, die länger als zwei Wochen andauert;
- ▷ eine Wunde, die nicht heilt;
- ▷ ungewöhnliche Absonderungen oder Blutungen, vor allem Blut im Urin oder Stuhl;
- ▷ Knoten in der Brust oder an einer anderen Stelle;
- ▷ Verdauungsstörungen oder Schwierigkeiten beim Schlucken;
- ▷ Veränderungen an einer Warze oder einem Leberfleck;
- ▷ hartnäckiger Husten oder Heiserkeit;
- ▷ unerklärlicher Gewichtsverlust, der zwei Wochen oder länger andauert.

Wenn diese Symptome vorliegen, heißt das nicht unbedingt, daß man Krebs hat. Hält eines dieser Symptome jedoch länger als zwei Wochen an, sollte man unverzüglich einen Arzt aufsuchen. Genauso wichtig ist es, die vom Arzt weiterhin empfohlenen Untersuchungen und die Behandlung zu befolgen. Es wird allgemein empfohlen, im Alter zwischen Zwanzig und Vierzig alle drei Jahre eine Krebsvorsorgeuntersuchung, einschließlich Hoden und Prostata, machen zu lassen, später dann jedes Jahr.

2. Untersuchen Sie einmal im Monat die Hoden

Frauen werden seit Jahren dazu gedrängt, die Brust jeden Monat abzutasten, um Brustkrebs früh festzustellen. Männern wurde eine Selbstuntersuchung bisher nicht empfohlen. Bis jetzt haben die meisten Männer nicht einmal von der Selbstuntersuchung der Hoden *gehört,* ganz zu schweigen davon, daß sie diese wenig bekannte, lebensrettende Untersuchung regelmäßig durchführen. Hodenkrebs ist zwar selten, ist aber dennoch eine der häufigsten Krebsarten bei Männern zwischen fünfzehn und fünfunddreißig Jahren und auch dann, wenn in der Familie schon einmal Hodenkrebs aufgetreten ist. Bei Männern mit einem Leistenhoden ist das Risiko viel größer, an Hodenkrebs zu erkranken, als bei anderen. Es steigt mit dem Alter, in dem diese Fehllagerung korrigiert wurde, und ist bei den Männern am größten, bei denen ein Leistenhoden durch einen chirurgischen Eingriff nicht korrigiert wurde. Mehrere Studien weisen darauf hin, daß zwischen Hodenkrebs und Leistenbruch in früher Jugend ein Zusammenhang besteht, der allerdings nicht eindeutig nachgewiesen ist.

Hodenkrebs ist zu fast hundert Prozent heilbar, wenn er früh erkannt und behandelt wird. Er ist aber leider meistens schon fortgeschritten, wenn die betroffenen Männer zum Arzt gehen. Diese überflüssigen Tragödien wären mit einer einfachen, drei Minuten dauernden Selbstuntersuchung zu verhindern, bei der die Symptome von Hodenkrebs festgestellt werden können: Knoten, Schwellungen und Schmerzen.

Wenn Sie zwischen fünfzehn und fünfundvierzig Jahre alt sind, sollten Sie sich jeden Monat während oder nach einer warmen Dusche oder einem Bad Zeit für eine Selbstuntersuchung nehmen; dann ist der Hodensack entspannt, und Sie können Veränderungen leicht erfühlen:

▷ Rollen Sie im Stehen einen Hoden sacht zwischen Daumen und Fingern, und achten Sie darauf, ob Sie Knoten, Schwellungen oder andere Veränderungen spüren; untersuchen Sie den anderen Hoden genauso.
▷ Gehen Sie sofort zum Arzt, wenn Sie einen kleinen, harten, etwa erbsengroßen Knoten oder eine Schwellung feststellen, wenn die Hoden ungewöhnlich empfindlich sind, wenn Sie Schmerzen haben oder ein Schweregefühl im Hodensack spüren.

Diese Symptome sind nicht in jedem Fall ein Anzeichen für Krebs (leichte Veränderungen in Größe und Form der Hoden sind normal), jedoch kann nur ein Arzt eine genaue Diagnose stellen. Manche Männer schieben den Gang zum Arzt auch dann noch hinaus, wenn sie eine ungewöhnliche Veränderung der Hoden festgestellt haben. Krebszellen in den Fortpflanzungsorganen breiten sich relativ schnell aus, so daß es schon gefährlich ist, auch nur zwei Monate zu warten. Sofern Sie einen Leistenhoden haben, sollte der Arzt diese Fehllagerung durch einen einfachen Eingriff korrigieren.

3. Untersuchen Sie einmal im Monat Ihre Haut

Sehen Sie sich Ihre Haut gut an, und merken Sie sich, wo Muttermale und Leberflecken sind. Untersuchen Sie die Haut einmal im Monat, auch den Rücken, die Kopfhaut, die Haut zwischen den Gesäßbacken und an den Genitalien, was mit Hilfe eines Spiegels kein Problem ist. Wenn in Ihrer Familie schon jemand ein Melanom gehabt hat, sollten Sie Ihre Frau oder einen Freund bitten, diese Stellen mit Ihnen zusammen zu untersuchen. Achten Sie vor allem darauf, ob sich Leberflecken (jeder Mensch hat etwa fünfzig) vergrößern oder mehr werden, sich farblich verändern (insbesondere zu dunkelbraun oder schwarz), ob sie bluten oder nach Verletzungen nur langsam heilen. Bei manchen Formen von Hautkrebs bilden sich scharf umrissene, flache rote Flecken. Bei anderen entstehen helle, weiche Knötchen, die eitern und verschorfen können. Sie treten im allgemeinen an den Stellen auf, die der Sonne am meisten ausgesetzt sind: an Stirn und Hals, an den Handoberflächen, an den Unterarmen und oben an den Ohren.

Maligne Melanome – eine Krebsform, die sich schnell ausbreitet und innerhalb von sechs bis zwölf Monaten zum Tod führen kann – sehen am Anfang wie dunkelbraune oder schwarze Leberflecken von der Größe einer Sommersprosse aus und werden so groß wie ein Radiergummi oder noch größer. Sie sind asymmetrisch, haben eine unebene Oberfläche und einen unregelmäßigen Rand und/oder können von unterschiedlicher Farbe sein (vor allem schwarz, grau oder blau). Gehen Sie sofort zum Arzt, wenn Sie irgendwelche auffälligen Veränderungen an Ihrer Haut feststellen. Schon ein Aufschub von wenigen Tagen kann gefährlich sein.

4. Lassen Sie eine Dickdarmuntersuchung machen

Der Dickdarmkrebs ist nach dem Lungenkrebs bei Männern die zweithäufigste Krebsart mit Todesfolge. Trotzdem bestehen sehr gute Heilungschancen, wenn er früh erkannt wird. Zur Früherkennung von Dickdarm- und Mastdarmkrebs werden folgende drei Untersuchungen empfohlen:

1. Eine digitale Untersuchung des Mastdarms, und zwar einmal jährlich ab vierzig Jahren.
2. Ab vierzig Jahren alle drei bis fünf Jahre eine Sigmoidoskopie, sofern das Ergebnis bei zwei aufeinanderfolgenden jährlichen Untersuchungen negativ war.
3. Ab vierzig Jahren eine jährliche Untersuchung des Stuhls auf Blut.

Anmerkung: Diese Richtlinien gelten *nur* für Personen, die symptomfrei sind. Wer eine Rektalblutung hat oder Veränderungen bei der Verdauung feststellt, sollte unverzüglich einen Arzt aufsuchen.

Bei der Sigmoidoskopie führt der Arzt ein beleuchtetes Röhrchen zwanzig Zentimeter tief in den Mastdarm und den unteren Dickdarm ein, um Tumoren und andere Erkrankungen festzustellen. Mit der digitalen Untersuchung und der Sigmoidoskopie können zusammen sechzig Prozent aller Krebserkrankungen im Dick- und Mastdarm erkannt werden, da die meisten Tumoren im unteren Drittel des Dickdarms entstehen. Bei Krebsarten, die durch diese Tests festgestellt werden, bestehen sehr gute Heilungschancen.
Prozentual etwas weniger Dickdarmkrebs kann durch einen Test festgestellt werden, bei dem der Stuhl auf occultes Blut untersucht wird. Diese Tests sind zwar so angelegt, daß man sie zu Hause ausführen kann, es kommt aber oft zu falschen, positiven Ergebnissen. Deshalb sollte man sie lieber unter Anleitung eines Arztes machen. Man darf vor dem Test achtundvierzig Stunden lang kein Fleisch essen und kein Eisen, Aspirin oder Vitamin C zu sich nehmen. Diese Diät hält man ein, bis man von drei aufeinanderfolgenden Stuhlgängen Proben entnommen hat, die man dem behandelnden Arzt schickt. Die Testpackung bekommt man vom Arzt.
In manchen Fällen müssen umfangreichere Untersuchungen durchgeführt werden, und man sollte zum Arzt gehen, wenn

- man seit zehn Jahren oder länger an einer ulzerösen Dickdarmentzündung leidet;
- in der Familie bereits jemand an Dickdarmkrebs oder einer anderen Krebsform erkrankt ist;
- man Polypen im Darm hat (das sind kleine, kirschähnliche Auswüchse an der Darmwand, die bösartig werden können; man sollte sie deshalb lieber entfernen lassen).

5. Lassen Sie ab Vierzig einmal jährlich die Prostata untersuchen

An Prostatakrebs erkranken so viele Männer über Fünfundfünfzig, daß er manchmal als das männliche Gegenstück zum Brustkrebs bezeichnet wird. Bei Prostatakrebs treten im Frühstadium zwar keine Symptome auf, ein Arzt kann aber bei einer digitalen Mastdarmuntersuchung die Prostata durch die Darmwand abtasten und so Unregelmäßigkeiten oder Verhärtungen feststellen, die auf einen Tumor hindeuten können. Es wird empfohlen, ab Vierzig einmal jährlich zur Prostatauntersuchung zu gehen. Eine Früherkennung ist nicht nur lebensrettend, es ist damit auch sichergestellt, daß radikale chirurgische Maßnahmen vermieden werden können.
Bei Auftreten der nachfolgend genannten Symptome sollte man unverzüglich einen Arzt aufsuchen. Meistens liegt nur eine Vergrößerung oder Entzündung der Prostata vor, seltener Krebs (siehe Seite 224–228):

- ▷ Schwacher oder unterbrochener Harnstrahl.
- ▷ Nicht-Wasserlassen-Können oder Schwierigkeiten, bis der Harnfluß einsetzt.
- ▷ Häufiger Harndrang, vor allem nachts.
- ▷ Blut im Urin.
- ▷ Der Harnfluß hört nicht so leicht auf.
- ▷ Schmerzen oder Brennen beim Wasserlassen.
- ▷ Ständige Schmerzen im Kreuz, im Bereich des Beckens oder der Oberschenkel.

Quelle: American Cancer Society, *Facts on Prostate Cancer.*

6. Rauchen Sie nicht

Viele Raucher bekommen keinen Lungenkrebs, aber immerhin noch zehn bis zwanzig Prozent. Tabakrauch enthält über vierzig bekannte Karzinogene. Die Gefahr, an Lungenkrebs zu erkranken, ist um so größer, je mehr man raucht, je eher man damit anfängt, je stärker man inhaliert und je länger man raucht. Es dauert im Durchschnitt fündunddreißig bis vierzig Jahre, bis sich ein Lungenkrebs entwickelt hat. Das Risiko steigt nur unwesentlich, wenn man pro Tag ein bis zwei Zigaretten raucht, bei neun bis zehn Zigaretten täglich ist das Risiko aber bereits viermal höher als bei einem Nichtraucher. Bei einer Schachtel oder mehr am Tag steigt das Risiko um das Zehnfache. Rauchen begünstigt auch Krebserkrankungen in Mund und Kehlkopf, Speiseröhre, Bauchspeicheldrüse, Harnblase, Nieren und möglicherweise auch Magenkrebs.

Pfeifen- und Zigarrenraucher bekommen seltener Lungenkrebs als Zigarettenraucher. Sie erkranken jedoch ebenso oft an Mundkrebs, an Lippen-, Zungen-, Rachen- und Speiseröhrenkrebs. Die bei Jugendlichen und jungen erwachsenen Männer immer beliebter werdenden »rauchfreien Tabake« wie Schnupftabak erhöhen das Risiko von Mund- und Rachenkrebs. Zigaretten mit niedrigem Teer- und Nikontingehalt können das Lungenkrebsrisiko reduzieren, vorausgesetzt natürlich, der Raucher inhaliert dafür nicht tiefer, zieht nicht öfter und raucht nicht mehr Zigaretten als vorher. Allerdings bergen auch sie immer noch ein größeres Risiko, andere Krebsformen zu bekommen. So etwas wie eine »sichere Zigarette« gibt es nicht. Bei Menschen, die rauchen *und* viel Alkohol trinken, ist das Risiko noch größer als bei denen, die entweder rauchen oder trinken, daß sie an Mund-, Rachen-, Kehlkopf- und Speiseröhrenkrebs erkranken. Auch wenn man jahrzehntelang geraucht hat, lohnt es sich aufzuhören, denn das Risiko ist zehn bis fünfzehn Jahre danach wieder gleich Null.

7. Essen Sie mehr Ballaststoffe und weniger Fett

Hunderte von Studien an Versuchstieren und Bevölkerungsgruppen in aller Welt belegen, daß zwischen Dickdarm- und Mastdarmkrebs, Brust- und Prostatakrebs und der für unsere Zeit so typischen Ernährung ein Zusammenhang besteht: wenig Ballaststoffe und viel Fett, gesättigte Fettsäuren, einfache Kohlenhydrate und Zucker. Die wissenschaftliche Beweisführung gegen das Fett ist zwar noch nicht abgeschlossen – die Ergebnisse von vierundzwanzig Klinikversuchen werden nicht vor 1989–1992 zur Verfügung stehen –, man würde aber ein unnötiges Risiko eingehen, wenn man nicht schon aufgrund der vielen bereits vorliegenden Erkenntnisse seine Ernährung umstellt. Krebsexperten empfehlen eine ausgewogene Ernährung mit viel Ballaststoffen (frisches Obst, Gemüse und Vollkornprodukte) und wenig Fett. Dies entspricht der zur Vorbeugung gegen Herzerkrankungen und Schlaganfall empfohlenen Kostform, die sich sehr positiv auswirkt.
Vor allem gilt:

- ▷ Essen Sie mehr ballaststoffreiche Lebensmittel wie Vollkornprodukte, frisches oder tiefgefrorenes Obst und Gemüse, getrocknete Erbsen und Bohnen (siehe Tabelle Seite 27).
- ▷ Ernähren Sie sich abwechslungsreich mit Nahrungsmitteln, die wenig Fett enthalten: Fisch, Geflügel ohne Haut, mageres Fleisch, fettarme Milchprodukte, Salatsaucen und Desserts.
- ▷ Essen Sie frisches Obst und Gemüse, das Vitamin A, C und Beta-Carotin* enthält.
- ▷ Essen Sie bevorzugt dunkelgrünes und gelbliches Gemüse wie Kohl, Brokkoli, Rosenkohl und Steckrüben.
- ▷ Treiben Sie Sport.
- ▷ Trinken Sie nicht mehr als höchstens zwei Gläser Alkohol pro Tag.
- ▷ Essen Sie weniger Nahrungsmittel, die in Salz eingelegt, geräuchert, mit Nitrit behandelt sind oder auf dem Holzkohlengrill zubereitet wurden.
- ▷ Achten Sie auf Ihr Gewicht.

8. Setzen Sie sich nicht zu oft der Sonne aus

Der Ratschlag, nicht zuviel Sonne an den Körper zu lassen und sich lieber im Schatten aufzuhalten, ist in unserer Gesellschaft schwer an den Mann zu bringen; schließlich wird ein wohlgebräunter Körper heute sehr geschätzt. Aus medizinischer Sicht ist Sonnenbaden jedoch nicht sinnvoll, und es kann zu

* Diese Empfehlung basiert auf Studien, die ergaben, daß möglicherweise ein Zusammenhang besteht zwischen einer Vitamin-C-armen Ernährung und Magenkrebs sowie einer Vitamin-A-armen Ernährung und Lungen-, Blasen- und Kehlkopfkrebs.

Hautkrebs führen, wenn man sich den ultravioletten Sonnenstrahlen zu oft und zu lange aussetzt. Die Schädigung der Haut vollzieht sich langsam, summiert sich aber im Laufe der Zeit. Zur Risikogruppe gehören Menschen mit blonden oder rötlichen Haaren und heller Haut und alle, die ständig im Freien arbeiten. Auch bereits gebräunte Menschen mit dunklerer Haut sollten sich vor den ultravioletten Strahlen schützen, selbst wenn sie nicht so leicht einen Sonnenbrand bekommen.

Der häufigste und ungefährlichste Hautkrebs ist das Basalzellenkarzinom – ein solches mußte sich auch der frühere amerikanische Präsident Ronald Reagan 1985 entfernen lassen. Es wächst langsam und bleibt meistens auf die Haut beschränkt. Plattenepithelkrebs ist gefährlicher, weil er sich meist auf andere Gewebe und Organe ausbreitet. Trotzdem überleben neunzig Prozent der Patienten diesen Hautkrebs, wenn er früh genug erkannt wird. Auch beim malignen Melanom nimmt man an, daß die Sonnenbestrahlung eine Rolle spielt. Die Zahl der Fälle dieser tödlichen und seltenen Form von Hautkrebs ist in den vergangenen vierzig Jahren ständig gestiegen.

Man kann seine Haut gegen vorzeitiges Altern schützen *und* gleichzeitig einem Hautkrebs vorbeugen, wenn man nur bekleidet in die Sonne geht und ansonsten Sonnenschutzmittel verwendet, die PAB (Para-Aminobenzoesäure) enthalten. Achten Sie beim Kauf auf den Lichtschutzfaktor: Je höher die Zahl ist, desto länger kann man in der Sonne bleiben, ohne sich einen Sonnenbrand zu holen. Am besten schützt ein Produkt mit Lichtschutzfaktor 15. Aber auch der stärkste Sonnenschutz kann die Haut nicht unbegrenzt vor Schäden bewahren. Tragen Sie den Sonnenschutz mehrmals täglich auf, vor allem nach dem Schwimmen oder bei starkem Schwitzen. Beschränken Sie das Sonnenbad am ersten Tag auf fünfzehn Minuten, und bleiben Sie dann jeden Tag fünf Minuten länger in der Sonne, damit sich eine schützende Bräune entwickelt. Tragen Sie während der restlichen Zeit schützende Kleidung: Hut, ein langärmliges Hemd und lange Hosen. Am stärksten sind die Sonnenstrahlen zwischen elf und fünfzehn Uhr, in den Bergen, am Strand und am Swimming-pool. Mehr Information dazu, wie man sich vernünftig bräunen lassen kann und seine Haut davor schützt, vorzeitig zu altern und faltig zu werden, finden Sie auf Seite 222.

Bräunen unter der Höhensonne sollte man tunlichst meiden. Diese Geräte geben hochintensive ultraviolette Strahlen ab, die Hautkrebs, vorzeitiges Altern der Haut, Linsentrübungen und Schäden an der Netzhaut zur Folge haben können. Von wissenschaftlicher Seite wird auch bestritten, daß die neu entwickelten Sonnenbänke sicherer seien als die früheren Höhensonnen. Die neueren Geräte filtern die ultravioletten Beta-Strahlen (UVB) heraus, die zu Sonnenbrand und Hautkrebs führen, und geben dafür mehr ultraviolette Alpha-Strahlen (UVA) ab, durch die die Haut altert. Experten weisen jedoch ausdrücklich darauf hin, daß UVA-Bestrahlung ebenso gefährlich ist wie UVB-Bestrahlung, vor allem weil sich die Benutzer dann noch weniger an die kurzen Bräunungszeiten halten. Wer trotzdem unbedingt künstlich braun werden will, sollte die

Benutzung zeitlich beschränken, eine Schutzbrille tragen und sich nicht unter die Höhensonne legen, wenn Antibiotika oder andere Medikamente genommen werden, die die Haut lichtempfindlicher machen.

9. Beugen Sie aktiv gegen Krebs vor

Für jeden gilt, daß er nicht rauchen, sich ausgewogen ernähren, sich nur begrenzt der Sonne aussetzen und regelmäßige Krebsvorsorgeuntersuchungen durchführen lassen sollte. Wer durch die Arbeit oder die Lebensumstände einem erhöhten Krebsrisiko ausgesetzt ist, sollte

- ▷ den Kontakt mit Schmutzstoffen und gefährlichen Substanzen bei der Arbeit auf ein Minimum reduzieren, indem er Schutzmaske, Atemgerät, Schutzanzug, Handschuhe und andere Schutzkleidung verwendet und mit gefährlichen Substanzen nur dann umgeht, wenn er entsprechend ausgebildet ist;
- ▷ lernen, welche Chemikalien als karzinogen eingestuft sind, zum Beispiel Asbest, Kreosot, Arsenverbindungen, Radium, Steinkohlenteer, Vinylchlorid und Pech;
- ▷ nicht unbedingt nötige Röntgenuntersuchungen vermeiden.

10. Geraten Sie bei einer Krebsdiagnose nicht in Panik

Wie geht es weiter, wenn bei Ihnen ein Krebs diagnostiziert wurde? Zu allererst, bewahren Sie Ruhe. Angst kann derartig lähmen, daß man sich nicht um die bestmögliche Behandlung kümmert. Durch wohlüberlegte Entscheidungen aber kann man bei vielen Krebsformen die Ausbreitung oder ein erneutes Auftreten verhindern und eine lebensbedrohliche Situation abwenden.

Zweitens, sprechen Sie mit Ihrer Familie darüber. Wenn Sie Ihre Gefühle mitteilen und offen über die Diagnose, Behandlung und Überlebenschancen sprechen, ist die seelische Belastung für alle leichter zu tragen.

Drittens, stellen Sie Fragen. Die Angst wird dadurch kleiner, und Sie bekommen die Informationen, die Sie brauchen, um lebenswichtige Entscheidungen hinsichtlich der Behandlung zu treffen.

Viertens, holen Sie die Meinung anderer Ärzte zu der Diagnose ein, und lassen Sie sich einen histologischen Bericht geben. Ein kompetenter Arzt wird nichts dagegen haben, und ein kleiner Aufschub der Behandlung ist besser als die falsche.

Und abschließend: Lassen Sie sich von einem Arzt Ihres Vertrauens behandeln. Spezialisierte Krebskliniken sind vielleicht der »beste« Behandlungsort, wenn man an einer seltenen Krebsform leidet oder technisch schwierige Eingriffe vorgenommen werden müssen, die ein Onkologe (Facharzt für Krebserkrankungen) mit besonderer Erfahrung, Urteilsvermögen und Geschicklichkeit durchführen muß. Bei häufigeren Krebsformen – dazu zählen Darm-, Bauchspeicheldrüsen- und Magenkrebs sowie die meisten Formen von Lungenkrebs – läßt man sich am besten von einem Arzt am Ort behandeln, der auf die Behandlung von Krebs spezialisiert ist. In jedem Fall sollte man sich vor Quacksalbern hüten. Fragen Sie Ihren Arzt oder das nächstgelegene medizinische Institut, wo Sie die beste Behandlung bekommen (siehe auch *Anschriften von Hilfsorganisationen,* Seite 284).

Die Forschung entwickelt laufend neue Methoden der Krebsbehandlung. Inzwischen gibt es neue Kombinationen von Bestrahlung, Chemotherapie und chirurgischen Eingriffen, neue Methoden der Bestrahlung von Krebszellen und nicht toxisch wirkende Bestrahlungstherapien. Zu den vielversprechenden Entwicklungen, die allerdings *noch im Experimentierstadium* sind, zählen unter anderem monoklonale Antikörper (genetisch hergestellte Proteinsubstanzen), die auf das Aufspüren von Krebszellen programmiert werden können; neue Medikamente gegen Krebs; die Manipulation des Onkogens, das normale Zellen zu bösartigen Krebszellen umwandelt; biologische Wirkstoffe wie Interleukin-2, das die körpereigenen Abwehrkräfte gegen Krebs aktiviert, oder Interferon, das die Vermehrung von Tumorzellen hemmen soll; Hyperthermie oder Wärmetherapie, um Krebszellen abzutöten; und chemische Vorbeugung, bei der Patienten mit großem Risiko bestimmte Substanzen verabreicht werden, um gegen eine Krebserkrankung oder ein Wiederauftreten vorzubeugen.

Umstritten ist die Methode, die übliche Krebsbehandlung mit einer Psychotherapie zu verbinden. Der Radiologe Dr. Carl Simonton und die Psychologin Dr. Stephanie Simonton, beide am Cancer Counseling and Research Center in Fort Worth, Texas, tätig, fördern bei ihren Patienten das positive Denken. Sie lassen sie Bilder von ihren Krebszellen malen und wie ihr Immunsystem diese Krebszellen zerstört. Dr. Simonton meldet große Heilerfolge, Kritiker halten dem jedoch entgegen, daß seine Ergebnisse bisher keiner strengen, gezielten Untersuchung unterzogen wurden.

Es ist zwar nicht bewiesen, daß eine positive geistige Haltung Krebs oder anderen Krankheiten vorbeugen oder sie sogar heilen kann; sicher ist aber, daß eine negative Einstellung die Patienten daran hindern kann, sich in sinnvoller Weise mit ihrer Krankheit zu befassen. Nach einer Studie an 181 erwachsenen Krebspatienten ist dieser Negativismus bei Männern ausgeprägter als bei Frauen. Die Erschütterung angesichts der Krebsdiagnose war bei den weiblichen Patienten in der Studie größer als bei den Männern. Im Gegensatz zu diesen paßten sie sich aber der Situation emotional an und sahen wieder positiver in die Zukunft, sobald sie mit der Behandlung begonnen hatten. Die Männer neigten eher dazu, aufzugeben. Diese Erkenntnisse könnten, falls sie auf die gesamte Bevölkerung anwendbar sind, eine Erklärung dafür sein, warum Männer häufiger an Krebs sterben als Frauen. Vielleicht zeichnet sich damit ein Weg ab, wie die Zahl der Todesfälle durch Krebs gesenkt werden könnte.

8 Verkehrsunfälle

Wohl die wenigsten bringen Unfälle mit einer Krankheit in Verbindung, obwohl sie als Todesursache von Männern an dritter Stelle stehen. Nur Herzerkrankungen und Krebs fordern einen noch größeren Tribut. Verkehrsunfälle rangieren bei den durch Unfälle verursachten Todesfällen ganz oben; die meisten der Unfalltoten sind Männer. Beim durchschnittlichen Erwachsenen besteht eine Wahrscheinlichkeit von 1 : 3, im Laufe des Lebens durch einen Autounfall zum Körperbehinderten zu werden. Im Durchschnitt kann jeder damit rechnen, einmal in zehn Jahren in einen Unfall verwickelt zu werden. Für jeden zwanzigsten hat dieser Unfall schwerwiegende Folgen, jeder sechzigste stirbt dabei.

Unfälle – insbesondere Autounfälle – sind die am leichtesten vorhersagbare Todesursache von allen. Man kann voraussagen, *wann* die meisten Autounfälle mit Todesfolge passieren: an Neujahr und an Wochenenden im Frühling und Sommer zwischen acht und sechzehn Uhr. Man kann voraussagen, *wo* es zu diesen Unfällen kommt: meistens innerhalb von vierzig Kilometern Entfernung von der Wohnung. Und man kann vorhersagen, *wer* in diese Unfälle verwickelt ist: vor allem männliche Verkehrsteilnehmer zwischen sechzehn und neunundzwanzig Jahren, obwohl Männer aller Altersgruppen gefährdet sind. Experten wissen sogar, *warum* es zu Autounfällen kommt:

- ▷ *Alkohol* ist in etwa der Hälfte aller Kraftfahrzeugunfälle mit im Spiel.
- ▷ *Einschlafen am Steuer* ist die zweithäufigste Ursache von Unfällen, an denen ein oder zwei Autos beteiligt sind.
- ▷ *Geschwindigkeitsübertretungen* sind in fünfunddreißig bis vierzig Prozent der Grund für Unfälle von Autos und anderen Fahrzeugen.
- ▷ *Nachts* passieren zwei von drei Unfällen, bei denen dreimal mehr Menschen sterben als untertags. Mit ein Grund dafür sind die verringerten Sichtverhältnisse.

Glücklicherweise kann man feststellen, daß die Unfälle mit Todesfolge auf Autobahnen, entgegen früherer Prognosen, nicht steigen. Was trägt dazu bei, daß auf den Autobahnen Zehntausende von Menschen weniger sterben?

- ▷ Autobahnen und Fahrzeuge sind sicherer geworden.
- ▷ Da der Bevölkerungsanteil der älteren Menschen größer wird, gibt es relativ gesehen weniger junge Fahrer, die öfter in Unfälle verwickelt sind als ältere.
- ▷ Die hohen Benzinpreise der letzten Jahre könnten viele dazu veranlaßt haben, weniger oft und weit zu fahren.
- ▷ Der wichtigste Grund dürfte sein, daß inzwischen wesentlich weniger Autofahrer ihren Wagen nehmen, wenn sie alkoholisiert sind. Das gilt vor allem für die Altersgruppe der bis Zwanzigjährigen.

Alkohol am Steuer

Alkohol beeinflußt die Fähigkeiten, die für sicheres Fahren am wichtigsten sind: das Urteils- und Sehvermögen, die motorische Koordination und die Reaktionszeit. Alkohol beeinträchtigt die Fähigkeit, einschätzen zu können, wie schnell man fährt, wie weit ein anderer Wagen von einem entfernt ist, und ob man genug Zeit zum Überholen hat. Die Auswirkungen von Alkohol auf das Sehvermögen sind nicht so klar festzustellen, aber immerhin liefern die Augen dem Fahrer fünfundachtzig bis neunzig Prozent der Informationen, nach denen er sein Fahrverhalten richtet. Unter Alkoholeinfluß wird man von entgegenkommenden Fahrzeugen leichter geblendet, man sieht die Dinge verschwommen oder doppelt; Alkohol beeinträchtigt die Tiefenwahrnehmung, schränkt das Randsehen ein, läßt einen Farben verzerrt sehen und setzt die Nachtsichtigkeit und Sehschärfe herab. Alkoholisierte Fahrer legen auch seltener den Sicherheitsgurt an und gehen damit – im Gegensatz zur landläufigen Meinung – ein zwei- bis viermal *höheres* Risiko ein als nüchterne Fahrer, bei einem Unfall schwer verletzt zu werden. Alkohol erschwert auch die Diagnose und Behandlung von Verletzungen.
Einschlägigen Untersuchungen zufolge sind weit mehr männliche Fahrer unter Alkoholeinfluß in Unfälle verwickelt als Frauen. Das liegt zum Teil daran, daß sich üblicherweise eher die Männer als die Frauen hinter das Steuer setzen, vor allem nachts, wenn am meisten getrunken wird. Junge Männer zwischen einundzwanzig und vierundzwanzig Jahren sind durch die Kombination von zu geringer Fahrpraxis und zuwenig Erfahrung im Umgang mit Alkohol besonders gefährdet, Unfälle unter Alkoholeinfluß zu verursachen. Von den Erwachsenen sterben bei Unfällen mehr »Fluchttrinker«, männliche Alkoholiker und solche, die in Gesellschaft viel trinken, als andere Fahrer.
Alkohol spielt nicht nur bei Verkehrsunfällen eine Rolle. Ein hoher Blutalkoholspiegel wurde auch bei Menschen festgestellt, die durch Stürze, bei Bränden, durch Ertrinken, durch Unfälle am Arbeitsplatz und zu Hause gestorben sind. Man nimmt auch an, daß in gut fünfunddreißig Prozent aller Unfälle von Sportbooten, bei denen Tote zu beklagen sind, Personen mit einem hohen Blutalkoholgehalt verwickelt sein könnten. Bei mindestens jedem zehnten Piloten, der zwischen 1975 und 1981 durch Abstürze im allgemeinen Flugverkehr ums Leben kam, wurde Alkohol im Blut nachgewiesen.

Am besten gar nichts trinken

Viele fragen sich, bei welcher Alkoholmenge sie noch sicher autofahren können. Diese Frage ist nicht leicht zu beantworten. Bei einem Blutalkohol von 1 Promille spricht man bereits von einer Alkoholvergiftung. Mit 5 Promille zum Beispiel liegt der Betreffende in tiefem Koma und ist dem Tod nahe. Fahrer mit einem Blutalkoholgehalt von 1 Promille und mehr haben ein drei- bis fünfzehn-

mal höheres Risiko als nüchterne Fahrer, bei einem Verkehrsunfall ums Leben zu kommen. Einem im Jahr 1980 vom American Medical Association's Council on Scientific Affairs unter dem Titel *Alcohol and the Driver* veröffentlichten Bericht zufolge ist die Fahrtüchtigkeit jedoch schon bei 0,5 Promille und darunter eingeschränkt. Für einen zweiundziebzig Kilogramm schweren Mann bedeutet das, daß er im Laufe von sechs Stunden ein alkoholisches Getränk pro Stunde zu sich nehmen kann. Diese Menge pro Stunde kann sein: entweder 150 ml 12%iger Wein oder 340 ml 5%iges Bier oder 42 ml Schnaps mit 40% Alkohol. Experten empfehlen, die Obergrenze beim Autofahren auf 0,5 Promille festzulegen.
Was und wieviel man trinken muß, bis man eine Alkoholvergiftung hat, ist sehr unterschiedlich. Die Wirkung des Alkohols hängt auch bei ein- und demselben Menschen davon ab, wie schnell er trinkt, was er trinkt, was und wann er zuletzt gegessen hat, von Medikamenten, dem Körpergewicht (schwere Menschen »vertragen« mehr Alkohol als leichtere), dem Geschlecht (bei Frauen steigt der Blutalkoholgehalt schneller als bei Männern), wie oft man trinkt und wie der Tagesablauf war. Dem oben erwähnten Bericht zufolge gibt es »keine ungefährliche Alkoholmenge für Autofahrer«. Ein Washingtoner Journalist, der 1984 unter Alkoholeinfluß einen Verkehrsunfall mit Todesfolge verursachte, brachte die Sache auf den Punkt:

> Ich trank in der Nacht des Unfalls nicht mehr als andere und meinte, mich völlig unter Kontrolle zu haben. Eineinhalb Stunden vor der Heimfahrt hörte ich auf, Alkohol zu trinken ..., und trotzdem ist es passiert. Warum? Weil ... auch ein kleines bißchen zuviel eben zuviel ist, wenn man schon müde ist ... Man sollte sich klarmachen, daß man sich nicht erst betrunken fühlen muß, um hinter dem Steuer für alle eine Gefahr zu sein.

Wann hat jemand zuviel getrunken?

▷ Wenn andere ihm anbieten, ihn nach Hause zu fahren.
▷ Wenn er sich nicht erinnern kann, wieviel er getrunken hat.
▷ Wenn er nicht mehr normal gehen oder sprechen kann.
▷ Wenn außer ihm niemand trinkt.

Anmerkung: Ein Betrunkener kann meistens nicht sagen, wann er nicht mehr zum Autofahren in der Lage ist, weil Alkohol das Urteilsvermögen stark beeinträchtigt.

Mit Kater autofahren?

Wie lange dauert es, bis man wieder nüchtern ist und gefahrlos wieder autofahren kann? Auch hierauf gibt es keine eindeutige Antwort. Man kann nichts tun, um schnell wieder nüchtern zu werden. Die Leber braucht etwa zwei Stunden, um den Alkohol eines Getränks in der üblichen Menge abzubauen. Weder

schwarzer Kaffee, eine kalte Dusche, Bewegung, frische Luft noch das Einatmen reinen Sauerstoffs sind wirksame Mittel, um nüchtern zu werden. Das Resultat ist lediglich ein hellwacher Betrunkener.
Verkaterte Fahrer sind genauso gefährlich wie betrunkene. Zwei schwedische Forscher prüften in einer Studie zweiundzwanzig Freiwillige mit einem Kater auf ihre Fahrtüchtigkeit und ließen sie dafür eine Teststrecke mit Hindernissen zurücklegen. Fast alle erreichten zwanzig Prozent weniger Punkte als im nüchternen Zustand. Vollziehen Sie diesen Test einmal nach, wenn Sie einen Kater haben, und versuchen Sie, mit dem Auto rückwärts einzuparken.
Ebenso gefährlich wie Alkohol sind Drogen: Marihuana, Valium, andere Beruhigungsmittel und Barbiturate. Hat man nur eine einzige Marihuana-Zigarette geraucht, ist man frühestens nach vier bis sechs Stunden wieder fahrtüchtig. Mehrere Rauschmittel auf einmal oder eine Mischung aus Alkohol und Medikamenten – viele verschreibungspflichtige und einige, die freiverkäuflich sind – können noch schlimmer sein. Leider weiß man zuwenig darüber, wie solche Rauschmittel und Medikamente das Fahrverhalten beeinflussen, um gesetzliche Richtwerte festzusetzen, wie sie für Alkohol gelten.

Nie angetrunken autofahren

Vor allem drei Dinge sind in Zusammenhang mit Alkohol wichtig: was man gegessen hat, wann und wieviel man getrunken hat. Bevor Sie Alkohol trinken, sollten Sie protein- und fettreiches Essen zu sich nehmen, weil es länger im Magen bleibt als Kohlenhydrate und der Alkohol dadurch langsamer aufgenommen wird. Trinken Sie langsam. Beschränken Sie sich auf ein oder zwei alkoholische Getränke. Mischen Sie mit etwas Alkoholfreiem ohne Kohlensäure, damit der Alkohol langsamer aufgenommen wird. Warten Sie für jedes Glas ein bis zwei Stunden, bevor Sie sich ans Steuer setzen. Lassen Sie sich auf jeden Fall nach Hause fahren, wenn Sie doch einmal irgendwo zuviel getrunken haben, oder übernachten Sie dort. Wenn ein anderer zuviel getrunken hat, sollten Sie ihm anbieten, bei Ihnen zu übernachten, oder ihn nach Hause fahren. Zahlen Sie ihm ein Taxi, oder nehmen Sie dem Betreffenden die Autoschlüssel weg. Um einen Betrunkenen am Autofahren zu hindern, sollte man ihn notfalls unter Einsatz von Körperkraft zurückhalten oder sogar die Polizei rufen. Wer *ausnahmsweise* einmal mit einem angetrunkenen Fahrer fahren *muß,* sollte

- ▷ nur so weit wie nötig mitfahren und sich dann ein anderes Transportmittel suchen;
- ▷ den Sicherheitsgurt anlegen;
- ▷ häufig die Geschwindigkeit kontrollieren;
- ▷ den Fahrer nicht durch Musik oder eine Unterhaltung ablenken (Alkohol schränkt die Konzentrationsfähigkeit ein);

▷ den Fahrer immer wieder daran erinnern, die Augen in Bewegung zu halten (man neigt unter Alkoholeinfluß dazu, die Augen auf die Straße zu fixieren, statt auch einmal zur Seite zu sehen).

Daß ein betrunkener Autofahrer sich und andere gefährdet, kann man auch verhindern, wenn man der Polizei eine Beschreibung des Wagens, die Autonummer, die Fahrtrichtung und den Ort angibt, wo man ihn zuletzt gesehen hat, und wenn man zum Beispiel folgende Beobachtungen gemacht hat:

▷ Ein Wagen fährt »Schlangenlinien«.
▷ Der Fahrer trinkt offensichtlich.
▷ Ein Wagen fährt einen anderen oder irgend etwas beinahe an.
▷ Ein Wagen fährt plötzlich seitwärts.
▷ Ein Fahrer hält sich nicht an die gekennzeichnete Fahrbahn.

Die Hinweise auf angetrunkene Fahrer sind nach Häufigkeit geordnet.

Sicherheitsgurte

Obwohl durch das Anlegen des Sicherheitsgurtes die Hälfte aller Todesfälle und fünfundsechzig Prozent der Verletzungen bei Verkehrsunfällen verhindert werden könnten, schnallen sich viele Autofahrer nicht an.
Was hält die Menschen davon ab, sich anzuschnallen? Dahinter scheint eine Reihe von irrigen Vorstellungen zu stehen:

Irrtum Nr. 1: In einem brennenden oder versinkenden Wagen werden Sicherheitsgurte zur Falle.
Tatsache ist: Bei weniger als 0,5 Prozent aller Autounfälle kommt es zu einem Brand oder stürzt der Wagen in ein Gewässer. Sicherheitsgurte sind keine Falle, man bleibt durch sie vielmehr bei Bewußtsein, so daß man sich aus dem Wagen *befreien kann.*
Irrtum Nr. 2: Sicherheitsgurte sind gefährlich, weil man dadurch nicht aus dem Auto geschleudert wird.
Tatsache ist: Wenn man aus dem Auto geschleudert wird, ist die Wahrscheinlichkeit einer tödlichen Verletzung 25mal größer.
Irrtum Nr. 3: Sicherheitsgurte führen zu Verletzungen.
Tatsache ist: Sicherheitsgurte schwächen den Aufprall ab und verteilen den Druck auf die kräftigsten Körperteile. Sie *können* zu Verletzungen führen, vor allem, wenn sie falsch angelegt sind. Solche Verletzungen sind jedoch weit weniger schwer als die, die *ohne* Sicherheitsgurte entstehen.
Irrtum Nr. 4: Sicherheitsgurte brauchen nur schlechte Fahrer.
Tatsache ist: Auch wenn man selbst ein ausgezeichneter Fahrer ist, kann man durch einen anderen schlechten Fahrer, vor allem einen betrunkenen, in einen Unfall verwickelt werden.

Irrtum Nr. 5: Mit angelegtem Sicherheitsgurt konzentriert man sich weniger darauf, einen Unfall zu vermeiden.

Tatsache ist: Ganz im Gegenteil, Sicherheitsgurte halten einen am Sitz fest, so daß man bei einem Zusammenstoß nicht die Kontrolle über den Wagen verliert. Außerdem stoßen dann auch die Insassen nicht zusammen, was in jedem vierten Fall zu schweren Verletzungen führt.

Irrtum Nr. 6: Den Sicherheitsgurt anzulegen ist lästig.

Tatsache ist: Das Anschnallen nimmt weniger Zeit in Anspruch als das Einstellen der Spiegel und des Fahrersitzes, was die meisten ganz automatisch machen. Mit angelegtem Gurt wird man nicht so schnell müde. Leute, die regelmäßig den Sicherheitsgurt anlegen, fühlen sich *ohne ihn* nicht mehr wohl.

Irrtum Nr. 7: Der Sicherheitsgurt ist überflüssig, wenn man langsam oder nur eine kurze Strecke fährt.

Tatsache ist: Bei achtzig Prozent der Autounfälle mit Schwerverletzten und Toten lag die Geschwindigkeit bei 60 km/h und darunter. Schon bei einem Tempo von nur 3 km/h hat es Tote gegeben. Und drei von vier Autounfällen passieren in einem Umkreis von vierzig Kilometer von der Wohnung.

Irrtum Nr. 8: Auch angeschnallt schlägt man mit dem Kopf gegen das Armaturenbrett, weil der Gurt nicht sperrt, wenn ruckartig daran gezogen wird.

Tatsache ist: Die ab 1974 hergestellten Sicherheitsgurte sperren *nur* bei einem Zusammenstoß oder plötzlichem Halt, damit man nicht gegen das Armaturenbrett, das Lenkrad oder Fenster prallt. Ansonsten kann man sich angeschnallt nach vorne lehnen.

Irrtum Nr. 9: Sicherheitsgurte sind überflüssig, weil man sich selbst mit den Armen schützen kann.

Tatsache ist: Bei einem Tempo von 50 km/h entsteht beim Aufprall ein Druck von einigen tausend Kilogramm oder mehreren Tonnen, so als ob man aus einem Fenster im dreißigsten Stock springen würde. Arme und Beine eines Menschen halten diesem Druck nicht stand.

Irrtum Nr. 10: Die Mitfahrer mögen es nicht, wenn man sie bittet, sich anzuschnallen.

Tatsache ist: Umfragen haben ergeben, daß Mitfahrer sich gerne anschnallen, wenn der Fahrer sie darum bittet.

Bei jedem Autounfall kommt es mindestens zweimal zu einem Zusammenstoß. Beim ersten stößt ein, sagen wir, mit einer Geschwindigkeit von 50 km/h fahrendes Auto mit einem anderen zusammen, das ebenso schnell fährt. Die nicht

angeschnallten Insassen bewegen sich im Wagen weiter mit einer Geschwindigkeit von 50 km/h nach vorne. Der oder die Betreffenden prallen gegen das Lenkrad, die Windschutzscheibe, das Armaturenbrett oder gegen das Dach, oder sie schlagen auf der Straße auf, wenn sie aus dem Wagen geschleudert werden. Das ist der zweite Zusammenstoß. Der »dritte« passiert, wenn das Gehirn gegen den knöchernen Schädel gedrückt wird oder die Organe in der Bauchhöhle gequetscht werden.
Wer schon einmal auf einem Schrottplatz war, wird sich erinnern, daß auch bei einem noch so demolierten Auto als einziges die Sitze einigermaßen ganz sind. Der Sicherheitsgurt hält einen auf dem Sitz fest, der wiederum mit der Karosserie fest verbunden ist. Damit hat man bei einem Zusammenstoß die größtmögliche Sicherheit.

Sicher auf zwei Rädern

Der Helm ist für Motorrad- und Mofafahrer das, was der Sicherheitsgurt für den Autofahrer ist. Es ist gesetzlich verankert, daß die Fahrer von motorisierten Zweirädern einen Schutzhelm tragen müssen. Bei Unfällen sterben achtmal mehr Motorradfahrer als Insassen von Kraftfahrzeugen. Motorradfahrer ohne Schutzhelm erleiden doppelt so oft Kopfverletzungen (und dadurch verursachte Lähmungen, Gehirnschäden und Koma) und sterben dreimal häufiger als Fahrer mit Helmen. Die meisten Unfallopfer sind junge Männer zwischen siebzehn und dreißig Jahren. Hätten sie Helme getragen, könnten sie heute noch unter uns sein.
Manche Zweiradfahrer bemängeln, daß Helme zu warm seien und zum Beispiel bei Radfahrern die Körpertemperatur so erhöhen können, daß es zu Hitzeschäden kommen könnte. Eine 1986 am medizinischen Institut der University of Iowa in Iowa City durchgeführte Studie erbrachte jedoch keine Unterschiede bei Körpertemperatur, Pulszahl oder Hauttemperatur. Für diesen Versuch mußten sechs Profi-Radfahrer zwei Stunden lang auf einem feststehenden Fahrrad treten, einmal ohne Helm, das andere Mal mit einem Helm, der mit einer minimalen Ventilation ausgestattet war.

Anmerkung: Bei der Überlegung, wieviel Sie für einen Helm ausgeben, sollten Sie daran denken, was ein heiler Kopf wert ist. Helm und Sicherheitsgurt sind ebenso wichtig wie gesunde Ernährung, Sport und nüchtern autofahren, wenn man gesund und unversehrt bleiben will.

Abschürfungen und Knochenbrüche heilen, eine Gehirnverletzung vielleicht nicht. Ein Helm sollte, um das Gehirn auch bei einem extrem starken Aufprall zu schützen, folgendes haben:

▷ eine harte Schale, damit der Druck beim Aufprall verteilt wird (am besten sichtbar sind weiße, gelbe oder orange Helme);

▷ ein Innenfutter aus festem, nicht elastischem Schaumstoff, das den Aufschlag dämpft;
▷ einen festen Riemen und Verschluß, damit der Helm beim Fahren immer gut sitzt.

Sind Männer besonders unfallgefährdet?

Bei Unfällen sterben dreimal mehr Männer als Frauen – vor allem bei Autounfällen, aber auch durch Stürze und Ertrinken. An Autounfällen mit Todesfolge sind doppelt so viele männliche wie weibliche Fahrer beteiligt. Jugendliche und ältere Männer werden vor allem bei Bränden, Explosionen, beim Umgang mit Feuerwaffen und, im höheren Alter, bei Stürzen verletzt.
Warum haben Männer öfter Unfälle als Frauen? Offensichtlich drängt das soziale Umfeld Männer zu Dingen, bei denen Nervenkitzel und Spannung geboten werden, zum Beispiel Autorennen, Fallschirmspringen, Sporttauchen, Drachenfliegen (das um so gefährlicher wird, je besser man es beherrscht), aber auch Boxen (gut fünfundachtzig Prozent der Profiboxer erleiden Gehirnschäden oder sterben sogar an den Verletzungen) und andere mehr oder weniger brutale Sportarten. Solche Herausforderungen können zwar die persönliche Entwicklung fördern, aber auch den irrigen Eindruck hervorrufen, man sei unverwundbar, was zu Verletzungen und zum Tode führen kann.
Psychologen haben beobachtet, daß Unfälle vor allem Menschen zustoßen, die verärgert, frustriert oder traurig sind. Aus einer älteren Studie an sechsundneunzig Autofahrern geht hervor, daß jeder fünfte, der in einen Unfall mit Todesfolge verwickelt war, in den sechs Stunden vor dem Unfall ein »akut belastendes Erlebnis« hatte, meistens einen Streit. In Familien, die durch einen kürzlich eingetretenen Todesfall, Scheidung, Arbeitsplatzverlust und andere negative Ereignisse belastet sind, kommt es zwei- bis dreimal häufiger zu Unfällen. Manche Forscher behaupten sogar, daß man einen Unfall schon Jahre vorher herannahen sehen kann. Dr. Hanna Levenson und ihre Kollegen am medizinischen Institut der University of California in San Francisco befaßten sich mit 110 Männern und 54 Frauen, die einen Arbeitsunfall gehabt hatten. Sie fanden heraus, daß die im Laufe der Jahre durch die steigenden Belastungen immer größer werdende Erschöpfung sich schließlich in einem »Unfall« entlud. Die weniger von Unfällen Betroffenen hatten länger Urlaub, persönlich mehr erreicht und auch mehr andere positive Ereignisse erlebt als die 164 untersuchten Fälle.
Sportverletzungen entstehen oft aus dem psychologischen Druck heraus, der Beste sein zu wollen, sich zu »beweisen« oder einen Mißerfolg zu vermeiden. In extremen Fällen können Unfälle, besonders Autounfälle, auf ein unbewußtes oder bewußtes selbstzerstörerisches Verhalten hinweisen, das einem Selbstmord gleichzusetzen wäre (siehe auch den Abschnitt *Selbstmord geht uns alle an*, Seite 195).

Auch weniger starke Emotionen können zu Unfällen führen. Opfer sind oft Menschen, die zu müde oder zu sehr in Eile sind, kein Interesse oder keine Lust haben, die in diesem Moment anstehende Aufgabe zu erledigen. Unfälle sind häufig ein Hinweis auf die gesundheitliche Verfassung eines Menschen. Bei erhöhter Lichtempfindlichkeit, schlechtem Nachtsehen, vermindertem Seh- und Hörvermögen, körperlicher Schwäche, Koordinations- und Gleichgewichtsstörungen, langer Reaktionszeit und mangelnder körperlicher Ausdauer sollte man weniger weit, weniger oft und langsamer autofahren und den Wagen bei Nacht, in der Stoßzeit und im Winter öfter stehen lassen.
Einen Unfall fordert man geradezu heraus, wenn man Risiken in Kauf nimmt. Für manche Männer scheint es zum Beispiel ganz normal zu sein, wenn sie den ganzen Abend Alkohol trinken und dann betrunken nach Hause fahren; dies sind sicherlich Extremfälle. Viele Männer gehen ein – wenn auch geringeres – Risiko ein, wenn sie beim Autofahren viel Kaffee trinken oder schnell ein Sandwich essen, rauchen, telephonieren oder eine Aktennotiz diktieren. Sie fahren zu rasant, halten zuwenig Abstand, wechseln plötzlich die Spur und beschleunigen bei einer gelben Ampel noch schnell. Zu Hause gehen sie mit Leitern, Rasenmähern, Kreissägen, elektrischem Werkzeug, Haushaltschemikalien, Brennstoffen und Hämmern unvorsichtig um.
Der norwegische Forscher Roald Amundsen, der als erster den Nordpol erreichte, überwand mit seinen Gefährten viele Kilometer in dieser gefährlichen Eiswelt, weil er an der wichtigsten Sicherheitsregel festhielt: sich die körperliche und geistige Kraft zu bewahren. Er wußte, daß Unfälle ein Ausdruck dessen sind, wie sich ein Mensch – körperlich und geistig – zum Zeitpunkt des Geschehens fühlt. Der Knackpunkt ist, daß einem Unfälle nur selten *zustoßen*. Irgendwie trägt man meist selbst dazu bei und nicht das Schicksal.

9 Schlaganfall

Seit fast einem Jahrzehnt sinkt die Zahl der Schlaganfälle – man versteht darunter den plötzlichen Funktionsausfall des Gehirns, weil es nicht mehr mit Blut versorgt wird. Schon seit Beginn der 70er Jahre sterben in den USA jedes Jahr fünf Prozent weniger Menschen an einem Schlaganfall. Nach Meinung von Experten ist dies wahrscheinlich auf die bessere Diagnose, Behandlung und Kontrolle der Risikofaktoren wie Bluthochdruck zurückzuführen.
Dennoch steht der Schlaganfall bei den Todesursachen von Männern an vierter Stelle und ist auch weiterhin eine der Krankheiten, die eine erhebliche Körperbehinderung mit sich bringen. Viele Menschen haben einen Schlaganfall überlebt und sind seither in unterschiedlichem Maße körperlich und geistig behindert, was auch eine große seelische Belastung bedeutet.

Ursachen und Symptome

Die meisten Schlaganfälle werden durch Blutgerinnsel oder Blutungen verursacht. Im wesentlichen kommt es durch eine Thrombose (dabei wird eine Arterie im Hals oder Gehirn durch ein Blutgerinnsel verschlossen), eine Embolie (in diesem Fall wandert ein Blutgerinnsel von einem anderen Körperteil zum Gehirn und blockiert dort ein Blutgefäß) oder eine Blutung (dabei platzt ein Blutgefäß im Gehirn) zu einem Schlaganfall.
Blutgerinnsel treten oft in Arterien auf, die durch den gleichen Krankheitsprozeß geschädigt sind wie die Koronargefäße, was letztlich zu einem Herzinfarkt führt: die Atherosklerose. Sind die zum Gehirn führenden Arterien blockiert – meist ist es die Halsschlagader –, bekommt ein Teil des Gehirns schließlich zu wenig Blut und Sauerstoff. Bei Schlaganfällen durch Blutungen – sie sind fast immer tödlich, weil es dabei in einen Teil des Gehirns hineinblutet und andere Teile unterversorgt sind – litt der Betreffende oft schon unter Bluthochdruck. Wenn das Gehirn keinen Sauerstoff mehr bekommt, funktionieren die Nervenzellen nicht mehr und sterben ab, was eine verminderte Sprech-, Seh- und Bewegungsfähigkeit zur Folge hat.
Jeder Schlaganfall ist ein medizinischer Notfall, der sofort behandelt werden muß: Je schneller ein Arzt zur Stelle ist, um so besser sind die Chancen. Symptome bzw. Warnsignale eines Schlaganfalls sind unter anderem

- ▷ plötzliche, vorübergehende Schwäche oder Taubheit im Gesicht, in Arm und Bein auf nur einer Seite des Körpers;
- ▷ zeitweise Sprachstörungen oder Schwierigkeiten, andere zu verstehen;
- ▷ zeitweise Trübung oder Sehverlust auf einem oder beiden Augen;
- ▷ unerklärlicher Schwindel, Taumeln oder plötzliches Stürzen.

Der »kleine Schlaganfall«

Tage, Wochen oder Monate vor einem schweren Schlaganfall kommt es manchmal zu einem sogenannten »kleinen Schlaganfall«, der auch als ischämischer Infarkt bezeichnet wird. Dabei wird die Blutzufuhr zum Gehirn vorübergehend unterbrochen, weil ein Thrombus oder Embolus kurzfristig eine Arterie blockiert und sich dann wieder auflöst oder weggespült wird. Der ischämische Infarkt führt zu den gleichen Beeinträchtigungen des Seh- und Sprachvermögens und der Bewegungsfähigkeit wie ein Schlaganfall. Der Unterschied besteht darin, daß diese Symptome beim ischämischen Infarkt nur vorübergehend auftreten: im allgemeinen fünf bis zehn Minuten, manchmal auch nur ein paar Sekunden oder mehrere Stunden.
Diesen Symptomen wird oft keine Bedeutung beigemessen, weil sie schnell wieder vergehen. Man könnte auch leicht annehmen, daß sie auf Überarbeitung, Schlafmangel, großen Hunger oder sonst einer geringfügigen Ursache

beruhen. Das kann jedoch schwerwiegende Folgen haben, denn etwa fünfundzwanzig Prozent der Betroffenen erleiden später einen richtigen Schlaganfall. Umgekehrt kann der ischämische Infarkt aber auch noch rechtzeitig einen bevorstehenden Schlaganfall ankündigen, so daß man zur Vorbeugung sowohl seine Ernährung umstellen, als auch gerinnungshemmende Medikamente oder Blutdruckmittel nehmen kann. Möglicherweise ist auch ein chirurgischer Eingriff angezeigt.
Opfer von Schlaganfällen sind meistens Männer, wobei auch das Alter eine Rolle spielt. Ab dem Alter von fünfundfünfzig Jahren steigt mit jedem Lebensjahrzehnt das Risiko eines Schlaganfalls um mehr als das Doppelte. Niemand weiß, ob hier auch eine erbliche Veranlagung besteht.

Das Risiko möglichst gering halten

Mediziner weisen mit Nachdruck darauf hin, daß ein Schlaganfall am Ende einer langen Reihe von Ereignissen steht, die schon viele Jahre früher ihren Anfang nehmen. Der größte Risikofaktor, gegen den man etwas tun kann, ist der *Bluthochdruck*. Untersuchungen ergaben, daß es bei Menschen mit hohem Blutdruck zehnmal häufiger zu einem Schlaganfall kommt als bei Personen mit einem normalen Blutdruck. Um einem Schlaganfall vorzubeugen, sollte man einmal jährlich den Blutdruck überprüfen lassen und Bluthochdruck unter Kontrolle halten.
Schlaganfallpatienten leiden zwei- bis dreimal häufiger an *Herzerkrankungen* als die Durchschnittsbevölkerung. Eine gute ärztliche Behandlung kann hier verhindern, daß sich ein Blutgerinnsel aus dem Herzen löst, zum Gehirn wandert und so einen Schlaganfall verursacht.
Ein Risikofaktor kann auch sein, wenn die *Zahl der roten Blutkörperchen* um einiges oder auch erheblich über dem Normalwert liegt, denn sie dicken das Blut ein, und so können kleine Blutgefäße leichter verstopft werden. Diesem Zustand kann man mit Medikamenten abhelfen.
Durch *Diabetes* werden die Blutgefäße im ganzen Körper geschädigt. Hat der Diabetiker zum Zeitpunkt des Schlaganfalls außerdem einen hohen Blutzuckerspiegel, kann es zu einer noch schwereren Schädigung des Gehirns kommen.
Zu den sekundären Risikofaktoren zählen ein hoher Blutfett- und Cholesterinspiegel. Dadurch wird oft eine koronare Herzerkrankung verursacht, die wiederum einer der großen Risikofaktoren für einen Schlaganfall ist, vor allem bei Menschen unter Fünfzig. Wie hoch das Risiko bei Älteren ist, ist nicht genau belegt.
Bis vor kurzem sah man keine direkte Beziehung zwischen *Zigarettenrauchen* und Schlaganfall. Nach einem am 18. September 1986 im *New England Journal of Medicine* veröffentlichten Bericht ist Zigarettenrauchen jedoch bei allen Formen des Schlaganfalls ein Risikofaktor. Eine Studie an 8000 Männern, von

denen 3435 Zigaretten rauchten, ergab, daß bei den Rauchern das Risiko eines Schlaganfalls zwei- bis dreimal so hoch war. Bei den Testpersonen, die in dem Beobachtungszeitraum von zwölf Jahren weiterrauchten, war das Risiko vier- bis sechsmal so hoch; bei denen, die mit dem Rauchen aufhörten, reduzierte sich das Risiko eines Schlaganfalls um mehr als die Hälfte. Daß Raucherinnen, die die Antibabypille nehmen, ein erhöhtes Risiko eingehen, ist seit vielen Jahren bekannt. Außerdem begünstigt Rauchen die Atherosklerose, die zu Schlaganfall führt.

Übergewicht ist mitverantwortlich für Herzerkrankungen, Bluthochdruck und Diabetes, alles Risikofaktoren für einen Schlaganfall.

Zuwenig körperliche Bewegung ist zwar keine direkte Ursache für einen Schlaganfall, spielt aber bei der Entstehung von Übergewicht eine Rolle. In vernünftigen Maßen betriebener Sport kräftigt das Herz, verbessert die Durchblutung und verhindert atherosklerotische Ablagerungen in den Blutgefäßen.

Alkoholmißbrauch: Wie im *Journal of the American Medical Association* vom 2. Mai 1986 berichtet wurde, ergab eine Studie an 8006 Männern, daß sich das Risiko, einen durch Gehirnblutung verursachten Schlaganfall zu erleiden, bei großem Alkoholkonsum fast verdreifachte und bei leichten Trinkern fast verdoppelte. Als starkes Trinken wurde definiert, wenn pro Monat 1,1 Liter Schnaps oder ein dem Alkoholgehalt dieser Menge entsprechendes anderes Getränk konsumiert wurde. Als leichtes Trinken wurde ein Alkoholkonsum von 30 bis 400 Milliliter pro Monat angesehen. Die Studie ergab auch, daß sich das Risiko eines Schlaganfalls verringerte, wenn der Alkoholkonsum eingeschränkt wurde. Damit ist erstmals nachgewiesen, daß zwischen Alkoholkonsum und Schlaganfall ein direkter Zusammenhang besteht, auch wenn kein Bluthochdruck vorliegt.

Einige Forschungsprojekte weisen darauf hin, daß man durch die Einnahme von Aspirin einem Schlaganfall vorbeugen kann, denn »kleine Schlaganfälle« treten dadurch seltener auf und verlaufen weniger schwer. Aus anderen Studien geht hervor, daß Aspirin in kleinen Tagesdosen – von 50 Milligramm (eine halbe Tablette Kinder-Aspirin) bis zu 1300 Milligramm (etwa vier Aspirin für Erwachsene) – einem Herzinfarkt und Schlaganfall vorbeugen kann, weil sich dadurch möglicherweise weniger Blutgerinnsel bilden und so der Blutfluß zum Herzen und Gehirn nicht blockiert wird. Viele Ärzte empfehlen Patienten, bei denen ein solches Risiko besteht, täglich eine halbe bis eine ganze Aspirin-Tablette für Erwachsene zu nehmen, vorausgesetzt, daß sie nicht an einem Magengeschwür leiden. Dies ist für die meisten eine sichere Dosis, die zur Vorbeugung gegen Herzinfarkt oder Schlaganfall beiträgt. (Anm. d. Red.: Die »Aspirin-Therapie« wird in den USA seit längerem praktiziert und ist auch dementsprechend erprobt. In der BRD ist sie dagegen nicht sehr verbreitet.)

Und nach dem Schlaganfall?

In der Vergangenheit konnte man für einen Menschen, der einen Schlaganfall erlitten hatte, wenig tun. Heute sieht es besser aus. Etwa ein Drittel der Patienten erholt sich nach einem Schlaganfall wieder so gut, daß sie wie vorher weiterleben können; die Hälfte kann zumindest die alltäglichen Dinge mit einiger Unterstützung bewältigen. Die anderen sind durch den Schlaganfall so schwer geschädigt, daß sie weiter im Krankenhaus bleiben müssen oder ständiger Pflege bedürfen.

Die Rehabilitation – sprich: die Wiederaufnahme der Tätigkeiten, die der Schlaganfallpatient noch durchführen kann, und das Einüben ersatzweiser Möglichkeiten – sollte unmittelbar nach dem Schlaganfall im Krankenhaus beginnen und zu Hause weitergeführt werden. Am schnellsten geht die Genesung in den ersten Wochen voran, dann werden nur noch kleine Fortschritte gemacht. Es kann neun Monate oder länger dauern, bis der Patient das unter diesen Umständen mögliche Maximum an Fähigkeiten wiedererlangt hat. Früher nahmen die Neurologen an, daß nach einem Schlaganfall einzelne Areale im Gehirn im Austausch die verlorenen Funktionen übernehmen würden. Heute weiß man, daß sich geschädigte Gehirnzellen bis zu einem gewissen Grad erholen und daß es die geheilten Teile des Gehirns und die nicht geschädigten sind, die die Funktionen wieder normalisieren.

Schlaganfallpatienten müssen von ihrem Arzt und der Familie Ermutigung und Optimismus vermittelt bekommen. Sie müssen sich nicht nur mit dem Verlust körperlicher Fähigkeiten abfinden, sondern auch mit der Depression, die nachher fast immer einsetzt. Sie sollten so weit wie möglich ins Familienleben und die Planung der Rehabilitation einbezogen werden.

Wie ein Arzt, der sich selbst von einem Schlaganfall erholte, aus eigener Erfahrung sagte, sind Selbsthilfegruppen eine große Unterstützung (siehe auch *Anschriften von Hilfsorganisationen,* Seite 284). Ihm war gesagt worden, daß er nie wieder gehen könnte, doch er war nach einem Besuch bei einer Selbsthilfegruppe so zuversichtlich, daß er mit Hilfe eines Stocks wieder gehen lernte.

Joseph Jaffe und Dr. Charles Clay Dahlberg, die selbst einen Schlaganfall erlitten und sich wieder erholt haben, schrieben ein Buch mit dem Titel *Stroke.* Darin geben sie folgende Tips für Angehörige und Freunde:

- ▷ Versuchen Sie nicht, die Persönlichkeit des Schlaganfallpatienten zu ändern. Lassen Sie ihn so sein, wie er ist, auch wenn er zwanghaft ordentlich, schlampig, faul oder hypochondrisch ist.
- ▷ Bagatellisieren Sie die Symptome des Patienten nicht, aber spielen Sie sie auch nicht hoch.
- ▷ Spielen Sie seine Probleme nicht herunter, indem Sie sagen, daß Sie mit ähnlichen zu kämpfen haben.

▷ Fördern Sie das Interesse des Patienten für seine Umwelt, vor allem auch, was seinen eigenen Körper und die Rehabilitation betrifft.
▷ Denken Sie daran, daß sich sehr wahrscheinlich Depressionen einstellen, wenn sich die Genesung hinzieht oder der Patient nur langsam Fortschritte macht. Gestehen Sie sich selbst und dem Patienten zu, solche Gefühle offen zu äußern.
▷ Überlegen Sie sich Beschäftigungen, an denen sich auch ein Patient, der nicht mehr sprechen kann, durch Nicken oder Augenzwinkern beteiligen kann.
▷ Ein Rat der Autoren an den Patienten: »Mit ständigen Gesprächen über Ihre Krankheit werden Sie Ihre Freunde vertreiben. Und Sie brauchen sie.«

10 Emphysem und chronische Bronchitis

Ein gesunder Mensch atmet etwa fünfzehnmal in der Minute. Wer ein Emphysem hat, atmet bis zu doppelt so oft und bekommt trotzdem zuwenig Luft. Emphysem und chronische Bronchitis sind zwar zwei verschiedene Krankheiten, treten aber fast immer zusammen auf. Eine der beiden kann jedoch ausgeprägter sein. Treten beide Krankheiten zusammen auf, spricht man von einer Emphysembronchitis.
Der typische Patient ist der männliche Raucher über Vierzig, der zu Erkältungen, pfeifendem Atmen und anderen Bronchialproblemen neigt. Unter Emphysembronchitis leiden zwar vor allem Zigarettenraucher, aber auch Nichtraucher erkranken daran. Emphysembronchitis ist bei Männern die fünfthäufigste Todesursache, außerdem werden durch die Krankheit Tausende von Menschen jedes Jahr zu bettlägerigen Invaliden, die ohne Medikamente oder Sauerstoffgaben nicht mehr richtig atmen können.

Ablauf und Symptome

Man kann sich die Atemwege als einen auf dem Kopf stehenden Baum mit zwei großen Ästen vorstellen, von denen der eine zum rechten Lungenflügel führt, der andere zum linken. Dort verzweigen sich diese Äste in immer mehr kleinere Zweige, die schließlich in mikroskopisch kleinen, lufthaltigen Säckchen enden, die als Alveolen bezeichnet werden. Der mit der Luft eingeatmete Sauerstoff geht durch die extrem dünnen Wände der 300 Millionen Alveolen in den Blutkreislauf. Das Abfallprodukt Kohlenmonoxid verläßt den Körper auf dem gleichen Weg in umgekehrter Richtung.
Bei einem Emphysem werden die normalerweise elastischen Alveolenwände durch schädliche Stoffe im Körper zerstört. Dadurch entstehen aus mehreren

Alveolen größere Säckchen, in denen sich verbrauchte Luft sammelt. Das führt zu einer ständig stark aufgeblähten Lunge und oft zu einem sogenannten »Faßthorax«. Da weniger gesundes Lungengewebe vorhanden ist, das den Austausch von Sauerstoff und Kohlenmonoxid vornehmen kann, und mehr Luft eingeatmet wird, die sich in den Alveolen ansammelt, muß der Körper mehr arbeiten, um genug Sauerstoff zu bekommen.

Chronische Bronchitis führt zu übermäßiger Schleimbildung in den größeren Luftwegen der Lunge (den Bronchien), zu Entzündung und Verdickung der Bronchienwände. Dadurch werden die Atemwege verengt, und es kommt zu ständigem Husten mit schleimigem Auswurf.

Als Symptome von Emphysem und chronischer Bronchitis treten anfänglich leichte Kurzatmigkeit und morgendlicher Husten auf. Der Auswurf ist im allgemeinen durchsichtig. Bei Erkältung und anderen akuten Infektionen der Atemwege können Kurzatmigkeit und Husten schlimmer werden. Der Auswurf ist dann häufig gelb oder grünlich.

Mit fortschreitender Emphysembronchitis nimmt die Kurzatmigkeit zu. Auch bei geringer Anstrengung kann es zu ernster Atemnot kommen. Gleichzeitig können folgende Symptome auftreten: große Erschöpfung, ein Engegefühl in der Brust, Schwierigkeiten beim Atmen im Liegen, nachts durch das Gefühl aufwachen zu ersticken, Hustenreiz und pfeifender Atem bei oder nach Erkältungen. Kleinere Infektionen der Atemwege können sich lange hinziehen und den Betreffenden arbeitsunfähig machen.

Wer solche Symptome bei sich feststellt, sollte zum Arzt gehen, weil ein Emphysem und chronische Bronchitis immer schlimmer werden, wenn man sie nicht behandelt. Das schon geschädigte Lungengewebe kann zwar nicht mehr geheilt werden, man kann aber bei richtiger Behandlung die Symptome unter Kontrolle halten und den Schaden begrenzen. Die Behandlung umfaßt die Einnahme entsprechender Medikamente, vernünftige Ernährung, ausreichende Ruhepausen und tägliche Bewegung. Außerdem sollte man Erkältungen und Einatmen verschmutzter Luft möglichst meiden und, vor allem, mit dem Rauchen aufhören.

Das leidige Rauchen

Das größte Risiko, an einem Emphysem zu erkranken, besteht bei einem Mann mittleren Alters, der pro Tag eine Schachtel Zigaretten oder mehr raucht und in dessen Familie schon jemand an Emphysembronchitis erkrankt ist. Das Risiko bei Pfeifen- und Zigarrenrauchern ist nicht so hoch, aber immer noch höher als bei Nichtrauchern. Bislang gibt es noch keine Untersuchungen darüber, wie hoch das relative Risiko bei Menschen ist, die Zigaretten mit niedrigem Teer- und Nikotingehalt rauchen. Manche Studien lassen jedoch darauf schließen, daß Zigaretten mit niedrigem Teergehalt – das Risiko einer Krebserkrankung ist bei ihnen geringer – das Risiko erhöhen, an einem Emphysem zu erkranken. Oft ist es nämlich so, daß von solchen Zigaretten mehr geraucht und stärker inhaliert wird. Es erkranken zwar immer noch mehr Männer an Emphysembronchitis als Frauen, aber die Sterbeziffer bei Frauen ist seit 1968 im Vergleich mit den anderen Todesursachen am stärksten gestiegen, weil immer mehr Frauen rauchen.

Bis jetzt wurde noch kein Weg gefunden, eine Emphysembronchitis zu heilen. Sie läßt sich aber in fast allen Fällen verhindern, wenn man mit dem Rauchen aufhört. Bei achtzig bis neunzig Prozent ist das Rauchen die Ursache der Todesfälle durch Emphysembronchitis. Emphysem und Lungenkrebs wären sehr seltene Krankheiten, wenn die Menschen keine Zigaretten rauchen würden. Starke Raucher sterben dreißigmal häufiger an Lungenkrankheiten wie Nichtraucher. Bei vielen Rauchern kommt es schon nach wenigen Jahren zu Entzündungen der kleinen Luftwege. Diese können wieder abklingen, wenn der Betreffende aufhört zu rauchen. Die Lungenfunktion wird aber um so mehr beeinträchtigt, je länger und je mehr er raucht und je tiefer er inhaliert. Sobald die Lunge mit dem Eintritt ins Erwachsenenalter ihre maximale Größe erreicht hat, nimmt die Lungenfunktion ganz langsam ab. Bei Rauchern läuft dieser Prozeß schneller ab als bei Nichtrauchern. Schädigungen der Lunge können zwar nicht behoben werden, das Nachlassen der Lungenfunktion kann sich aber fast dem eines Nichtrauchers angleichen, wenn man aufhört zu rauchen.

Einer Emphysembronchitis vorbeugen

- ▷ Meiden Sie verunreinigte Luft, vor allem die »selbstgemachte«: Zigarettenrauch.
- ▷ Tun Sie etwas, wenn sich eine Erkältung übermäßig lange hinzieht, es im Hals ständig kitzelt, Niesen und Hustenanfälle sich zu Krämpfen ausweiten oder Sie schon bei leichter Anstrengung kurzatmig werden.
- ▷ Sorgen Sie für gute Gesundheit, indem Sie sich vernünftig ernähren und ausreichend Sport treiben.

11 Grippe und Lungenentzündung

Nehmen wir an, Sie gehen zum Tanzen und greifen versehentlich nach einem anderen Glas, wenn Sie von der Tanzfläche zurückkommen. Oder Sie haben gerade eine interessante Frau kennengelernt, die – ohne daß sie selbst es weiß – gerade eine Grippe ausbrütet. Sie sind direkt den Viren ausgesetzt, die sie beim Sprechen mit der Atemluft verbreitet. Vierundzwanzig bis zweiundsiebzig Stunden danach haben Sie plötzlich Fieber, frösteln, leiden unter Kopf- und Muskelschmerzen, Husten und vielleicht auch Halsschmerzen, Sie fühlen sich ganz erschlagen. Nach einer Woche sind Sie wieder gesund, obwohl Sie auch nachher noch tagelang ungewöhnlich müde sind.

Für ältere Menschen und chronisch Kranke bedeutet eine Grippe mehr, als nur eine Woche gesundheitlich »nicht auf dem Damm« zu sein. Es ist eine lebensbedrohliche Erkrankung. Die häufigste nach einer Grippe auftretende Komplikation ist die durch Bakterien der Art *streptococcus pneumoniae* verursachte Lungenentzündung (sekundäre Pneumonie). Es ist die gefährlichste Form der Lungenentzündung. Bei dieser Infektion der Lunge entzünden sich die Zellen, und es sammelt sich Flüssigkeit an, was die Atmung beeinträchtigt. Grippe mit nachfolgender Lungenentzündung steht bei den Todesursachen von Männern an sechster Stelle. Es sind die einzigen Infektionskrankheiten unter den zehn häufigsten Todesursachen.

Risiko und Schutz

Das größte Risiko, durch Grippe und Lungenentzündung schwer zu erkranken oder zu sterben, haben

▷ Menschen über Fünfundsechzig;
▷ Erwachsene und Kinder, die durch eine chronische Herz- oder Lungenkrankheit geschwächt sind, bei denen Nieren, Milz oder Leber nicht richtig arbeiten, die an Diabetes, Sichelzellenanämie oder an anderen Erkrankungen leiden, die das Immunsystem beeinträchtigen;
▷ in Kliniken oder anderen Häusern Tätige, wo chronisch Kranke behandelt werden;
▷ Ärzte, Krankenschwestern und andere Personen, die ständigen Kontakt mit Risikopatienten haben.

Impfung: zu selten genutzter Schutz

Es gibt eine Möglichkeit, die Sterblichkeit um fast achtzig Prozent zu senken: Schutzimpfungen gegen Grippe und Lungenentzündung. Jedoch sind nur zwanzig Prozent der Gefährdeten gegen diese Krankheiten geimpft. Diese Kluft droht noch größer zu werden, weil der Bevölkerungsanteil der älteren Menschen steigt. Seit 1977, als der Impfstoff erstmals verfügbar war, wird empfohlen, sich einmalig gegen Pneumokokkenpneumonie impfen zu lassen. 1983 kam ein verbesserter Impfstoff auf den Markt, der längeren Schutz bietet. Wer sich schon einmal hat impfen lassen, sollte das kein zweites Mal tun – auch wenn inzwischen der Impfstoff verbessert wurde –, weil eine erneute Impfung zu schweren Nebenwirkungen führen kann.

Der Menschheit große Plage

Schon seit 1963 wird gefährdeten Menschen empfohlen, sich jeden Herbst vor der »Grippesaison« gegen Grippe impfen zu lassen. Die Impfung muß jedes Jahr erneuert werden, weil laufend neue Grippeviren auftreten. Die Grippe gibt es schon seit ewigen Zeiten. Hippokrates, der Vater der Medizin, hat bereits im Jahr 412 v. Chr. eine Erkrankung der Atemwege beschrieben, die der Grippe sehr ähnlich ist. Sie bekam im Laufe der Jahrhunderte viele Namen, zum Beispiel »Russisches Fieber«, »Chinesische Krankheit«, »Bolschewiken-Krankheit« und »Schwarze Geißel«. Bei uns in Deutschland wurde sie früher »Blitzkatarrh« genannt, bei den Japanern »Ringkämpfer-Fieber«, und die Bewohner von Hongkong bezeichneten sie als »Krankheit mit zuviel Hitze innen«. Die Grippeepidemie, die in den Jahren 1918–19 um die Welt ging, wurde als »Spanische Grippe« bezeichnet, weil sie von Madrid ausgegangen war. Weltweit sind zwanzig Millionen Menschen daran gestorben. In den vergangenen achtundzwanzig Jahren gab es sechzehn Grippeepidemien. Etwa alle zehn Jahre tritt ein erheblich mutiertes Virus auf. Völlig neue Virusarten führten 1957 zur weltweiten Epidemie der Asiatischen Grippe und 1968 zu einer Epidemie der Hongkong-Grippe. Deshalb sollten sich gefährdete Menschen jedes Jahr neu impfen lassen. Leider ist fast die Hälfte der älteren Menschen der irrigen Meinung, daß eine Grippeimpfung überflüssig sei und eine Grippe keine ernste Gefahr für ihre Gesundheit darstelle. Eine solche Impfung ist zwar nicht für jeden ein hundertprozentiger Schutz, die Grippe und dadurch entstehende Komplikationen werden aber allgemein in Grenzen gehalten. Derzeit wird ein verbesserter Grippeimpfstoff mit lebenden Viren entwickelt, der möglicherweise in Form von Nasentropfen verabreicht werden kann, wenn er auf den Markt kommt. Normalerweise läßt man sich im Herbst gegen Grippe impfen, obwohl es auch später noch sinnvoll ist. Es dauert zwei Wochen, bis ein wirksamer Schutz gewährleistet ist.

Früher hat man zur Vorbeugung und Behandlung der Grippe vom Serotyp A – der häufigsten und schlimmsten Form von Grippeviren – den Antivirus-Wirkstoff Amantadin verwendet, vor allem bei sehr gefährdeten Menschen. Wenn noch kein Impfstoff gegen eine neue Virusgattung entwickelt wurde, ist Amantadin das einzige Mittel zur Vorbeugung. Bei gefährdeten Menschen, die nicht geimpft wurden oder bei denen die Impfung die Infektion nicht verhindert hat, kann Amantadin auch den Krankheitsverlauf abschwächen. Der Wirkstoff hat leichte Nebenwirkungen.

In fünfundneunzig Prozent aller Fälle kann eine Lungenentzündung bei Menschen zwischen zwei und fünfzig Jahren mit Penizillin und anderen Antibiotika geheilt werden; für ältere Menschen ist es aber nach wie vor eine tödliche Krankheit. Antibiotika haben keinen Einfluß auf Grippe oder andere Viruserkrankungen, können aber den Krankheitsverlauf erschwerende Infektionen, wie zum Beispiel Bronchitis, bekämpfen. Antibiotika sollten wirklich nur dann

angewendet werden, wenn sie notwendig sind, weil sich sonst eine Resistenz entwickeln kann und der Körper nicht mehr auf das Medikament anspricht, wenn es nötig ist.
Ganz schlimm ist eine Grippe zwei oder drei Tage lang, das Fieber kann jedoch fünf Tage, Schwitzen und Kurzatmigkeit können mehrere Tage oder sogar Wochen anhalten. Eine Grippe übersteht man am besten mit

- ▷ Bettruhe,
- ▷ erhöhter Flüssigkeitsaufnahme,
- ▷ Aspirin gegen Fieber und Kopfschmerzen,
- ▷ einem Luftbefeuchter, damit man besser atmen kann,
- ▷ einer guten Ernährung, damit man bei Kräften bleibt,
- ▷ einem Hustensaft bei sehr starkem Husten.

12 Selbstmord geht uns alle an

Jemand hat einmal gesagt, daß wohl jeder früher oder später Selbstmord begehen würde, wenn man mit einer kleinen Handbewegung sofort und schmerzlos sterben könnte. Viele Menschen denken zu irgendeinem Zeitpunkt daran, ihrem Leben ein Ende zu machen. Bei einem selbstmordgefährdeten Menschen ist es aber mehr als nur ein flüchtiger Gedanke.
Etwa 250 000 Menschen versuchen jedes Jahr in den USA, sich das Leben zu nehmen. 1984 war bei fast 30 000 Personen dieser Versuch erfolgreich – fast 23 000 davon waren Männer. Die Selbstmordrate bei Männern ist mehr als dreimal höher als bei Frauen. Sie ist bei Männern in den letzten Jahren sogar gestiegen, während sie bei Frauen sinkt. (Anm. d. Red.: 1987 nahmen sich in der BRD 11 599 Menschen das Leben, davon 7836 Männer.)

Wer ist selbstmordgefährdet?

Der typische Selbstmörder ist ein Mann, der allein lebt, arbeitslos oder im Ruhestand ist. Oft hat es den Anschein, daß er alles hat, aber insgeheim ist er immer auf der Suche nach dem, was so oft fehlt: das Selbstwertgefühl.
Warum neigen so viele Menschen, vor allem Männer, zur Selbstzerstörung? Viel damit zu tun hat der Alkoholmißbrauch: Man schätzt, daß bei nicht weniger als fünfzig Prozent der Selbstmorde Alkohol mit im Spiel ist. Es besteht auch ein sehr enger Zusammenhang mit Depressionen, vor allem, wenn sie nicht behandelt werden. Etwa fünfzehn Prozent aller Menschen, die an einer klinischen Depression leiden, begehen schließlich Selbstmord. Andere Studien weisen auf einen engen Bezug zwischen Selbstmord und dem Verlust eines Elternteils durch Tod, Scheidung oder Trennung hin. Es gibt auch Hinweise

darauf, daß Menschen wesentlich öfter Selbstmord begehen, wenn dies im engsten Verwandtenkreis schon einmal vorgekommen ist.
Die Häufigkeit von Selbstmorden bei Zwillingen und Verwandten ersten Grades läßt darauf schließen, daß auch eine genetische Veranlagung dazu besteht. Eine Studie über die Amish (eine konservative Gruppe von Mennoniten, die vom Elsaß nach Amerika auswanderten, Anm. d. Übers.), bei denen sehr selten jemand Selbstmord begeht, erbrachte, daß fast alle sechsundzwanzig Personen, die zwischen 1880 und 1980 in einer streng religiösen Amish-Gemeinde in Südost-Pennsylvania Selbstmord begingen, aus Familien stammten, in denen öfter Depressionen, manisch-depressive Erkrankungen und andere schwerwiegende psychische Krankheiten vorkamen. Über diese Studie wurde am 16. August 1985 im *Journal of the American Medical Association* berichtet. Experten haben auch festgestellt, daß Patienten mit einem niedrigen Spiegel des Neurotransmitters Serotonin häufiger einen Selbstmordversuch begingen als solche, bei denen der Serotoninspiegel normal war.
Bei selbstmordgefährdeten Menschen liegen oft drei Faktoren vor: sie sind unglücklich, sehen keine Möglichkeit, sich selbst oder ihr Leben zu ändern, und sind in Hinblick auf die Zukunft völlig hoffnungslos. Manche begehen Selbstmord, weil sie sich abgewiesen, verletzt fühlen oder verärgert sind oder weil sie einem ihnen nahestehenden Menschen eine Kränkung »heimzahlen« wollen. Andere bringen sich aus einem plötzlichen Impuls heraus um oder weil sie das Gesicht verloren haben. Es hat im Laufe der Geschichte immer wieder Menschen gegeben, die Selbstmord begangen haben, um ihre Ehre zu retten, Loyalität zu beweisen (wie Soldaten, die sich mit ihrem Kommandanten zusammen verbrennen ließen) oder um das Leben anderer zu retten (zum Beispiel die verheerende Wirkung einer Granate mit dem eigenen Körper abzufangen). Schon seit Jahrhunderten bringen sich Menschen um, wenn sie erfahren, daß sie an einer unheilbaren Krankheit leiden. Nathan Pritikin, der die berühmte Pritikin-Diät erfand, schnitt sich die Pulsadern auf und verblutete, weil er wegen der Diagnose, an unheilbarem Krebs erkrankt zu sein, völlig verzweifelt war.
Die Selbstmordmethoden sind so unterschiedlich wie die Motive. Die Alten Griechen tranken Schierling, und die Römer stürzten sich in ein Schwert oder schnitten sich im Bad die Pulsadern auf. Gentlemen des 18. Jahrhunderts erschossen sich, die zur Unterklasse Gehörenden hängten sich auf. Später wurde es dann Mode, ins Wasser zu gehen, sich mit billigen Giften wie Arsen oder Strychnin umzubringen. Alfred Alvarez schreibt in seinem Buch *The Savage God: A Study of Suicide* (*Der grausame Gott. Eine Studie über den Selbstmord.* Fischer, 1985.), daß sich ein Einwohner von Venedig im 19. Jahrhundert umbrachte, indem er mit einem Schmiedehammer sieben acht Zentimeter lange Nägel in seinen Kopf schlug. Ein von ihrem Geliebten zurückgewiesenes polnisches Mädchen verschluckte innerhalb von fünf Monaten vier Löffel, drei Messer, neunzehn Münzen, zwanzig Nägel, sieben Fensternägel, über hundert

Nadeln, einen Stein, drei Glasscherben, ein Messingkreuz und zwei Perlen von ihrem Rosenkranz.
Heutzutage sind Medikamente und Hausgas die jedermann zugänglichen Mittel, um sich relativ schmerzlos und leicht umzubringen. Männer bringen sich nach wie vor meistens mit Feuerwaffen um, gefolgt von Erhängen, Strangulieren und Ersticken. Ihren Höhepunkt erreicht die »Selbstmordsaison« im November und zu Beginn des Frühjahrs. Das entspricht den Depressionsschüben bei Menschen, die besonders unter Lichtmangel und dem Jahreszeitenwechsel leiden.

Selbstmordversuche

Der geglückte Selbstmord ist nur die Spitze des Eisbergs der Selbstzerstörung. Auf jeden erfolgreichen Versuch kommen vielleicht zehn nicht geglückte; auf jeden geglückten Selbstmord kommen zwei oder drei, die nicht registriert sind. In den Selbstmordstatistiken werden jene Fälle nicht berücksichtigt, wo jemand ohne Bremsspuren allein im Auto zu Tode kommt; ebensowenig die Menschen, die sich zu Tode trinken; die Drogenabhängigen, die an einer Überdosis sterben; die Herzkranken, die nicht aufhören zu rauchen; die Menschen mit Bluthochdruck, die keine Medikamente dagegen einnehmen; die Diabetiker, die kein Insulin mehr nehmen; und die vielen anderen, die sich nicht selbstverantwortlich um ihre Gesundheit kümmern.
Dr. Norman L. Farberow, der bekannte Selbstmordexperte, schreibt in seinem Buch *The Many Faces of Suicide: Indirect Self-Destructive Behavior,* daß die entscheidenden Merkmale von selbstzerstörerischem Verhalten die Zeit und das Bewußtsein sind. Der Betreffende will meist nicht bewußt sterben, ahnt aber, daß sein Verhalten zum Tode führen kann. Er betrachtet sich nicht als Selbstmordkandidat.
Viele indirekt selbstzerstörerische Menschen leben nach dem Motto »jetzt genießen, später bezahlen« und benützen dieses Verhalten, um sich von tiefgehenden seelischen Schmerzen abzulenken. Das Vergnügen zu rauchen, die Entspannung durch Alkohol oder der psychische Auftrieb durch Drogen sind unmittelbare und sehr starke Gründe, die einen Menschen zu einem solchen Verhalten motivieren. Durch seelische Schmerzen können sich auch Menschen motiviert fühlen, die für eine mißglückte Ehe büßen wollen, indem sie sich Partner suchen, mit denen es ihnen schlecht geht.
Dr. Thomas M. Vogt von den Kaiser Foundation Hospitals in Portland, Oregon, hat sich damit befaßt, wie man Herzerkrankungen bei Männern vorbeugen kann. Er stellte fest:

> Die beeindruckendste Beobachtung bei dieser Studie war, wie sehr Männer mittleren Alters leiden. Es dauerte einige Zeit, bis dieses Unglücklichsein erkannt wurde. Am Anfang wurde es mit gespielter Tapferkeit, Angst und

der Unfähigkeit zu wirklicher Kommunikation maskiert. Man wird nichts über das freudlose Leben dieser Männer lesen, wenn die Ergebnisse der Studie veröffentlicht werden – nur ihre Krankheiten werden zur Sprache kommen –, und man wird nicht wissen, wie viele sich einfach weigerten, in ihrem Leben etwas zu verändern, weil sie nicht länger leben wollten.

Wann besteht Selbstmordgefahr?

Wie kann man einen selbstmordgefährdeten Menschen erkennen und ihm helfen? Das ist nicht einfach, weil ein stark Selbstmordgefährdeter selten über seine Gefühle spricht. Aus Studien geht jedoch hervor, daß bis zu fünfundsiebzig Prozent der Menschen, die Selbstmord begehen, ihre Absicht wiederholt, wenn auch vielleicht nur hintergründig, kundgetan haben. Sie können plötzliche Verhaltensänderungen zeigen und aufgeregter oder stiller als gewöhnlich sein. Sie machen sich vielleicht Gedanken über das Jenseits, sprechen über die Selbstmordabsichten von »jemand anderem«, verschenken geliebte Gegenstände, weil sie sie »nicht mehr brauchen«, machen ein Testament, zahlen den Restbetrag einer Versicherung voll ein und/oder bringen ihre persönlichen Angelegenheiten in Ordnung.
Ein solches Verhalten ist oft ein Hilfeschrei. Am besten reagiert man darauf so:

- ▷ Hören Sie dem Betreffenden zu, und ermutigen Sie ihn, über seine Gefühle zu sprechen.
- ▷ Nehmen Sie Selbstmorddrohungen immer ernst.
- ▷ Tun Sie etwas Positives. Bleiben Sie selbst bei dem Betreffenden, bis die Krise vorbei ist, oder sorgen Sie dafür, daß jemand anderer da ist.
- ▷ Seien Sie vorsichtig bei einem plötzlichen »Stimmungsumschwung«. Das zugrundeliegende Problem ist wahrscheinlich immer noch da.
- ▷ Suchen Sie so schnell wie möglich bei Fachleuten Rat, zum Beispiel bei einem Arzt, einem Psychologen, einer Klinik, der Telefonseelsorge oder einer psychosozialen Beratungsstelle.

Die teilweise überkonfessionellen Telefonseelsorge-Stellen sind mit ausgebildeten, meist ehrenamtlichen Mitarbeitern besetzt, die Ihnen sagen können, wo Sie in Ihrem speziellen Fall noch Hilfe finden können. Sehen Sie im örtlichen Telefonbuch unter »Telefonseelsorge« oder »sozialpsychiatrische Dienste« nach.

13 Zirrhose – die Krankheit der Trinker

Die Wissenschaft versucht seit langem, die genaue Ursache der Leberzirrhose herauszufinden, einer Krankheit, bei der die Zellen dieses Organs schrumpfen und absterben. Schon Heilkundige vor der Zeit des griechischen Arztes Hippokrates (um 400 v. Chr.) vermuteten, daß Alkohol die Leber irgendwie schädigt. In den 40er Jahren durchgeführte Studien weisen darauf hin, daß es auch durch kleine Alkoholmengen – beim sogenannten »geselligen Trinken« – zu einer Verfettung der Leber kommt, der Vorstufe der Leberzirrhose. Später wurde einwandfrei nachgewiesen, daß übermäßiger Alkoholkonsum die Leber direkt schädigt. Viele Experten gehen inzwischen davon aus, daß neunzig bis fünfundneunzig Prozent der Todesfälle durch Leberzirrhose auf Alkoholmißbrauch beruhen.

Man weiß jedoch nach wie vor nicht, ab welcher Alkoholmenge sich eine Zirrhose entwickelt (einer »Definition« zufolge ist ein »starker Trinker«, wer mehr trinkt als sein Arzt). Offensichtlich spielt es eine größere Rolle, wie lange man trinkt, als wieviel man trinkt. Eine Leberzirrhose entwickelt sich im allgemeinen erst nach vielen Jahren großen Alkoholkonsums. Aus einschlägigen Studien geht hervor, daß etwa acht Prozent der Menschen, die fünfzehn Jahre oder länger pro Tag zehn Gläser eines alkoholischen Getränks zu sich nehmen, eine Leberzirrhose entwickeln und etwa fünfundzwanzig Prozent eine Alkoholhepatitis bekommen, eine akute Leberentzündung. Die bei fast allen starken Trinkern vorhandene Fettleber wird im allgemeinen nicht als schwere Erkrankung betrachtet. Manche Experten meinen, daß sich bei einigen wenigen »Geselligkeitstrinkern«, die nur zwei oder drei Gläser täglich trinken, schon nach drei oder vier Jahren eine Fettleber entwickeln kann. In Einzelfällen sind schon nach zwei Tagen starken Trinkens die Leberwerte erhöht.

Eine Zirrhose entsteht nicht nur durch Alkoholmißbrauch. Abstinenzler können sie ebenso bekommen wie Menschen mit Virushepatitis oder bestimmten Erbkrankheiten; sie kann durch schwere Nebenwirkungen von Medikamenten entstehen und wenn man über einen längeren Zeitraum hinweg giftigen Substanzen ausgesetzt ist. Sie kommt auch bei Kindern mit Mukoviszidose und bei Erwachsenen vor, die an langdauernder Gallestauung leiden.

Die ersten Symptome

Die Symptome einer Leberzirrhose im Anfangsstadium werden oft kaum bemerkt. Es kommt zu Gewichtsverlust, Übelkeit, Erbrechen, Magenverstimmung und Problemen bei der Verdauung von Fett. Oft ist der Arzt der erste, der bei einer Untersuchung durch Abtasten die vergrößerte Leber feststellt. Manchmal wölbt sich eine Fettleber auf der rechten Bauchseite auch deutlich sichtbar vor.

Ist die Lebererkrankung fortgeschritten, kann es zu einer Gelbfärbung von Haut und Augen kommen, der Urin ist oft dunkel. Trinkt der Betreffende weiter sehr viel Alkohol, kann sich daraus eine Hepatitis entwickeln. In diesem Stadium vergrößert sich die Leber und wird druckempfindlich, und es kann eine Gelbsucht auftreten (Zeichen dafür sind eine gelbliche Färbung der Haut und des Weißen im Auge).

Im dritten Stadium kann die zirrhotische Leber ihre wichtigen Funktionen beim Stoffwechsel nicht mehr erfüllen, Galle gelangt wieder in den Blutkreislauf und führt zu schwerer Gelbsucht. Im Gesicht und im Nacken zeigt sich ein Netz feiner Blutgefäße, der Bauch ist aufgebläht, die Handinnenflächen röten sich, das Blut gerinnt nicht mehr, bei Männern vergrößern sich die Brustdrüsen, sie werden impotent. Wird dann noch weiter getrunken, kann eine massive Blutung oder Leberversagen schließlich zum Tode führen.

Chronische Leberkrankheiten und Zirrhose stehen bei den Todesursachen von Männern an achter Stelle. An Leberkrankheiten sterben doppelt so viele Männer wie Frauen. An Zirrhose leiden meist Menschen in den Vierzigern oder Fünfzigern, es sind aber auch schon Fälle von Jugendlichen bekanntgeworden. Eine lange Tradition hat die Zirrhose bei den Franzosen, die ihre Leberattakken mit dem Mineralwasser von Vichy zu kurieren versuchen. Bei den Juden ist diese Krankheit praktisch unbekannt.

Einer Lebererkrankung vorbeugen

Das beste Mittel gegen die Zirrhose ist, mit dem Trinken aufzuhören. Bereits vorhandene Schäden können zwar nicht behoben werden, man kann den Krankheitsverlauf aber verlangsamen und sogar aufhalten. Viele Menschen mit einer Alkoholzirrhose, die mit dem Trinken aufhören, sind auch noch fünf Jahre später am Leben und gesund, je nachdem, wie weit die Krankheit schon fortgeschritten war. Von denen, die weitertrinken, sind nahezu alle nach dieser Zeitspanne tot oder dem Tode nahe. Wer im ersten oder zweiten Stadium mit dem Trinken aufhört – wenn sich eine Fettleber oder Hepatitis entwickelt hat –, kann wieder vollkommen gesund werden.

Eine Zirrhose kann sich auch entwickeln, wenn man längere Zeit giftigen Substanzen ausgesetzt ist. Wer am Arbeitsplatz, in Haus oder Garten mit Chemikalien umgeht, sollte folgende Vorsichtsmaßnahmen beachten:

▷ Sorgen Sie für gute Entlüftung.
▷ Richten Sie sich nach den Anweisungen des Herstellers.
▷ Mischen Sie niemals mehrere chemische Produkte.
▷ Schützen Sie die Haut vor Kontakt mit Chemikalien. Sollte es doch vorkommen, waschen Sie sie sofort gründlich ab, bevor die Chemikalien in die Haut eindringen können.
▷ Achten Sie darauf, die Dämpfe von Chemikalien nicht einzuatmen. Tragen Sie eine Schutzmaske und Schutzkleidung, wenn Sie damit hantieren.

14 Durch fremde Hand sterben

Sicher werden Sie spontan denken, daß Mord und Totschlag kein Thema für ein Gesundheitsbuch sind, sondern eine Sache für die Strafverfolgungsbehörden. Die meisten gehen davon aus, daß so etwas nur solchen Menschen passiert, die mit Kriminellen Umgang pflegen und daher ein mehr oder weniger großes Risiko eingehen. Diese Vorstellung wird jedoch durch die Tatsache entkräftet, daß über die Hälfte der Personen, die jedes Jahr umgebracht werden, mit ihrem Mörder verwandt sind oder ihn kannten.
Da so viele Morde durch Verwandte oder Bekannte der Opfer verübt werden, vertritt die Kriminalpolizei seit vielen Jahren die Ansicht, daß »Mord in erster Linie ein gesellschaftliches Problem ist, dem mit Rechtsmitteln nur wenig oder gar nicht beizukommen ist«. Erst vor kurzem wurde jedoch erkannt, welch immense Auswirkungen Mord und andere Gewalttaten auf die Gesundheit anderer und die Rechtsprechung hat. Dr. C. Everett Koop, oberster Arzt der USA, bezeichnete 1985 die Gewalt als »ein ernstes Problem, das Gesundheit und Wohlbefinden von Millionen Amerikanern beeinträchtigt«. Mord steht bei den Todesursachen von Männern an neunter Stelle. Es werden dreimal mehr Männer ermordet als Frauen; das ist bei den zehn häufigsten Todesursachen von Männern der größte Unterschied zwischen den Geschlechtern. Wenn Männer die Opfer sind, wer sind dann die Täter? Nach Untersuchungen der Kriminalpolizei sind es meist Männer, die im Besitz von Handfeuerwaffen sind.
Der Nährboden für destruktives Verhalten und unkontrollierte Aggressivität sind Arbeitslosigkeit, außergewöhnliche Belastungen, Rassismus bzw. Fanatismus, soziale Isolation, Hoffnungslosigkeit, Drogen- und Alkoholmißbrauch sowie die Unfähigkeit, mit anderen Menschen zurechtzukommen. Nach Ansicht mancher Experten ist Mord bei der Unterschicht oft eine Ersatzhandlung für Selbstmord, weil Männer dazu erzogen werden, ihre Wut an anderen auszulassen und weniger an sich selbst. Schätzungen des National Institute of Alcohol Abuse and Alcoholism zufolge ist bei etwa der Hälfte aller Morde in den

USA Alkohol im Spiel, bei schätzungsweise zehn Prozent besteht ein Zusammenhang mit illegalen Drogen. Einen großen Anteil an der Zahl der Mordfälle hat die Gewalt in der Familie – von Handgreiflichkeiten auf der einen Seite bis zur Mißhandlung von Frauen und Kindern auf der anderen.

Gewalt in der Familie

Jedes Jahr wird eine erschreckend große Zahl von Kindern schwer mißhandelt – körperlich, sexuell und seelisch – von den eigenen Eltern, von Aufsichtspersonen und anderen Erwachsenen. Viele Kinder sterben an ihren Verletzungen.

Kindesmißhandlung ist jedoch nicht die häufigste Form von Gewalt in der Familie; Gewalttätigkeiten zwischen Erwachsenen sind häufiger. So werden jedes Jahr auffallend viele Frauen von ihrem Ehemann, dem geschiedenen Mann oder dem Lebensgefährten schwer geschlagen. Nicht den Tatsachen entspricht jedoch die Vorstellung, daß Gewalt zwischen Partnern immer nur gegen die Frau gerichtet ist. Auch Frauen greifen oft ihren Ehemann oder Lebensgefährten tätlich an.

Wenige Menschen können einen anderen so in Wut bringen wie die, die einem nahestehen. Oft ist der Mord am Ehegatten die Folge eines Dreiecksverhältnisses oder von Streitigkeiten mit der/dem Geliebten. Für viele Menschen, die keinen anderen Ausweg aus einer kranken Beziehung sehen, ist Mord eine Form der Scheidung. Durch Gewalt in den eigenen vier Wänden wird auch die Gewaltanwendung draußen geübt.

Einen Mord verhüten

Experten, die sich mit der Beziehung zwischen Opfer und Täter befassen, haben herausgefunden, daß es in vielen Mordfällen schon vorher zu Gewalttätigkeiten (ohne Todesfolge), die der Polizei oder den Gesundheitsdiensten zur Kenntnis gelangten, gekommen war. Bei einer in Kansas City durchgeführten Studie über Mordfälle innerhalb der Familie wurde festgestellt, daß die Polizei in neunzig Prozent der Fälle in den vorangegangenen zwei Jahren ein- oder mehrmals zur Wohnung der Opfer oder der Tatverdächtigen gerufen wurde. Bei einer bis jetzt unbekannten – wahrscheinlich aber ziemlich großen – Zahl von mißhandelten Kindern, Frauen und anderen Opfern von Gewalttätigkeiten, die in die Notaufnahme der Krankenhäuser kommen, kommt es schließlich zum Mord.

Zur Verhütung eines Mordes bedarf es erhöhter Aufmerksamkeit gegenüber risikoreichen Situationen und persönlichen Beziehungen. Der Zugang zu Feuerwaffen kann vor allem in solchen Familien eine besonders große Gefahr bedeuten, wo Handgreiflichkeiten an der Tagesordnung sind. Zu Gewalttätigkeiten neigende Menschen müssen mit Hilfe erfahrener Berater lernen, wie sie mit ihrem Partner auskommen, Kinder aufziehen, Wut unter Kontrolle halten, Ärger umleiten und den Teufelskreis der Mißhandlung von Kindern und des Ehegatten durchbrechen können, der im Verborgenen am besten gedeiht. Auf Gemeindeebene sind zur Verhütung von Morden Kriseninterventionsprogramme vonnöten, Einrichtungen für Kinder, eine strukturell sichere Umgebung, die Förderung nachbarschaftlicher Beziehungen, Beratung von Eltern und Kindern, damit sie mit Belastungen weniger gewalttätig umgehen, und Erziehungsprogramme, um die Einstellung von Menschen zu verändern, die Mord als normal ansehen.

15 Diabetes

Jeder hat Zucker im Blut, hauptsächlich in Form von Glucose. Der Blutzucker steigt normalerweise nach einer schweren Mahlzeit, vor allem, wenn sie viel leicht verdauliche Glucose enthält, stark an. Die Bauchspeicheldrüse schüttet daraufhin automatisch mehr Insulin aus, ein Hormon, durch das der Körper Glucose in Energie umwandeln oder zum späteren Verbrauch einlagern kann. Wenn die Bauchspeicheldrüse nicht genug Insulin ausschüttet, um den Blutzucker wieder auf das normale Maß zu senken, oder wenn der Körper auf das Insulin nicht anspricht, sammelt sich die Glucose im Blut, und der Blutzuckerspiegel bleibt auf dem erhöhten Niveau. Die Folge davon ist Diabetes, eine Krankheit, bei der die Körperzellen nicht richtig funktionieren, weil sie zuwenig Glucose bekommen.

Der Insulinmangeldiabetes – Typ I-Diabetes, früher bezeichnete man ihn als jugendlichen Diabetes mellitus – tritt im allgemeinen bei Kindern und Heranwachsenden auf, obwohl man in jedem Alter daran erkranken kann. An der zweiten, nicht auf Insulinmangel beruhenden Form des Diabetes – Typ II-Diabetes – leiden etwa neunzig Prozent aller Diabetiker. Diese Form der Krankheit wurde früher als erwachsener Diabetes mellitus (Alters-Diabetes) bezeichnet, weil sie meist erst ab vierzig Jahren auftritt. Allerdings kann auch diese Diabetesform in jedem Alter auftreten.

Diabetes steht bei den Todesursachen von Männern an zehnter Stelle. Abgesehen von der geringeren Lebenserwartung, haben Diabetiker nach langer Diabetesdauer oft ernste gesundheitliche Probleme, vor allem, wenn die Krankheit nicht richtig behandelt wurde. Zum Beispiel kann die Stoffwechselstörung zu Ablagerungen in den kleinen Blutgefäßen führen, die Erblindung, Nieren- und Nervenschäden und andere lebensbedrohliche Leiden zur Folge haben. Diabetiker erblinden oder verlieren einen Großteil ihrer Sehkraft 25mal häufiger als Nicht-Diabetiker. Sie bekommen 17mal häufiger eine Nierenkrankheit, fünfmal öfter ein Gangrän – was zur Amputation eines Gliedes führt – und mindestens doppelt so oft eine koronare Herzerkrankung oder einen Schlaganfall. Außerdem leiden Diabetiker häufiger unter Arteriosklerose, ernsten Erkrankungen des Zahnfleisches, Infektionskrankheiten und Depressionen und, was fünfzig bis sechzig Prozent der männlichen Diabetiker betrifft, unter Impotenz.

Symptome

Glücklicherweise kann man einem Diabetes vorbeugen oder weiteren Schaden verhindern, wenn man die Symptome erkennt, sich regelmäßig untersuchen läßt und darauf achtet, das Normalgewicht zu halten. Wer bereits an Diabetes erkrankt ist, sollte ganz besonders auf sich achten und den Blutzucker möglichst auf normalem Niveau halten.
Zahlreiche Menschen haben Diabetes, ohne es zu wissen. Insbesondere Menschen mit Alters-Diabetes haben wenige oder gar keine Symptome. In vielen Fällen wird der Diabetes erst erkannt, wenn es zu Erkrankungen von Herz, Nieren, Nerven oder Augen kommt. Oft kann man Diabetes nur feststellen, wenn man regelmäßig seinen Blutzuckerspiegel überprüfen läßt. Unbehandelt kann der Diabetes zu einer Reihe von Symptomen führen:

- ▷ Häufige Infektionen des Zahnfleisches, der Haut oder der Harnwege.
- ▷ Sehr langsames Abheilen von Schnittwunden oder Quetschungen.
- ▷ Starkes Hautjucken.
- ▷ Ständige Schläfrigkeit und leichtes Ermüden.
- ▷ Sehr großer Durst.
- ▷ Häufiges Wasserlassen.
- ▷ Appetitlosigkeit oder großer Hunger.
- ▷ Gewichtsabnahme.
- ▷ Veränderung des Sehvermögens, unscharfes Sehen.

Wenn Sie eines dieser Symptome festgestellt haben, sollten Sie möglichst bald zum Arzt gehen.

Wer bekommt Diabetes?

Ein Risiko, an Diabetes zu erkranken, besteht bei Menschen, die

- ▷ Übergewicht haben,
- ▷ über Vierzig sind,
- ▷ Diabetiker in der Verwandtschaft haben, vor allem übergewichtige.

Der größte Risikofaktor ist Übergewicht. Achtzig Prozent aller Diabetiker sind zu dick. Auch bei leichtem Übergewicht besteht schon ein Risiko, an Diabetes zu erkranken. Außerdem vergrößert Übergewicht das Risiko, an einer schon bestehenden Diabeteserkrankung zu sterben, während man bei genauer Gewichtskontrolle mehr Glucose verträgt und weniger Medikamente einnehmen muß.

Verhaltensweisen für Diabetiker

Diabetes kann man nicht heilen, aber sehr wohl *unter Kontrolle halten.* Wer unter jugendlichem Diabetes leidet, muß den Blutzuckerspiegel durch eine Kombination von entsprechender Ernährung, Sport und täglichen Insulinspritzen möglichst auf dem normalen Niveau halten. Solche Diabetiker sollten immer leicht verwertbaren Zucker – zum Beispiel Bonbons oder Fruchtsaft – in Reichweite haben, falls der Blutzucker durch das Insulin zu schnell absinkt (Gefahr der Unterzuckerung = Hypoglykämie). Eine unbehandelte Unterzuckerung kann zu Krämpfen und Bewußtlosigkeit führen.

Die Behandlung des Alters-Diabetes besteht vor allem in Gewichtskontrolle und Sport, was nötigenfalls mit oralen Antidiabetika ergänzt wird. Sie werden zwar als »orales Insulin« bezeichnet, haben aber eher einen Bezug zu Medikamenten auf Sulfonamidbasis; sie verstärken die Insulinausschüttung und die Reaktion des Körpers auf Insulin. In Verbindung mit Sulfonylharnstoffen wird evtl. das Bigvanid Metformin gegeben. Direkte Insulingaben können nötig sein, wenn diese Diabetesform weder durch Diät noch durch orale Medikamente unter Kontrolle zu bringen ist.

Es gibt keine »einzig richtige« Diabetiker-Diät. Auch für Diabetiker gilt eine ausgewogene, vollwertige Kost, wie in Kapitel 1 beschrieben. Sie sollten, wie alle anderen auch, mehr komplexe Kohlenhydrate und Ballaststoffe zu sich nehmen, reine Glucose meiden und möglichst wenig Cholesterin und gesättigte Fettsäuren aufnehmen. Sie müssen jedoch, im Unterschied zu den Gesunden, die Mahlzeiten mehr aufteilen, um den Glucosespiegel zu halten. Diabetiker können auch beim Essen Alkohol und Zucker in kleinen Mengen zu sich nehmen, wenn sie die Krankheit unter Kontrolle haben. Experten sagen, daß bis zu fünf Prozent der gesamten Kohlenhydratmenge in Form von Saccharose aufgenommen werden kann, solange sie Teil einer gemischten Mahlzeit ist und über den Tag verteilt wird.

Um ihr Gewicht zu halten, sollten Diabetiker regelmäßig Sport treiben (siehe Kapitel 2). Sie sollten *mindestens* dreimal in der Woche dreißig Minuten trainieren. Jede Trainingseinheit sollte Aufwärmen und Abkühlen beinhalten und aerobe Übungen wie Tanzen, Radfahren, Schwimmen oder Gehen, die den Puls auf fünfundsiebzig Prozent der maximalen Frequenz erhöhen. Wer Sport treibt, braucht weniger Medikamente, hält sein Normalgewicht und schützt sich vor Herzerkrankungen. Diabetiker sollten auch nicht rauchen, weil sich dadurch das Risiko einer Kreislaufkrankheit verdoppelt. Sie sollten ihren Blutdruck regelmäßig überprüfen und einmal im Jahr die Augen untersuchen lassen.

Es ist umstritten, ob der Blutzuckerspiegel so streng kontrolliert werden sollte, vor allem bei Menschen mit Alters-Diabetes. Tierversuche haben erbracht, daß durch eine »strenge Kontrolle« Kreislauf-, Nieren-, Nerven- und Augenschäden verhindert werden können. Jüngste Studien an Menschen weisen darauf hin, daß durch eine sorgfältige Kontrolle des Blutzuckerspiegels mit Insulin oder oralen Medikamenten Veränderungen der Gefäßwände möglicherweise verhindert werden können, die frühe Anzeichen von Diabeteskomplikationen sein können. Andere Studien wiederum ergeben, daß Insulin nur das lebensbedrohliche Diabeteskoma beim jugendlichen Diabetes verhindern kann, nicht jedoch die anderen Komplikationen dieser Krankheit. Manche Experten meinen, daß eine strenge Kontrolle – vor allem wenn sie mit häufiger Selbstkontrolle des Blutzuckers und mehreren Insulininjektionen pro Tag verbunden ist – das Leben des Patienten unnötig einschränkt. Viele jüngere Diabetiker entscheiden sich jedoch freiwillig für diese Therapieform, weil sie eine flexiblere Lebensführung ermöglicht. Die National Institutes of Health in den USA unterstützen zur Zeit eine sich über zehn Jahre erstreckende Studie der »strengen« gegenüber der konventionellen Behandlung, bei der herausgefunden werden soll, inwieweit ernste Komplikationen verhindert oder zeitlich verschoben werden können. Die Ergebnisse sollen 1993 vorliegen.

Trotz der Vorteile von Gewichtskontrolle, gesunder Ernährung und Sport halten nur zehn bis zwanzig Prozent der Diabetiker diese Regeln langfristig ein. Am schwierigsten ist oft, sich an eine Diät zu halten. Wer keine Symptome hat, verliert leicht die Motivation und gerät in Versuchung, es mit Essen und Sport nicht so ernst zu nehmen, die Medikamente wegzulassen oder sogar richtige »Freßorgien« zu veranstalten. Wer seine Lebensführung als Diabetiker erfolgreich umstellen will, braucht die Unterstützung der Familie, damit die Krankheit als Problem aller gesehen wird, nicht nur als das des Diabetikers. Mit anderen Worten: Ein Diabetiker muß zu seiner Gesunderhaltung dasselbe tun wie andere auch. (Siehe auch *Anschriften von Hilfsorganisationen,* Seite 284.)

Teil III

Der Alltag und die Abhängigkeit

16 Die kleinen und großen Probleme des Lebens

In einer toleranteren Welt wären Mundgeruch, Rülpsen, Darmkollern, Körpergeruch, Schuppen, Ohrenschmalz und Darmwinde kein Problem, ob groß oder klein. Die Gesellschaft sieht diese Gerüche, Geräusche und Absonderungen jedoch nicht als normale Körperfunktionen, sondern betrachtet sie als peinliche Dinge. Wie viele intime Momente mögen schon durch Geräusche im Magen der Geliebten oder *Ihrem* eigenen empfindlich gestört worden sein? Wie oft konnten Sie schon in Gesellschaft die drückenden Darmwinde loswerden? Es ist schrecklich, wenn so etwas passiert, hauptsächlich deshalb, weil niemand darüber sprechen will. Es sind nicht nur die kleinen Probleme des Lebens, es sind die *unaussprechlichen* Probleme.

Mundgeruch

Sie wissen also nicht, daß Ihr größtes kleines Problem die Halitosis ist. Ein zahnärztliches Journal aus dem Jahr 1873 liefert die Erklärung: »Niemand bemerkt den Geruch, an den er gewöhnt ist; da jeder an seinen eigenen Atem gewöhnt ist, ist er für ihn geruchlos, auch wenn mit ihm ein Dutzend verschiedener übler Gerüche den Körper verlassen.« Wie die Zeitschrift anmerkt, gehören Zahnärzte in dieser Hinsicht zu den schlimmsten Missetätern.

Mundgeruch beruht zu etwa achtzig Prozent auf mangelnder Mundhygiene: sich zersetzende Lebensmittelreste, unsauberes Gebiß, Zahnverfall, blutendes und erkranktes Zahnfleisch und Plaque – ein unsichtbarer Bakterienfilm auf den Zähnen. Auch eine belegte Zunge kann die Ursache von Mundgeruch sein, vor allem, wenn der hintere Teil betroffen ist. Das gleiche gilt für einen trockenen Mund, der bei Dehydratation und Kater häufig ist. Auch durch Mundatmung entsteht Mundgeruch, weil der Speichel trocknet und die den Geruch verursachenden Bakterien nicht wegspülen kann. Morgendlicher Mundgeruch ist ziemlich normal, denn die Zunge wurde die ganze Nacht über nicht bewegt; durch die ständige Bewegung tagsüber wird der Mund sauber gehalten. Rauchen, seelische Erregung und Fasten können zu Mundgeruch führen. Wenn Nahrungsmittel über die Zunge befördert werden, bleibt sie sauber, und der Speichelfluß wird angeregt. Mundgeruch kann auch entstehen, wenn man Knoblauch, Zwiebeln und Gerichte ißt, die viel Fett, Zucker und Würzen enthalten.

Wenn Sie einen angenehmen Atem haben wollen, sollten Sie Mundwässer und Pfefferminzbonbons vergessen. Sie können Mundgeruch einige Stunden überdecken, aber nicht die Ursache beseitigen. Gegen Mundgeruch hilft nur, die Zähne, das Zahnfleisch und die Zunge dreimal täglich so kräftig wie möglich abzubürsten. Zur Vorbeugung gegen Zahnfleischerkrankungen und Plaque sollten Sie die Zahnzwischenräume mindestens einmal täglich mit Zahnseide reinigen. Am wichtigsten ist es, jedes halbe Jahr zum Zahnarzt zu gehen, damit er verhärtete Plaque und Zahnstein entfernt. Das verhütet Zahnverfall und Zahnfleischerkrankungen und, als Folge davon, auch Mundgeruch.

Darmwinde, Darmkollern

Mundgeruch ist vor allem ein Problem, wenn man mit jemand sozusagen »auf Tuchfühlung« ist, von Rülpsen und Darmwinden bemerkt man auch in einigem Abstand noch etwas. Diese beiden Begleiterscheinungen der Verdauung treten oft, aber nicht immer zusammen auf. Rülpsen wird meistens dadurch verursacht, daß man Luft schluckt. Sie kommt entweder über Speiseröhre und Mund wieder heraus oder geht in den Darm (und verläßt ihn schließlich).

Darmwinde werden meistens durch blähende Nahrungsmittel verursacht, zum Beispiel durch Hülsenfrüchte wie Bohnen, die verschiedenen Kohlsorten, Zwiebeln, und – bei Menschen, die darauf empfindlich reagieren – durch Milch und Milchprodukte. Normalerweise gibt man jeden Tag einen halben bis einen ganzen Liter Luft über den Darm ab.

Am leichtesten wird man Darmgase durch körperliche Bewegung los. Durch das Gewicht der Nahrung und unterdrückte Darmgase entstehende Blähungen kann man lindern, indem man 1. die Knie gegen die Brust preßt und in dieser Stellung vor- und zurückschaukelt; 2. sich mit dem Gesicht nach unten hinlegt und mehrere Kissen unter den Magen schiebt; oder 3. einen Kopfstand macht (Gas steigt nach oben).

Zum Darmkollern kommt es beim Verdauungsvorgang, wenn sich im Magen-Darm-Trakt Luft und Flüssigkeit hin- und herbewegen. Es hat nichts mit einem leeren oder zu sehr gefüllten Magen zu tun, wie viele Leute glauben. Die Ursache ist meistens das Verschlucken von Luft, gelegentlich auch eine Anomalie oder Erkrankung des Magens. Nervosität und kohlensäurehaltige Getränke können die Sache noch verschlimmern. Das Magenknurren vor einer Mahlzeit läßt sich leicht beheben, indem man etwas ißt. Gegen Darmkollern hilft, wenn man sich auf den Rücken oder die rechte Seite legt und auf den Bauch drückt. Kohlensäurehaltige Getränke sollte man meiden.

Körpergeruch

Seit Anfang des 20. Jahrhunderts die ersten Deodorants auf den Markt kamen, haben Körpergeruch und sein leiblicher Vetter, der Schweiß, eine schlechte Presse. Die Vorteile des Schwitzens – es kühlt den Körper, hält die Haut feucht, regelt den Wasser- und Salzhaushalt des Körpers – werden nicht geschätzt, hingegen haben sich alle möglichen irrigen Vorstellungen über Schweißgeruch herausgebildet:

Irrtum Nr. 1:	Wer schwitzt, hat automatisch Körpergeruch.
Irrtum Nr. 2:	Im Sommer braucht man ein Deodorant öfter als im Winter.
Irrtum Nr. 3:	Antitranspirants sind ungesund, weil der Körper durch den Schweiß von Abfallstoffen befreit wird.
Irrtum Nr. 4:	Irgendwann wird man gegen ein Deodorant immun, und man sollte deshalb von Zeit zu Zeit eine andere Marke kaufen.
Irrtum Nr. 5:	Männer brauchen ein stärkeres Deodorant als Frauen.

Alle diese Irrtümer beruhen hauptsächlich auf dem Unterschied zwischen ekkrinen und apokrinen Schweißdrüsen, den die meisten nicht kennen. So klärt sich *Irrtum Nr. 1* auf, denn der Schweiß aus den ekkrinen Drüsen – sie sind über den ganzen Körper verteilt – ist geruchlos. Der Schweiß aus den apokrinen Drüsen – sie sitzen in der Leistengegend, in den Achselhöhlen, an den Fußsohlen und Handinnenflächen – riecht; er wird stärker durch Emotionen verursacht als durch Wärme. Im Gegensatz zu *Irrtum Nr. 2* ist die Produktion der apokrinen Schweißdrüsen im Sommer und Winter gleich. Schweiß kühlt den Körper und transportiert keine Abfallstoffe ab; somit ist *Irrtum Nr. 3* geklärt. Zu *Irrtum Nr. 4* ist zu sagen, daß die Wirkung von Deodorants und Antitranspirants keineswegs nachläßt und man dagegen nicht »immun« wird. Anders ist es bei Shampoos gegen Schuppen (siehe Seite 211). Was *Irrtum Nr. 5* betrifft, so sind Körpergeruch und Schweißbildung der apokrinen Drüsen bei beiden Geschlechtern etwa gleich. Wer sich die Achselhöhlen nicht rasiert, muß allerdings etwas mehr tun, um den Körpergeruch in Grenzen zu halten.

Der Schweiß aus den ekkrinen Drüsen ist deshalb geruchlos, weil er zu 99,5 Prozent aus Wasser besteht; der Rest sind Salz und Spuren von Ammoniak, Glucose, Eisen, Calcium und Kalium. Dieser Schweiß ist so harmlos – man bezeichnet ihn auch als »Sportlerschweiß« –, daß zum Beispiel Dr. George Sheehan, Langstreckenläufer und Autor vieler Bücher über das Laufen, nach einer Stunde Laufen auf eine Dusche verzichtet. Er trocknet sich nur ab, zieht seinen Anzug an und geht wieder in seine Praxis. Dr. Sheehan meint, daß man, um Körpergeruch zu vermeiden, lediglich jeden Tag etwas Frisches anziehen und am Samstagabend ein Bad nehmen müßte. Voraussetzung ist, daß man nur Schweiß aus den ekkrinen Drüsen absondert.

Das Problem ist, daß die apokrinen Drüsen eine milchige, hellgraue Flüssigkeit absondern, wenn man sich fürchtet, Angst hat, sich schuldig fühlt oder sexuell erregt ist, manchmal auch anscheinend völlig grundlos. In einer kalten, sauberen Umgebung würde nicht einmal diese Art von »Psycho-Schweiß« riechen. Die Männer, die mit Ernest Shackleton zusammen den Südpol erforschten, stellten fest, daß sie nach fast *zwei* Jahren in den gleichen Kleidern und ohne Waschmöglichkeit keinen Körpergeruch hatten. Körpergeruch entsteht durch Millionen von Bakterien auf der Haut, die sich in dunkler, feuchter Umgebung vermehren. Sie nähren sich von apokrinem Schweiß, den sie

zersetzen. Das daraus entstehende übelriechende Produkt bildet, wenn es trocknet, glänzende, klebrige Kügelchen.
Den Geruch des Schweißes aus den apokrinen Drüsen kann man mit einem Deodorant überdecken oder den Bakterien durch ein Antitranspirant den feuchten Nährboden entziehen. Ein Antitranspirant sollte man nicht anwenden, wenn man bereits schwitzt oder wenn der Körper nach einer Dusche oder einem Bad erwärmt ist. Man sollte warten, bis der Körper abgekühlt ist, damit die Wirkstoffe in die Schweißdrüsen eindringen können. Da Antitranspirants und Deodorants die überall auf der Haut vorhandenen Bakterien nicht entfernen, muß man genauso oft und regelmäßig duschen und sich mit einer desodorierenden oder bakterienhemmenden Seife waschen.
Abgesehen vom Körpergeruch beschäftigt so manchen auch die Frage, *wieviel* Schweiß man absondert. Normalerweise scheidet man pro Tag durch Schwitzen und Verdunstung über die Haut einen knappen Liter Wasser aus. Männer schwitzen im allgemeinen mehr als Frauen, Weiße und Schwarze mehr als Asiaten, und am meisten schwitzen natürlich Sportler.

Schuppen

Schuppen treten normalerweise zwischen Pubertät und Lebensmitte auf, und zwar häufiger bei Männern als bei Frauen. Eine gesunde Kopfhaut stößt ständig kleine abgestorbene Zellen ab, die man gar nicht bemerkt. Sichtbare Schuppen entstehen, wenn diese Zellen durch ein Sekret zusammenkleben.
Schuppen sind eine Form des seborrhoischen Ekzems, einer Hautkrankheit, bei der die normale Abschilferung von toten Zellen beschleunigt ist. Dieses Ekzem tritt an behaarten und fettigen Körperstellen auf: am Kopf, hinter den Ohren, um die Augenbrauen herum, an den Nasenflügeln und auch an der Brust, am Gesäß und in der Schamgegend. Bei starken Kopfschuppen entwikkelt sich im Gesicht manchmal ein seborrhoisches Ekzem, das oft irrtümlich für besonders trockene Haut gehalten wird. Es bessert sich meist, wenn man etwas gegen die Kopfschuppen tut.
Das Problem läßt sich größtenteils dadurch beheben, daß man mehrmals in der Woche oder täglich mit einem normalen Shampoo die Haare wäscht. Wenn das nicht hilft, sollte man ein spezielles Shampoo gegen Schuppen nehmen, das einen der folgenden Wirkstoffe enthält: Pyrithion-Zink, Schwefel, Teer, Selendisulfid oder Salicylsäure. Dr. Lawrence Miller, Dermatologe in Washington, rät, jedesmal eine andere Marke zu kaufen, wenn eine Shampooflasche leer ist, denn das Shampoo wirkt nicht mehr so gut, wenn man ständig das gleiche anwendet. Man sollte sich nach den Anwendungshinweisen richten und das Shampoo fünf bis zehn Minuten einwirken lassen, damit sich die Schuppen lösen. Vor der zweiten Haarwäsche läßt man es noch einmal fünf bis zehn Minuten einwirken und spült es dann gründlich aus.
Bei hartnäckigen Schuppen und geröteter, juckender Kopfhaut sollte man sei-

nen Arzt bitten, ein stärkeres Shampoo oder ein Cortison-Präparat zu verschreiben, damit die Entzündung der Kopfhaut abklingt. Wenn das Haar durch das Schuppenshampoo trocken geworden ist, macht man nach der Haarwäsche am besten eine Pflegespülung. Auf jeden Fall sind Schuppen schlimmer als trockenes Haar, denn es kann zu leichtem Haarausfall kommen, wenn sich die Haut sehr stark schuppt. Das Haar wächst jedoch wieder nach.

Durchfall

Aretaios aus Kappadokien, ein Arzt des Alten Griechenland, definierte Durchfall als »die Ausscheidung unverdauter Nahrung in flüssigem Zustand ..., wobei außer dem Anfang kein Teil des Verdauungsvorganges richtig zu Ende gebracht wurde«. Durchfall reicht von gelegentlich dünnem Stuhl und leichten Krämpfen bis zu starker, wäßriger Ausscheidung, die einen sechs- bis vierundzwanzigmal am Tag zur Toilette laufen läßt.

Grund dafür können ein Virus sein, das »Magengrippe« verursacht, bakterien- oder parasitenbesetzte Lebensmittel, eine körperliche Erkrankung, Darmverschluß, Antibiotika, bestimmte Gewohnheiten in Zusammenhang mit dem Stuhlgang, eine Reaktion auf psychische Belastungen, oral-analer Sexualkontakt, eine Allergie auf bestimmte Lebensmittel oder eine unzureichende Verdauung der Nahrung im Dünndarm.

Eine der häufigsten Ursachen von Durchfall ist die »Magengrippe«. Diese akute Virusinfektion des Verdauungssystems wird in der Häufigkeit des Auftretens nur von der Erkältung übertroffen. Eigentlich ist sie eine Form von Magen-Darm-Katarrh. Sie ist mit Fieber, Schüttelfrost, Magenschmerzen, Übelkeit und Erbrechen, Bauchkrämpfen und Durchfall verbunden, wobei diese Symptome in unterschiedlichen Kombinationen auftreten können. Die »Magengrippe« dauert meist ein oder zwei Tage und ist selten gravierend.

Wenn man auf einer Reise vom Durchfall geplagt wird, stecken meist Kolibakterien *(Escherichia coli)* dahinter, die schwereren Durchfall zur Folge haben als Viren. Jeder Mensch hat solche Bakterien im Darm, auf Reisen kann man jedoch mit einer der unzähligen fremden Bakterienarten in Kontakt kommen, die es auf der Erde gibt. Die Kolibakterien produzieren ein Toxin, das zu einer vermehrten Flüssigkeitssekretion in den Darm führt, was zu Krämpfen, Bauchschmerzen und Durchfall führt. Es dauert Stunden oder Tage, bis es zum durch Viren oder Bakterien verursachten Durchfall kommt. Das hängt von der genauen Ursache ab, wieviel man von dem entsprechenden Organismus aufgenommen hat und wie schnell er sich vermehrt und im Darm Giftstoffe bildet. Wenn Erbrechen und Durchfall kurz nach einer Mahlzeit auftreten, hat man sich wahrscheinlich eine Lebensmittelvergiftung zugezogen. Hier hat der Durchfall eine Schutzfunktion, weil er den Körper von den schädlichen Bakterien und ihren Giftstoffen befreit. Auch der gastrokolische Reflex kann zu Durchfall führen. Dabei werden etwa fünf Minuten nach einer Mahlzeit im

Darm unwillkürlich wellenähnliche Kontraktionen ausgelöst – sie werden als Peristaltik bezeichnet –, damit die früher aufgenommene Nahrung ausgeschieden wird.
Es gibt Tausende von Mitteln gegen Durchfall, viele helfen allerdings nicht. Manche helfen gut, sollten aber nur gelegentlich genommen werden. Bei leichtem Durchfall kann man zum Beispiel Kohletabletten nehmen. Verschreibungspflichtige Medikamente oder Präparate, die Tinctura Opii camphorata enthalten – ein Narkotikum, das die Darmtätigkeit verlangsamt –, haben eine stärkere Wirkung. Dadurch können aber auch die schädlichen Organismen und ihre Giftstoffe zurückgehalten werden. Ein wirksames Mittel ist Peptobismol. Der darin enthaltene Wirkstoff Wismutcytrat hilft auch bei Magenverstimmung, Verdauungsschwäche und Übelkeit. Man muß aber sehr viel davon trinken, nämlich etwa eine Flasche mit 230 Milliliter pro Tag.

Was tun bei Durchfall?

▷ Ruhen Sie sich so viel wie möglich aus.
▷ Essen Sie keine feste Nahrung.
▷ Trinken Sie Flüssigkeit, die Zucker und Salz enthält (das ist bei einigen »Sportlergetränken« der Fall), oder eine selbstgemachte Mischung aus ½ Teelöffel Tafelsalz, ½ Teelöffel Natriumbikarbonat, ¼ Teelöffel Kaliumchlorid und 2 Eßlöffeln Traubenzucker. Für das Kaliumchlorid brauchen Sie möglicherweise ein ärztliches Rezept.
▷ Wenn es Ihnen wieder besser geht, können Sie Suppen, Apfelmus, Reis und Toast zu sich nehmen.
▷ Trinken Sie keine Milch, keine kohlensäurehaltigen Getränke oder Bier, und essen Sie kein ballaststoffreiches Obst und Gemüse, keine fetten oder stark gewürzten Lebensmittel oder Süßigkeiten.
▷ Stellen Sie sich schrittweise wieder auf normale Ernährung um.
▷ Wenn die Flüssigdiät nichts hilft, sollten Sie jedesmal, wenn Sie dünnen Stuhl hatten, einen Eßlöffel Kaopectate® nehmen.
▷ Wenn Erbrechen und Durchfall sehr stark sind und länger als zwei bis drei Tage dauern, sollten Sie zum Arzt gehen.
▷ Um auf Reisen keinen Durchfall zu bekommen, sollten Sie sich vor dem Essen gründlich die Hände waschen.

Ohrenschmalz

Eigentlich gibt es nur zwei Dinge, die Sie über Ohrenschmalz wissen müssen: 1. Sie werden dadurch nicht taub; und 2. es bedeutet nicht, daß Sie ein unsauberer Mensch sind, der sich die Ohren nicht wäscht. Ohrenschmalz wird von Drüsen im äußeren Gehörgang abgesondert. Der Großteil davon trocknet und fällt aus dem Ohr, während man schläft. Ohrenschmalz wird gewöhnlich erst zum Problem, wenn zuviel davon abgesondert und zu einem harten Pfropfen wird, der den äußeren Gehörgang verstopft. Dort kann er sich verkeilen und zu Hörschwierigkeiten, leichten Ohrenschmerzen, Ohrensausen oder anderen ungewohnten Geräuschen führen. Ein solcher Pfropfen darf nur von einem Arzt entfernt werden.

Normale Mengen Ohrenschmalz entfernt man am besten, indem man die Ohren mit einem Waschlappen säubert. Ohrenschmalz, das sich im äußeren Gehörgang gestaut hat, kann man sicher und wirksam mit den im Handel erhältlichen Aufweichmitteln entfernen. Reinigen Sie die Ohren *nie* mit Wattestäbchen. Sie können damit nicht nur die Haut im Ohr verletzen, sondern Sie schieben auch das Ohrenschmalz weiter in den Gehörgang hinein, wo es sich verhärtet und zu Infektionen führen kann. Beseitigen Sie Ohrenschmalz *nie* mit einer Heftklammer, einer Haarklemme, einem Streichholz, Zahnstocher, Nagel oder irgendeinem anderen harten Gegenstand. Mit anderen Worten: Stecken Sie nichts ins Ohr, was dünner ist als Ihr eigener Arm.

Der dicke Bauch

Bauchspeck in der Pfanne kann eine feine Sache sein, beim Menschen aber sieht er nicht so gut aus und kann – auch wenn die Betreffenden das vielleicht nicht zur Kenntnis nehmen – auch schlecht für die Gesundheit sein. Unter anderem kann der vorgewölbte Darm die dahinterliegenden Organe wie Leber, Gallenblase, Magen, Milz, Blase und Genitalien nicht mehr richtig gegen plötzliche Schläge und andere Verletzungen schützen. Starke Muskeln halten diese Organe an ihrem Platz und unterstützen ihre mechanische Funktion. Sogar Männer in den Zwanzigern können einen Bauch bekommen; das liegt dann meist an schwachen Unterleibsmuskeln und zuviel Körperfett. Ein dicker Bauch ist zwar nicht unbedingt eine Alterserscheinung, im Laufe der Jahre verlagern sich überflüssige Kilos aber weiter nach unten.

Durch Sport oder Gewichtsverlust allein wird der Bauch nicht flacher, durch Sport *plus* Gewichtsverlust aber sehr wohl. Es gibt viele Übungen, um die größeren Unterleibsmuskeln zu straffen. Eine isometrische Übung dafür ist, sich aufrecht hinzusetzen oder hinzustellen, tief einzuatmen, den Bauch einzuziehen und langsam wieder auszuatmen, während man bis zehn zählt. Anschließend entspannt man sich und wiederholt die Übung zehnmal. Man sollte sie so oft wie möglich tagsüber durchführen: im Aufzug, beim Schlangestehen am Bankschalter, beim Warten an einer roten Ampel und am Schreibtisch. Manche machen auch möglichst viele Sit-ups, damit der Bauch flacher wird. Bei der herkömmlichen Form dieser Übung, wo man flach auf dem Boden liegt und sich zur Sitzposition aufrichtet, kann man sich jedoch am Rücken verletzen, ebenso beim langsamen Anheben der Beine. Beide Übungen werden in ihrer Wirkung von neueren Versionen übertroffen. Es gibt viele Variationen davon, durch die sie noch wirkungsvoller und weniger langweilig werden. Hier nun die drei Grundformen:

Übung 1

Legen Sie sich flach auf den Rücken, die Knie angezogen, die Füße auf dem Boden, die Hände hinter dem Kopf. Heben Sie nun Kopf und Schultern langsam so weit an, daß sich die oberen Bauchmuskeln zusammenziehen. Lassen Sie den Kopf langsam wieder sinken, das Kreuz bleibt flach auf dem Boden. Beim Anheben des Kopfes atmen Sie aus; wenn Sie ihn sinken lassen, atmen Sie ein. Steigern Sie sich auf zwanzig bis dreißig Wiederholungen.

Übung 2

Die Position ist die gleiche wie vorher, nur daß die Arme an der Seite liegen bleiben. Ziehen Sie die abgewinkelten Beine langsam zur Brust, und atmen Sie dabei aus. Wenn Sie sie wieder sinken lassen, atmen Sie ein. Eine etwas schwierigere Version dieser Übung ist, die Beine nur halb bis zur Brust zu ziehen und sie dann zur Zimmerdecke hin gerade auszustrecken. Steigern Sie sich auf zwanzig bis dreißig Wiederholungen.

Übung 3

Die Position ist wieder die gleiche wie bei Übung 1. Strecken Sie die Arme geradeaus, und verschränken Sie die Finger. Heben Sie Kopf und Schultern etwa bis zur gleichen Höhe wie bei Übung 1 an, und drehen Sie sich dabei nach rechts oder links. Die Hände gehen dabei auf die rechte oder linke Seite der Knie. Steigern Sie sich auf zwanzig bis dreißig Wiederholungen.
Machen Sie drei- bis fünfmal die Woche einen bis drei Durchgänge dieser Übungen. Hören Sie auf, wenn Sie Rückenschmerzen haben.

Ein dicker Bauch verschwindet nicht von heute auf morgen. Wenn Sie aber eine vernünftige Diät mit regelmäßiger Gymnastik (wie oben beschrieben) und intensiven aeroben Sportarten kombinieren, werden Sie nach vier bis sechs Wochen schon eine bessere Figur und einen strafferen Bauch haben (das heißt, die Hosen sitzen dann lockerer). Es hängt natürlich davon ab, an welchem Punkt Sie beginnen. Bei manchen Menschen sieht der Bauch vielleicht nie wie

ein »Waschbrett« aus; das liegt daran, daß ihr Körper auf sportliche Betätigung anders reagiert. An sich sollte es aber jedem gelingen, einen zu dicken Bauch erheblich zu straffen, wenn nicht sogar ganz wegzubekommen.
Es dauert seine Zeit und kostet Mühe, bis der Bauch flacher wird. Der Gewinn dabei ist, daß

- ▷ Sie dadurch weniger Kreuzschmerzen haben, weil der untere Teil des Rückgrats gestützt wird;
- ▷ die Organe in Unterleib und Becken gestützt und geschützt werden;
- ▷ ein regelmäßiger Stuhlgang gefördert wird;
- ▷ ein Diätprogramm dadurch unterstützt wird;
- ▷ Sie sich besser fühlen und besser aussehen, mit und ohne Kleidung.

Die Glatze

Man sagt: »Ein Haar auf dem Kopf ist soviel wert wie zwei in der Bürste.« George Bernard Shaw sah in allmählich kahl werdenden Köpfen bildlich dargestellt, was im Kapitalismus falsch läuft: Überfluß in manchen Bereichen und schlechte Verteilung der Güter. Unter Kahlheit oder Alopezie versteht man fast immer die »Glatzenbildung bei Männern«, ob es nun die sogenannten Geheimratsecken sind, eine Glatze wie bei Kojak oder eine glänzende Insel, die ein Meer von Haaren umgibt. Über vierzig Prozent der Männer haben eine ererbte Veranlagung dazu.
Die Glatzenbildung bei Männern – und die praktisch weltweite Immunität der Frauen dagegen – erklärt sich durch die männlichen Geschlechtshormone wie Testosteron. Männer, bei denen zuwenig Geschlechtshormone gebildet werden, unter anderem auch Eunuchen, bekommen keine Glatze. Eine Kastration in den ersten Lebensjahren kann die Glatzenbildung hinausschieben – wenn auch letztendlich nicht ganz verhindern. Daraus ist aber nicht zu schließen, daß ein Mann mit vollem Haar unter Testosteronmangel leidet. Ebensowenig bedeutet ein mehr oder weniger kahler Kopf, daß der Betreffende einen hohen Testosteronspiegel hat.
Der Mensch hat normalerweise etwa 100 000 Haare, von denen jedes aus einem Follikel unter der Haut herauswächst. Die Kopfhaare sind genetisch darauf programmiert, drei bis fünf Jahre lang jeden Monat einen guten Zentimeter zu wachsen (andere Körperhaare sind auf kürzere Längen programmiert). Dann wächst das Haar einige Monate nicht mehr und fällt schließlich aus. Nach einer dreimonatigen »Ruhephase« wächst aus demselben Follikel ein neues Haar.
Normalerweise gehen einem fünfzig bis hundert Haare pro Tag aus, weil sie für neue Platz machen. Das bedeutet, daß der Großteil der Haare ständig wächst und nur ein ganz geringer Prozentsatz in der »Ruhephase« ist. Oft steigt jedoch der Anteil der Haare in der Ruhephase stark an, und es fallen

mehr Haare aus, als nachwachsen. Wenn immer mehr Haare ausfallen, setzt die Glatzenbildung ein.
Davon betroffen sind etwa zwölf Prozent der 25jährigen Männer, siebenunddreißig Prozent der 35jährigen, fünfundvierzig Prozent der 45jährigen und fünfundsechzig Prozent der 65jährigen. Das heißt, bei Männern über Fünfunddreißig steigen die »Chancen« für eine Glatze etwa im gleichen Maße wie das Lebensalter. Wenn die Männer in der Familie mütterlicher- und väterlicherseits kahle Stellen haben, müssen auch Sie damit rechnen. Die Neigung zur Glatzenbildung kann entweder von der Seite der Mutter oder des Vaters weitergegeben werden, im Gegensatz zur vorherrschenden Meinung, daß sie sich nur mütterlicherseits vererbt. Weiße neigen am stärksten zur Glatzenbildung, Asiaten am wenigsten.
Manchmal tritt Haarausfall nur kurzfristig auf. Hohes Fieber, schwere Erkrankungen, eine Vollnarkose, Medikamente gegen Krebs und andere Krankheiten, Röntgenstrahlen, starker Gewichtsverlust, schwere seelische Störungen, die Geburt eines Kindes oder zu kräftiges Reiben oder Ziehen an den Haaren können die Ursache von – manchmal büschelweisem – Haarausfall sein. Es wächst aber einige Monate später wieder nach. Es ist nicht erwiesen, daß häufiges Waschen oder Bürsten zu Haarausfall führt (oder ihn verhindert). Genausowenig führen Hüte, Perücken, Haarteile, fettes Haar oder Schuppen zu Haarausfall.

Es gibt viele Mittelchen ...

Schon seit Jahrhunderten reiben Männer die kahlen Stellen auf dem Kopf mit Öl und Salben ein oder verwenden Spezialshampoos. Andere versuchen es mit Vitaminen, Hormonen, Bestrahlung und bestimmten Nahrungsmitteln. Manche versprechen sich viel von elektrischen Reizen, die die Durchblutung der Kopfhaut fördern sollen. All diese Haarwuchsmittel haben eines gemeinsam: Sie nützen nichts. Bis jetzt ist bei keinem der Produkte, die den Haarwuchs fördern oder einer Glatze vorbeugen sollen, eine solche Wirkung nachgewiesen. Manche dieser Präparate enthalten weibliche Hormone, die bei Männern zu einer Vergrößerung der Brust führen.
Auf ein vielversprechendes, jedoch noch im Versuchsstadium befindliches Mittel wurde man Anfang der 70er Jahre aufmerksam gemacht. Einige Männer, die das blutdrucksenkende Mittel Minoxidil einnahmen, hatten nämlich festgestellt, daß auf den kahlen Stellen nach einiger Zeit wieder Haare wuchsen. Es verstärkt gleichzeitig den Haarwuchs der Augenbrauen, auf der Brust und an anderen Körperteilen. Die besten Resultate werden bei Männern erzielt, die noch nicht länger als zehn Jahre eine Glatze haben oder bei denen das Haar gerade auszufallen beginnt. In einem von dem Pharmakonzern Upjohn in den Jahren 1983–84 durchgeführten klinischen Versuch mußten an die 2000 Männer Minoxidil in Flüssigform direkt auf eine kahle Stelle am Kopf auftragen.

Man wollte sehen, ob an genau dieser Stelle wieder Haare wachsen würden. Das Ergebnis des Versuchs war, daß bei sechsundsiebzig Prozent einer Gruppe von 619 Männern, die zwölf Monate lang eine zweiprozentige Minoxidillösung auftrugen, wieder Haare nachwuchsen und sich außerdem erheblich mehr Haarfollikel bildeten. Auch bei denen, die eine dreiprozentige Minoxidillösung auftrugen, stellte sich neuer Haarwuchs ein, wenn auch nicht im gleichen Ausmaß. Die amerikanische Lebens- und Arzneimittel-Kontrollbehörde FDA war bei Erscheinen dieses Buches, also im April 1987 im Begriff, dieses Mittel zur Behandlung von Haarausfall für den Markt zuzulassen. Ein Erfolg ist aber nur dann gewährleistet, wenn Minoxidil für den Rest des Lebens jeden Tag zweimal aufgetragen wird. Die Behandlung soll etwa DM 40,– bis DM 50,– pro Woche kosten.

Haartransplantation / Haarimplantation

Eine bewährte Methode zur Beseitigung einer Glatze ist die Haartransplantation. Dabei werden von dicht behaarten Stellen Haarwurzeln entnommen, zwölf bis achtzehn davon in winzigen Zylindern zusammengefaßt und an die kahlen Stellen transplantiert. Bei einer Sitzung können nur zehn bis zwanzig solcher Zylinder verpflanzt werden. Meistens wird eine Transplantation pro Woche durchgeführt. Im Durchschnitt sind 175 Sitzungen nötig, bei einer sehr ausgeprägten Glatze können es bis zu 400 sein. Da an den Stellen, wo die Haare entnommen wurden, keine neuen mehr nachwachsen, hat man nachher genauso viele Haare auf dem Kopf wie vorher; sie werden nur umverteilt. Die Transplantate »wachsen« im Normalfall »an« und halten das ganze Leben lang. Allerdings kann nicht bei jedem eine Haartransplantation durchgeführt werden, man bekommt dadurch keinen dicken Haarschopf, und das Verfahren ist ziemlich teuer; die Kosten belaufen sich pro verpflanztem Zylinder auf DM 30,– bis DM 50,–. Ebenfalls wirksam ist die Transplantation behaarter Hautlappen von den Seiten des Kopfes auf die kahle Stelle und eine Reduktion der Kopfhaut: Dabei entfernt ein Chirurg Hautstreifen aus der kahlen Stelle, die durch diese Straffung von dem behaarten Teil überdeckt wird.
Experten warnen davor, sich synthetische Fasern einpflanzen zu lassen. Im Gegensatz zum Naturhaar verursachen sie Schmerzen und führen zu Infektionen. Manchmal muß die ganze Kopfhaut entfernt und durch Haut von anderen Körperstellen ersetzt werden. Ebenso unbefriedigend ist eine andere Methode, bei der echtes Haar direkt in die Kopfhaut »eingenäht« wird. Die Kopfhaut reagiert meist sehr negativ auf die Stiche; sie fängt an zu jucken, zu schmerzen und sich zu entzünden. Vielleicht wird die Haarimplantation (nicht zu verwechseln mit der *Trans*plantation) in Zukunft verbessert, vorerst ist sie jedoch keine gute Lösung. Sehr unpraktisch ist auch die Methode, zusätzliche Haarbüschel mit noch vorhandenen Haaren zu verweben, denn es muß jedesmal neu gemacht werden, wenn die zur »Verankerung« dienenden Haare herauswachsen.

Das Toupet

Ein schmerzloses und relativ preiswertes Mittel gegen eine Glatze sind eine gut gemachte Perücke oder Haarteile. Sie können sich auch sagen, daß eine Glatze ihren eigenen Reiz hat, daß intelligente Frauen mehr an dem interessiert sind, was Sie im Kopf haben statt obendrauf, und daß niemand sich in Sie verliebt, nur um Ihrem Haar nahe zu sein.

Der Bart

Bärte sind, ebenso wie Haare, ein Sexsymbol. Ein New Yorker Psychologe hat einmal festgestellt, daß Männer die tägliche Rasur zwar oft lästig finden, aber nur sehr wenige tatsächlich ein Produkt anwenden würden – falls ein solches entwickelt werden würde –, das die Barthaare ein für allemal beseitigt. Desmond Morris nennt in seinem Buch *Intimate Behavior* einen Grund dafür: Durch das Rasieren bekommt die untere Gesichtshälfte diesen gewissen maskulinen, bläulichen Schimmer, den kein Mann missen möchte.

Männer verbringen im Durchschnitt jede Woche ein bis zwei Stunden mit Rasieren. Dieses tägliche Ritual führt manchmal zu Hautschäden, vor allem bei Männern, die es sehr lästig finden und möglichst rasch hinter sich bringen wollen. Sie geben schnell etwas Rasierschaum ins Gesicht, ziehen die Haut straff und rasieren sich mit langen, hastigen Bewegungen gegen den Strich. Die von der Rasierklinge nicht erfaßten Haare schlüpfen in die Haut zurück, wo sie einwachsen und sich entzünden können. Wenn das bei einigen hundert Haaren der Fall ist, kommt es zur *Pseudofolliculitis barbae,* wobei die Haut im Gesicht und am Hals wie bei einem frisch gerupften Huhn aussieht. Mit diesem Problem haben vor allem Männer mit sehr kräftigem Barthaar zu kämpfen, das sich leicht einrollt.

Das beste Mittel bei *Pseudofolliculitis barbae* ist, sich eine Zeitlang nicht zu rasieren und die eingewachsenen Haare herauskommen zu lassen. Wenn Sie sich rasieren *müssen,* hier einige Tips dazu:

- ▷ Weichen Sie den Bart vor dem Rasieren einige Minuten mit einem heißen Waschlappen auf.
- ▷ Tragen Sie Rasierschaum auf, und rasieren Sie sich *in der Wuchsrichtung* der Haare.
- ▷ Achten Sie darauf, die Haut weder zu dehnen noch zu knapp zu rasieren.
- ▷ Rasieren Sie sich mit kurzen, sachten Bewegungen; bei langen Bewegungen wird die Haut zu sehr gezerrt.
- ▷ Bürsten Sie die Haut mit einer weichen Zahnbürste, damit eingewachsene Haare herauskommen.

Das Aussehen der Haut

Vielleicht wird Schönheit zu sehr auf das Äußerliche bezogen, aber eine trokkene, rissige, gerötete und juckende Haut ist nun wirklich alles andere als schön. Die Haut ist, vor allem bei Männern, das Körperorgan, dem man am wenigsten Aufmerksamkeit schenkt. Zwei bei Männern häufige Hautprobleme, nämlich Milaria (Schweißfistel) und trockene Haut, entstehen durch zu seltenes Baden oder Duschen im Sommer und zu häufiges im Winter. Im Sommer tritt bei vielen Männern die Schweißfistel auf: ein roter, juckender Hautausschlag, der entsteht, wenn bei längerem Schwitzen die Poren zeitweise verstopft sind. Wer sich nach großer körperlicher Anstrengung lange nicht duscht, bekommt sie relativ oft, denn eine Dusche oder ein Bad kühlt den Körper ab und öffnet die Poren. Auch Akne kann wieder aufflackern, wenn man sich nach einem harten Training lange nicht duscht. Man sollte jedoch dem Körper genug Zeit lassen, von selbst etwas abzukühlen (siehe Seite 49).

Die richtige Körperpflege

Angenommen, Sie duschen sich warm ab, bevor Sie in die Arbeit gehen. In der Mittagspause joggen Sie eine Runde, gehen dann wieder unter die Dusche und seifen sich sehr ausgiebig ein. Sie wissen vielleicht nicht, daß damit auch das natürliche Hautfett in den Abfluß geht. Das Resultat ist eine trockene, spröde, gespannte Haut, anfänglich vor allem um die Fußknöchel herum, über die man vielleicht noch elastische Polyestersocken streift. Schließlich kann auch die Haut am ganzen Körper jucken. Sie kann so trocken werden und vom Kratzen so viele kleine rote Flecken bekommen, daß man vielleicht glaubt, gegen irgend etwas allergisch zu sein.

Hinter dieser Leidenschaft für Seife und Duschen steckt die Vorstellung, daß man jeden Tag baden oder duschen muß, um Körpergeruch zu vermeiden. An sich reicht es völlig aus, wenn man nur die Lendengegend, die Achselhöhlen und Füße jeden Tag einseift, um den Geruch der apokrinen Schweißdrüsen zu beseitigen, der die Mitmenschen so stört (siehe Seite 210).

Mit zuviel Seife wäscht man auch das Hautfett weg, das für den Körper der natürliche Schutz gegen Wasserverlust ist. Ist dieser Schutz nicht mehr vorhanden, verdunstet über die Haut 75mal mehr Wasser als normalerweise. Ein Mittelweg wäre, sich nur lauwarm zu duschen und nur für die Stellen, wo Körpergeruch entsteht, eine Seife mit neutralem pH-Wert zu nehmen. Je trockener die Haut, um so wichtiger ist es, sich *sofort* nach dem Bad oder der Dusche mit einem feuchtigkeitsspendenden Präparat einzucremen. Wasser ist der beste Feuchtigkeitsspender der Welt, aber leider verdunstet es sehr schnell auf der Haut, wenn man dem nicht mit einem zusätzlichen Mittel vorbeugt. Ebenso sind auch die teuersten feuchtigkeitsspendenden Produkte nutzlos, wenn die Haut vorher nicht naß gemacht wird. Im Idealfall sollte sich trockene Haut fünf bis zehn Minuten so richtig mit Wasser vollsaugen können.

Jedes gute feuchtigkeitsspendende Produkt enthält Öl – welches, spielt praktisch keine Rolle. Dadurch wird Feuchtigkeit oder Wasser in der Haut gebunden, die Haut fühlt sich weicher an und sieht besser aus, weil die trockenen Hautschüppchen vorübergehend verbunden werden. Auch Badeöle sind eine gute Sache, aber das meiste davon bleibt beim Abtrocknen im Handtuch. Vaseline hält die Hautfeuchtigkeit sehr gut zurück, ist aber sehr fettig, so daß es auf Kleidern und Bettwäsche Flecken gibt. Eine Öl-in-Wasser-Emulsion ist weniger fettig, hat aber noch eine sehr gute Wirkung. Produkte mit Aloe, an sich ein Trocknungsmittel, sind sehr wirksam, weil sie andere rückfettende Stoffe enthalten. Sehr gute Feuchtigkeitsspender sind unparfümierte Produkte ohne Lanolin; sie werden auch bei empfindlicher Haut sehr gut vertragen. Baby-Öl wirkt ebenso gut wie viele teure Produkte mit exotischen Inhaltsstoffen.

Am besten beugt man trockener Haut vor, wenn sie ausreichend Feuchtigkeit bekommt. Die äußere Hautschicht braucht Feuchtigkeit, um weich und elastisch zu bleiben. Die Raumfeuchtigkeit sollte deshalb mindestens dreißig bis fünfunddreißig Prozent betragen. Leider liegt aber die durchschnittliche Feuchtigkeit in den meisten Wohnungen bei etwa zwanzig Prozent; das ist weniger als in der Sahara. Am schlechtesten für die Haut ist die Heizungsluft im Winter; im Sommer wird die Haut durch die Luft aus Klimaanlagen ausgetrocknet. Heizdecken, die Sauna, heiße Bäder, Schwimmen in Whirlpools, Heizlüfter und offene Kamine – all das trocknet die Haut aus. Aber wer möchte schon ohne diese Annehmlichkeiten leben?

Sonne schädigt die Haut

Auch Sonne und Wind entziehen der Haut Wasser. Viele sind der irrigen Meinung, daß Krähenfüße um die Augen, längliche Einkerbungen der Oberlippe und runzlige, ledrige Haut an Wangen und Hals nur Alterserscheinungen seien. Das vorzeitige Altern der Haut beruht vielmehr auf der Schädigung durch die im Sonnenlicht enthaltenen ultravioletten Alpha-Strahlen (UVA). Die ultravioletten Beta-Strahlen der Sonne (UVB) können, wenn man sich ihnen zu lange und zu oft aussetzt, auch zu Hautkrebs führen (siehe Seite 174). Die Haut ist auch dann schon geschädigt, wenn man noch keinen Sonnenbrand hat. Daß die Haut braun wird, ist ja die Schutzreaktion des Körpers auf zu intensive Sonnenstrahlung. Für die Bräunung sorgt das Pigment Melanin, das die Haut dunkler werden läßt. Aus medizinischer Sicht ist Bräunen nicht gesundheitsfördernd. Ultraviolettes Licht unterstützt den Körper zwar bei der Bildung von Vitamin D, die meisten nehmen aber schon mit der Nahrung ausreichend Vitamin D auf.

- ▷ Dunkelhäutige und gebräunte Menschen bekommen keinen Sonnenbrand. (*Falsch.* Auch Schwarze bekommen einen Sonnenbrand, wenn sie lange genug in der Sonne sind.)
- ▷ Sonnenbaden am frühen Morgen oder Spätnachmittag ist nicht schädlich. (*Falsch.* Es kann zwar länger dauern, aber die Sonne schadet der Haut auch zu diesen Tageszeiten.)
- ▷ Ein Sonnenbrand entsteht nur bei direktem Sonnenlicht. (*Falsch.* Die schlimmsten Verbrennungen holt man sich meistens an bewölkten Tagen. Auch ein Sonnenschirm ist kein zuverlässiger Schutz, weil die Strahlen vom Sand reflektiert werden.)
- ▷ Eine Höhensonne ist nicht so schädlich wie natürliches Sonnenlicht. (*Falsch.* Bei den meisten Höhensonnen entspricht eine Minute der Sonnenbestrahlung einer Stunde.)
- ▷ Manche Sonnenschutzpräparate »fördern die Bräunung« oder sorgen für »länger anhaltende Bräune«. (*Falsch.* Nichts kann den Bräunungsvorgang beschleunigen. Bei *richtiger Anwendung* bräunt man mit diesen Produkten allerdings auf weniger schädliche Weise.)

Um Hautschäden zu vermeiden, sollte man die Sonne als schlimmsten Feind der Haut betrachten und ein Sonnenschutzpräparat verwenden. Vor einigen Jahren bestanden fast alle diese Produkte aus parfümierten Fetten, die wenig oder gar keinen Schutz vor den gefährlichen Sonnenstrahlen boten. Heute können die Sonnenanbeter unter Dutzenden von Sonnenschutzmitteln wählen, die die Verbrennungen und Hautkrebs verursachenden UVB-Strahlen filtern, die bräunenden UVA-Strahlen aber durchlassen.

Bei den heutigen Sonnenschutzmitteln ist der Lichtschutzfaktor (auch als »SPF« = sun protection factor bezeichnet) angegeben. Je höher dieser Faktor, um so größer auch der Schutz. So etwas wie einen hundertprozentigen Schutz gibt es allerdings nicht.

- ▷ Menschen mit sehr heller Haut sollten ein Präparat mit Lichtschutzfaktor 15 oder darüber verwenden. Das heißt, man kann 15mal länger in der Sonne bleiben, bevor es zu einem Sonnenbrand kommt, als ohne diesen Schutz.
- ▷ Dunklere Hauttypen brauchen einen Lichtschutzfaktor zwischen 2 und 4.
- ▷ Man sollte Sonnenschutzmittel oft und großzügig auftragen, insbesondere nach dem Schwimmen und wenn man schwitzt.
- ▷ Am besten ist es, sich langsam bräunen zu lassen. Bei den meisten dauert es etwa zwei Wochen, bis sie richtig braun sind.
- ▷ Auch unter leichter Sommerkleidung sollte man einen Sonnenschutz auftragen. Ein durchnäßtes T-Shirt läßt zwanzig bis dreißig Prozent der ultravioletten Strahlen auf die Haut durch.

Andere Hautprobleme

Das Aussehen der Haut kann noch durch verschiedene andere Faktoren beeinträchtigt werden. Bei übermäßigem Alkoholgenuß »altert« die Haut, und es kann zu Rosacea kommen, das sind spinnennetzähnliche rote Flecken erweiterter Blutgefäße im Gesicht. Verstärkt wird dieser Effekt, wenn man viel koffeinhaltige Getränke und stark gewürzte, scharfe Speisen zu sich nimmt. Man nimmt an, daß Rauchen ebenfalls zum vorzeitigen Altern der Haut beiträgt, weil Nikotin die kleinen Blutgefäße verengt, die die Haut mit Nährstoffen versorgen. Falten können außerdem durch häufig wiederholte Bewegungen von Gesichtsmuskeln auftreten, zum Beispiel Zusammenkneifen der Augen oder Lachen. Die Haut kann auch durch psychische Belastungen »altern«, insbesondere bei lang anhaltender Angst, Depression oder Anspannung. Ob man sich eine frische, jugendliche Haut bewahrt oder nicht, hängt aber vor allem von der ererbten Veranlagung, den klimatischen Einflüssen und dem Schutz vor intensiver Sonnenstrahlung ab.

Fußpilz

Ein weiteres, häufiger bei Männern als bei Frauen auftretendes Hautproblem ist der Fußpilz. Das liegt wahrscheinlich daran, daß viele Männer trotz heißer, schwitzender Füße oft schwere, womöglich noch luftundurchlässige Schuhe tragen. Feuchtigkeit und Wärme sind der ideale Nährboden für Pilze und Bakterien.

Bei Fußpilz beginnt meist die Haut zwischen dem kleinen Zeh und dem nächsten zu jucken, sich zu schälen und rissig zu werden. Die Infektion kann sich auf die Zehennägel ausbreiten, die dann gelb oder braun, ziemlich brüchig und dicker werden. Oft lösen sie sich vom Nagelbett, was zu einer Infektion des ganzen Fußes führen kann.

Der Fußpilz spricht am besten auf eine Salbe, ein Spray oder eine Lösung gegen Pilzbefall an, die Tolnaftat, Miconazol oder Undecylensäure enthalten. Erfolgreich ist die Behandlung allerdings nur, wenn man zweimal täglich die Füße wäscht, sie gründlich abtrocknet – mit einem Fön geht das sehr gut –, das entsprechende Mittel aufträgt, es trocknen läßt (auch hier kann man gut mit einem Haartrockner nachhelfen) und die betreffende Stelle leicht mit einem gegen Pilzbefall wirksamen Puder bestäubt, so daß das aufgetragene Mittel nicht klumpt. Bei einer solchen Infektion muß man vier bis sechs Wochen lang peinlich genau zweimal täglich das verordnete Medikament anwenden. Viele hören mit der Behandlung auf, sobald die Symptome verschwunden sind, und wundern sich dann, wenn sie sehr schnell wieder das gleiche Problem haben.

Wer einen Fußpilz nicht richtig behandelt oder nicht beachtet, wird davon wahrscheinlich eher Notiz nehmen, wenn diese Pilze die Leistengegend infi-

ziert haben und dort ein roter, schuppiger Hautausschlag entstanden ist, der als *Tinea pedis* bezeichnet wird. Auch Bakterien und scheuernde Kleidungsstücke können diese Erkrankung auslösen. Ebenso wie der Fußpilz tritt dieser Pilzbefall vor allem bei warmem Wetter auf, weil Pilze in der Wärme und feuchten Umgebung unter eng anliegender Kleidung (zum Beispiel Sportsuspensorien) sehr gut gedeihen. Die Behandlung ist hier die gleiche wie bei Fußpilz: Man hält den von Pilzen befallenen Bereich sauber, kühl und trocken und trägt eine Salbe auf, die Tolnaftat, Miconazol oder Undecylensäure enthält. *Warnung:* In Flüssigform können diese Substanzen die Leistengegend reizen.
Fußpilz und *Tinea pedis* lassen sich am besten vermeiden, wenn man nicht in verschwitzter Kleidung herumsitzt. Außerdem sollte man sich an folgende Empfehlungen halten:

▷ Achten Sie darauf, daß Füße und Körper sauber und trocken sind, vor allem zwischen den Zehen und im Schritt.
▷ Tragen Sie Socken aus Wolle oder Baumwolle und Baumwollunterwäsche, und wechseln Sie sie oft.
▷ Tragen Sie nie dieselben Schuhe an zwei aufeinanderfolgenden Tagen. Tragen Sie leichte Schuhe, die Luft an die Füße lassen. Verzichten Sie auf Turnschuhe und andere Schuhe mit Gummisohle.
▷ Nehmen Sie einen Fuß- oder Körperpuder, aber denken Sie daran, daß er klumpen und zu Hautreizungen führen kann, wenn Sie damit übertreiben.
▷ Nehmen Sie ab. Mit Übergewicht schwitzt man leichter.
▷ Wenn Sie zu Fußpilz neigen, sollten Sie in Umkleideräumen, am Rand von Schwimmbecken und an ähnlichen Orten nicht barfuß laufen. Wichtiger ist jedoch, die Füße trocken zu halten und die tägliche Fußhygiene nicht zu vergessen.

Prostataleiden, Prostatakrebs

Viele Männer können mit dem Begriff Prostata erst etwas anfangen, wenn sie ihnen Probleme bereitet – was im allgemeinen ab Fünfzig oder Sechzig der Fall ist. Das walnußgroße Organ aus Drüsen- und Muskelgewebe sitzt genau unter der Blase und spielt eine Rolle bei der Samenproduktion. Die am häufigsten auftretenden Prostatabeschwerden – Infektion, Stauung und Vergrößerung – sind nicht lebensbedrohlich. Allerdings können schwere Prostataleiden, wenn sie nicht behandelt werden, zu Nierenversagen führen. Und Prostatakrebs kann tödlich sein, wenn man ihn nicht behandeln läßt.

Von den kleinen Problemen bis zur Operation

Prostatitis oder Entzündung der Prostata kann in jeder Altersgruppe auftreten. Die akute Prostatitis, eine relativ seltene bakterielle Infektion der Prostata, wird oft von Bakterien verursacht, die von anderen Infektionsherden im Körper zur Prostata wandern, zum Beispiel von den Harnwegen. Die Symptome wie Fieber, Schüttelfrost, Schmerzen im Kreuz und in der Lendengegend, Muskel- und Gelenkschmerzen sowie allgemeines Unwohlsein können sehr plötzlich auftreten. Oft muß der Patient auch häufiger wasserlassen als gewöhnlich, wobei der Harn nur schwach und tröpfchenweise kommt. Manchmal ist ein Harndrang da, aber dann »geht nichts«. Oder der Betreffende wacht nachts öfter auf, weil er zur Toilette muß, und dann kommt der Harnfluß nur schwer in Gang. Gelegentlich treten beim Wasserlassen Schmerzen und Brennen auf, oder es zeigen sich Blut und Eiter im Urin. Die *akute* Prostatitis spricht im allgemeinen gut auf Tetracycline, Penizillin und andere Antibiotika an.

Chronische Prostatitis ist eine immer wieder auftretende, ständige Entzündung, bei der oft nicht eindeutig festgestellt werden kann, durch welche Bakterien sie verursacht wird. Deshalb ist die Behandlung relativ schwierig. In manchen Fällen helfen Antibiotika, auch wenn keine Bakterien festgestellt worden sind. In anderen Fällen kann eine Prostatamassage angezeigt sein. Dazu führt der Arzt (normalerweise ein Urologe) den mit einem Gleitmittel eingefetteten Zeigefinger rektal ein und drückt die Flüssigkeit in der Prostata heraus, indem er rhythmischen Druck auf sie ausübt.

Es gibt viele Ammenmärchen in bezug auf die Prostata und eine ganze Reihe von Hausmittelchen. Die Verabreichung von Zinkpräparaten ist zum Beispiel eine der umstrittenen Behandlungsformen chronischer Prostatitis, die mehr schaden als nützen kann. Am besten ist es, beim Auftreten von Symptomen zum Arzt zu gehen und nicht selbst »herumzudoktern«.

Ein bei jüngeren Männern relativ häufiges Problem ist *Prostataschmerz.* Hier zeigen sich keine Symptome beim Wasserlassen, vielmehr hat der Betreffende Schmerzen in der Leistengegend oder Beschwerden bei einer Erektion und nach dem Samenerguß. In diesem Fall wird der Arzt meist entzündungshemmende Medikamente und heiße Sitzbäder verordnen. Auch nicht regelmäßiger Geschlechtsverkehr kann zu solchen Beschwerden führen, weil sich das Sekret in der Prostata staut. Im Volksmund sagt man dazu »Matrosenkrankheit«. Man kann sich dieses Problem ersparen, wenn man auf ein ausgeglichenes Sexualleben achtet.

Eine andere häufige Erkrankung ist die *Vergrößerung der Prostata,* auch als gutartige Prostatahypertrophie bezeichnet. Normalerweise verursacht diese nichtkanzeröse Wucherung keine Probleme, wenn sie nicht den Anfangsteil der Harnröhre umgeben würde, durch die der Urin abfließt. Die vergrößerte Prostata kann also den Harnfluß behindern oder ganz unterbinden, so daß es zum Harnträufeln oder zur Harnsperre kommt.

Etwa die Hälfte aller Männer über Fünfzig hat eine vergrößerte Prostata, bei den über Achtzigjährigen sind es etwa achtzig Prozent. Als Ursache hat man schon Vererbung, Hormonstörungen, zuviel Sex, zuwenig Sex und unregelmäßigen Geschlechtsverkehr angenommen, aber es weiß niemand, warum es zur Vergrößerung der Prostata kommt, nur daß sie mit zunehmendem Alter immer häufiger auftritt.

Die Symptome sind teilweise ähnlich wie bei der Prostatitis. Viele »Wundermittel« – von Pollentabletten bis zu Kürbissamen – sollen die Prostata angeblich schrumpfen lassen. Keines der bisher entwickelten Medikamente kann jedoch eine Vergrößerung der Prostata verhindern oder gar wieder rückgängig machen. In manchen Fällen hilft eine Prostatamassage. Wenn sie auf die Harnröhre drückt, muß die vergrößerte Prostata teilweise oder ganz entfernt werden. Sonst kann es durch die Verlegung der Harnwege und den Rückstau zur Schädigung und Infektion der Blase kommen, die beiden Harnleiter von den Nieren können sich erweitern, was wiederum einen Nierenschaden und irreversibles Nierenversagen zur Folge haben kann.

In zehn bis fünfundzwanzig Prozent der Fälle muß ein chirurgischer Eingriff vorgenommen werden. Meistens wird eine transurethrale Elektroresektion gemacht, bei der ein Spezialinstrument (Zytoskop) in die Harnröhre eingeführt und das überschüssige Gewebe aus der Prostata entnommen wird. Bei diesem Eingriff muß nicht geschnitten werden, er ist absolut sicher und zu achtundneunzig Prozent erfolgreich.

Die größte Angst der Männer, bei denen ein solcher Eingriff vorgenommen werden muß, ist wohl, dadurch impotent zu werden. Die Fälle von Impotenz nach der Prostataoperation bewegen sich zwischen fünfzehn und zwanzig Prozent. Dabei sind aber auch sehr viele Männer mitgezählt, die auch vor dem Eingriff impotent waren, weil sie sich für zu alt hielten, um den Geschlechtsverkehr noch vollziehen zu können. Die einzige Veränderung bei fast allen Männern ist, daß kein Ejakulat mehr austritt, weil der Samen in die Blase zurückfließt. Diese rückläufige Ejakulation oder »trockener Orgasmus« entsteht dadurch, daß durch die Entfernung des Prostatagewebes die nahe der Harnröhre liegenden Geschlechtsdrüsen und die Muskeln, die den Rückfluß des Samens in die Blase verhindern würden, in ihrer Funktion beeinträchtigt sind. Die daraus resultierende Sterilität ist für die meisten Männer in den Fünfzigern praktisch kein Problem mehr.

Untersuchungen belegen, daß Impotenz nach diesem Eingriff seltener bei Männern auftritt, die darüber gut informiert, gesund, sexuell aktiv, mit dem Leben zufrieden und optimistisch sind und sich noch nicht als »Alteisen« betrachten. Eine der Studien erbrachte, daß die Potenz nach dem Eingriff am ehesten erhalten bleibt, wenn der Betreffende gesund, einsichtig und über Prostataprobleme gut informiert ist (weitere Informationen zum Thema Impotenz finden Sie auf Seite 72–77).

Prostatakrebs

Prostatakrebs ist viel seltener als die gutartige Prostatavergrößerung. In den meisten Fällen bleiben die Tumoren klein und inaktiv und führen nicht zu schwerer Krankheit oder Tod. Dennoch ist Prostatakrebs die zweithäufigste Krebsart bei Männern und steht bei den durch Krebs verursachten Todesfällen an dritter Stelle. Gefährlicher als im hohen Alter ist der Prostatakrebs bei Männern zwischen Fünfzig und Siebzig. Der Schaden wäre wesentlich geringer, wenn der Krebs früh erkannt würde. Neunzig Prozent der Prostatatumoren können bei einer rektalen Untersuchung ertastet werden. Deshalb sollten Männer über Vierzig einmal jährlich zur *Krebsvorsorgeuntersuchung* gehen. Wird dieser langsam wachsende Tumor entdeckt, solange er auf die Prostata beschränkt ist, liegen die Chancen, die nächsten fünf Jahre zu überleben, bei siebenundsiebzig Prozent. Sie sinken auf neununddreißig Prozent, wenn sich der Krebs bereits auf andere Organe und Körpergewebe ausgedehnt hat.

Für viele ist die Behandlung von Prostatakrebs schlimmer als die Krankheit selbst, weil dadurch oft die Sexualfunktion beeinträchtigt wird. Früher wurden bei der Entfernung des Tumors häufig die Nerven durchschnitten, die für eine Erektion wichtig sind. Seit einigen Jahren jedoch wendet man etwas veränderte chirurgische Methoden an, um eine Verletzung dieser Nerven möglichst zu vermeiden. Inzwischen behalten über siebzig Prozent der Männer nach der Prostatektomie ihre Potenz. In den anderen Fällen kann man mit verschiedenen Penisimplantaten nachhelfen (siehe in Kapitel 3, Seite 75–76).

Prostatakrebs kann auch mit Bestrahlung oder mit Hormonen behandelt werden. Bei der Hormontherapie wird der Testosteronspiegel gesenkt, weil das Tumorwachstum durch dieses männliche Geschlechtshormon begünstigt wird. Bei fortgeschrittenem Krebs wird üblicherweise ein chirurgischer Eingriff vorgenommen und zusätzlich mit Bestrahlung oder hohen Dosen des weiblichen Geschlechtshormons Östrogen behandelt. Durch dieses Hormon kann es jedoch zu Brustvergrößerung und Bildung von Blutgerinnseln kommen. Es wird auch mit Medikamenten behandelt, die den Testosteronspiegel senken. Diese Medikamente sind bei fortgeschrittenem Prostatakrebs ebenso wirksam wie die herkömmlichen Behandlungsformen, haben aber keine toxischen Nebenwirkungen. Außerdem erübrigt sich dadurch eine Kastration auf chirurgischem Weg oder durch weibliche Geschlechtshormone.

Es gibt bislang noch keine gesicherten Hinweise darauf, wie man einem Prostatakrebs vorbeugen kann. Einschlägige Studien deuten jedoch darauf hin, daß Faktoren wie Ernährung und Lebensführung möglicherweise das Risiko erhöhen, an Prostatakrebs zu erkranken. Noch nicht abgeschlossene Untersuchungen verschiedener Volksgruppen auf Hawaii lassen auf einen Zusammenhang zwischen Prostatakrebs und dem Konsum von tierischem Fett und Protein schließen. Ein erhöhtes Risiko kann auch bestehen, wenn man am Arbeitsplatz beim Schweißen, Galvanisieren und der Produktion von alkalischen Batterien verstärkt mit Cadmium in Berührung kommt. Möglicherweise sind auch die Arbeiter in der Gummiindustrie stärker gefährdet. Keine dieser Ursachen ist bisher jedoch eindeutig nachgewiesen.

Wie bei allen Krebserkrankungen ist auch hier die *Früherkennung* äußerst wichtig, und deshalb sollte jeder Mann über Vierzig einmal im Jahr die Prostata vom Arzt untersuchen lassen. (Das gilt insbesondere für Schwarze, die im weltweiten Vergleich bei Prostatakrebs an der Spitze stehen.) Auch Männer, bei denen wegen Prostatavergrößerung ein Eingriff vorgenommen wurde, sollten sich einmal im Jahr rektal untersuchen lassen, denn der nicht entfernte Teil der Prostata könnte bösartig werden. Ein neuer Test, bei dem der Blutspiegel auf saure Phosphatasen der Prostata untersucht wird, ist ziemlich unzuverlässig, weil dabei zu viele Fälle von Prostatakrebs im Frühstadium nicht festgestellt werden. Wesentlich sicherer ist eine digitale Untersuchung der Prostata durch den Arzt. Diese Methode ist die sicherste von allen.

Andere Probleme

Eine ganze Reihe von Krankheiten, die fast nur bei Männern auftreten, sind hier nicht ausführlicher behandelt worden, weil sie entweder nicht sehr häufig oder nicht lebensbedrohlich sind. Männer erkranken öfter als Frauen an Magengeschwüren, Gicht, Lähmungen und Psoriasis; sie bekommen öfter einen Bruch, Lähmungen oder Nierensteine und haben öfter Probleme mit den Talgdrüsen. Immerhin zehn Prozent der Bevölkerung haben Nierensteine – meist sind Männer davon betroffen –, die operativ entfernt oder mit Hilfe von Stoßwellen zertrümmert werden, während der Patient in Narkose liegt. Männer unter fünfzig bis fünfundfünfzig Jahren haben auch häufiger orthopädische Probleme als Frauen, bei denen sie verstärkt ab etwa sechzig Jahren auftreten. Ältere Frauen leiden oft an Osteoporose – dabei werden die Knochen langsam brüchig und weniger belastbar –, und es kommt leichter zu Brüchen der Hüftgelenke und anderer Knochen. Aber auch bei älteren Männern kann sich eine Osteoporose entwickeln, obwohl sie mehr Knochenmasse haben als Frauen und diese nicht so schnell abgebaut wird. Zu den Risikofaktoren zählen neben Alter und Geschlecht auch das Rauchen, Alkoholkonsum, mangelndes körperliches Training, wenn es in der Familie schon Fälle von Osteoporose gab und monatelange Ruhigstellung (wegen einer Krankheit oder Verletzung). Die für Männer beste Vorbeugung gegen Osteoporose ist, mit dem Rauchen aufzuhören, den Alkoholkonsum zu verringern, täglich 1000 Milligramm Calcium zu sich zu nehmen und eine Sportart zu betreiben, die vor allem die Körperteile stärkt, die das Gewicht tragen müssen. Dazu zählen Laufen, Radfahren, Gehen und Training mit Gewichten, und zwar *das ganze Leben lang* (Schwimmen bringt in dieser Hinsicht keine Vorteile).

Die gesundheitlichen Probleme von Männern werden oft durch die Einstellung verschlimmert, daß ein Mann in unserer Gesellschaft nicht krank zu sein hat.

Viele Männer fühlen sich, wenn sie krank sind, in eine passive Rolle gedrängt, abhängig und nicht mehr »Herr der Lage«. Zusätzliche Probleme treten auf, weil Frauen nicht wissen, wie sie mit einem kranken Mann umgehen sollen – und er auch nicht weiß, was er selbst dazu tun kann. Wenn eine Frau versucht, den Mann zu »bemuttern«, ihm seine Entscheidung abzunehmen, ihn gegen alles abzuschirmen und die Verantwortung für seine Gesundheit zu übernehmen, wird der Mann diese gutgemeinten Bemühungen zurückweisen. Dennoch wollen und brauchen es Männer, von einer Frau umsorgt zu werden, vor allem, wenn sie krank sind.

Berechtigte Forderungen eines Kranken an seine Frau/Freundin

Der erste Mann, der die folgende Liste las, lachte. Und das nicht aus Spott, wie er sagte, sondern in voller Anerkennung. Die Liste wurde von dem Washingtoner Psychotherapeuten Dr. Donald S. Jewell aufgestellt, der sagt, daß man einen Kranken auf vielerlei Weise richtig pflegen kann. Seiner Meinung nach äußert jeder Patient, unausgesprochen oder direkt, die folgenden Wünsche:

- ▷ Bleib ruhig; durch deine Nervosität fühle ich mich nur noch hilfloser und verängstigter.
- ▷ Mach es mir leichter; kümmere dich um die Routinesachen im Haushalt und um die schriftlichen Dinge, und sorge dafür, daß sich die Rechnungen nicht stapeln.
- ▷ Gib mir zu essen.
- ▷ Nimm ein bißchen von meiner Einsamkeit; sprich mit mir.
- ▷ Schütze mich, wenn ich hilflos bin.
- ▷ *Sei bei mir,* besonders nach der Operation oder wenn ich Schmerzen habe.
- ▷ Laß mich weinen oder über meinen Zustand klagen.
- ▷ Ertrage meinen Zorn und meine Nervosität.
- ▷ Heitere mich auf: Kranksein ist langweilig.
- ▷ Schaffe mir eine angenehme und vertraute Umgebung.
- ▷ Informiere dich über meine Krankheit, wenn ich schwer krank bin, aber sag mir nur etwas, wenn ich danach frage. Laß mich selbst entscheiden, wieviel ich über meine Krankheit wissen will.
- ▷ Übernimm nicht die Rolle des Arztes, und sag mir nicht, was ich tun soll. Der Arzt ist der Fachmann.
- ▷ Hab Geduld mit mir; auch wenn ich es vielleicht jetzt nicht zu schätzen scheine, welche Mühe du dir machst – ich werde dir auf jeden Fall später dafür danken.
- ▷ Denk daran, daß eine Krankheit die besten und schlechtesten Seiten eines Menschen ans Licht bringt.
- ▷ Sag mir, daß du mich liebst.

17 Krankhafte Liebe und andere Formen der Abhängigkeit

In diesem Kapitel wird von verschiedenen Seiten die Prämisse beleuchtet, daß Abhängigkeit – ob von Drogen wie Alkohol, Kokain und Nikotin oder von krankhaften Sex- und Liebesbeziehungen – oft bei unbewußten Bedürfnissen beginnt, die nicht erfüllt werden; daß sie nicht durch den betreffenden Stoff oder die entsprechende Betätigung selbst entsteht, sondern weil

- ▷ seelische Schmerzen und Trauer unterdrückt werden sollen, die durch schwere Verluste, vor allem von geliebten Menschen, hervorgerufen worden sind;
- ▷ kurzzeitige Angst oder Furcht gemildert werden will;
- ▷ vor lang anhaltender Depression, Langeweile, Isolation, Einsamkeit und dem Gefühl, nicht geliebt zu werden, die Flucht ergriffen wird.

Diese Flucht gelingt jedoch nur vorübergehend, und schließlich werden diese Mittel zur Schmerzbetäubung zum Meister, statt ein Diener zu bleiben, weil sie so stark sind. Dann kommt die Qual der Abhängigkeit: Schuldgefühle, Scham, Furcht, Angst, zwischenmenschliche Konflikte und Gesundheitsschäden. Über Alkoholismus als indirektes selbstzerstörerisches Verhalten wurde in Kapitel 8 gesprochen. Gleiches gilt für die Abhängigkeit von Nikotin, »verrückten Liebesaffären«, Essen, Spielen oder anderen Dingen, die diese unbewußten Bedürfnisse befriedigen.

Alkohol

Die überall gegenwärtige und sozial am meisten akzeptierte Droge, die zu Abhängigkeit führt, ist der Alkohol. In Kino und Fernsehen werden ständig fröhliche Menschen gezeigt, die Alkohol trinken. In den USA liegt der Pro-Kopf-Verbrauch pro Jahr bei 10,5 Liter reinen Alkohols. Ein Drittel der Bevölkerung gibt an, überhaupt keinen Alkohol zu trinken; ein weiteres Drittel trinkt in der Woche weniger als drei Gläser Alkohol. Einer Studie aus dem Jahr 1985 mit dem Titel *Alcohol in America* zufolge, die von der Amerikanischen Akademie der Wissenschaften durchgeführt wurde, entfallen fünfundneunzig Prozent des gesamten Alkoholkonsums auf das restliche Drittel. Diese Gruppe umfaßt schätzungsweise vierzehn Millionen Menschen – zwei Drittel davon sind Männer –, die Alkoholprobleme haben. Dazu zählen Alkoholismus, betrunken Autofahren und Trinken, um möglichst schnell betrunken zu sein. (Anm. d. Red.: In der BRD lag im Jahr 1987 der durchschnittliche Pro-

Kopf-Verbrauch an reinem Alkohol bei 11,6 Liter. Zirka 1,5 Millionen Bundesbürger gelten als alkoholkrank.)
Trotz des allgemein akzeptierten Trinkens in Gesellschaft und der Alkoholprobleme sind nur wenige ausreichend informiert oder wissen, ob die folgenden Behauptungen richtig oder falsch sind:

▷ Von Bier wird man nicht so schnell abhängig. (*Falsch.* Bier, Wein und Schnaps enthalten Äthylalkohol, die abhängig machende Substanz.)
▷ Ein Gläschen Alkohol heitert auf, wenn man deprimiert ist. (*Falsch.* Alkohol heitert vielleicht kurzfristig auf, aber später ist man noch deprimierter.)
▷ Mit dem Sex läuft es nach ein paar Gläsern besser. (*Falsch.* Schon Shakespeare sagte in *Macbeth,* daß Trinken »das Verlangen anstachelt, die Durchführung aber vereitelt«.)
▷ Die meisten, die zuviel trinken, sind Säufer, die sich in Vergnügungsvierteln herumtreiben. (*Falsch.* Die meisten haben Familie, eine feste Arbeit und sind angesehene Bürger.)
▷ Es gibt mehr alkoholabhängige Männer als Frauen. (*Richtig.* Zwei Drittel der Alkoholiker sind Männer. Viele Frauen verheimlichen jedoch ihre Alkoholkrankheit, weil sie von der Gesellschaft mißbilligt wird.)
▷ Trinken verkürzt die Lebenserwartung. (*Richtig.* Wer längere Zeit stark trinkt, kann seine Lebenserwartung dadurch um etwa zwölf Jahre verkürzen.)

Am Anfang sieht alles so harmlos aus. Viele probieren Alkohol zum ersten Mal mit zehn Jahren, normalerweise in Form eines stark mit Wasser verdünnten alkoholischen Getränks, an dem sie im Beisein der Eltern nippen. Junge Leute beginnen zu trinken, weil sie Spaß haben, experimentieren, gegen die Eltern rebellieren und »erwachsen« sein wollen. Viele setzen später, zusätzlich gefördert durch die Medien, Alkohol mit Männlichkeit, Erfolg, Sex-Appeal, Beliebtheit und einem guten Leben gleich. Oft wird auch getrunken, um etwas zu feiern, weil es schmeckt, körperliche Schmerzen lindert, entspannt, Hemmungen beseitigt oder um sich für die getane Arbeit zu belohnen. Aus welchem Grund auch immer, bei jedem dreizehnten entwickelt sich daraus Alkoholismus. Die verschiedenen Stadien der Alkoholabhängigkeit erstrecken sich im Normalfall über fünfzehn Jahre.
Die Wissenschaftler sind lange davon ausgegangen, daß Alkoholismus auf Umwelteinflüssen beruht, weil Söhne und Töchter von Alkoholikern so oft selbst abhängig wurden. Inzwischen liegen wissenschaftliche Erkenntnisse darüber vor, daß Alkoholismus auch erblich sein kann. (Anm. d. Rd.: Diese Diskussion ist auch in der Bundesrepublik Deutschland bekannt, wird hier aber differenzierter bewertet.)

Was ist Alkoholismus?

Der Begriff Alkoholismus ist schwer zu definieren, die meisten Experten stimmen aber darin überein, daß es eine mit Beeinträchtigung der Gesundheit, der Arbeitsleistung und der persönlichen Beziehungen sowie mit Kontrollverlust beim Konsum von Alkohol einhergehende Krankheit ist, die behandelt werden kann. In dieser Definition ist nicht berücksichtigt, wieviel jemand trinkt, wie oft und wann. Menschen im Frühstadium des Alkoholismus können oft sehr viel Alkohol vertragen, ohne betrunken zu wirken; bei fortgeschrittenem Alkoholismus vertragen viele wesentlich weniger Alkohol als solche, die nichts trinken. Bei vielen Alkoholikern wechseln feuchtfröhliche Perioden mit Zeiten völliger Abstinenz ab. Und viele sind der Überzeugung, daß sie keine Alkoholiker sind, solange sie nicht vor fünf Uhr nachmittags etwas trinken.

Die ersten *Warnsignale* von Alkoholismus sind, regelmäßig zu trinken, um Spannungen abzubauen; sich über Alkohol Gedanken zu machen; angetrunken zur Arbeit zu gehen; sich unwohl zu fühlen, wenn kein Alkohol im Hause ist; sich angetrunken hinter das Steuer zu setzen; und zu trinken, weil man der Einsamkeit, dem Gefühl des Versagthabens, dem Arbeitsdruck, Ehe-, Geld- oder sexuellen und anderen Problemen aus dem Weg gehen will.

Der Alkoholismus geht dann dazu über, daß man sich gewohnheitsmäßig »volllaufen« läßt, auch im Wachzustand Gedächtnislücken hat, den Alkohol nur noch hinunterstürzt und einen chronischen Kater hat. Wenn die Krankheit ernster wird, kann man sich zwar beherrschen, mit dem Trinken anzufangen, man kann aber nicht mehr aufhören, wenn man einmal damit begonnen hat. Ein einziges Glas kann eine Kettenreaktion auslösen, die zur völligen Alkoholvergiftung führt. *Symptome* des Alkoholismus sind, immer einen Grund zum Trinken zu finden; schon am Morgen zu trinken, um das immer größer werdende Unwohlsein zu lindern; allein zu trinken; Schuldgefühle, Gewissensbisse, Depression, unsoziales Verhalten, Verlust von Arbeitsplatz oder Freunden und die oft vergeblichen Versuche, dieses Verhaltensmuster zu ändern. Der an diesem Punkt angekommene Alkoholiker sucht oft Hilfe, findet aber selten eine dauerhafte Lösung, weil er nicht zugibt, welches Ausmaß dieses Problem bereits erreicht hat.

Bei fortgeschrittenem Alkoholismus muß der Kranke immer und überall trinken, wenn er an Alkohol herankommt. Die dann auftretenden Symptome sind, daß er trinkt, um den durch das Trinken verursachten Problemen auszuweichen, daß er auf »Sauftour« geht, Zittern, die verzweifelten Versuche, immer Alkohol im Hause zu haben, eine feindselige Einstellung gegenüber anderen Menschen, unerklärliche Furcht und Angstgefühle und – wenn der Heilprozeß beginnt – das Eingeständnis, daß er das Trinken nicht unter Kontrolle hat.

Dr. John A. Ewing von der University of North Carolina School of Medicine in Chapel Hill, North Carolina, hat einen Test entwickelt, mit dem ein Arzt feststellen kann, ob sein Patient ein Alkoholproblem hat. Die vier Fragen sind:

1. Hatten Sie je das Gefühl, daß Sie weniger trinken sollten?
2. Haben andere Sie verärgert, weil sie Ihren Alkoholkonsum kritisiert haben?
3. Haben Sie je Schuldgefühle gehabt, weil Sie trinken?
4. Haben Sie schon einmal am frühen Morgen getrunken, um die Nerven zu beruhigen?

Diese Fragen wurden in verschiedenen Studien ausgewertet. Dabei zeigte sich, daß man mit zwei bejahenden Antworten die Menschen mit Alkoholproblemen herausfindet und fast ebenso alle schweren Trinker.

Alkohol und Gesundheit

Alkoholismus schädigt eigentlich jedes Körperorgan, und er spielt bei mindestens sechs der zehn häufigsten Todesursachen von Männern eine Rolle. Dem Bericht der Amerikanischen Akademie der Wissenschaft *Alcohol in America* zufolge ist bei einem von dreizehn Todesfällen Alkohol mit im Spiel. Von mehr als einhundert gesundheitlichen Problemen, die durch Alkohol verursacht oder verschlimmert werden, gehen viele auch den »Geselligkeitstrinker« an. Dazu zählen das Nachlassen der Libido, Übergewicht, Autounfälle, verstärkte Nebenwirkungen von Medikamenten, Konzentrationsschwierigkeiten, verlangsamte Reflexe, Leistungsabfall, Reizbarkeit, seelische Störungen, Erschöpfung und ein herabgesetzter Hauttonus.

Als erstes ist oft das Verdauungssystem von übermäßigem Alkoholkonsum betroffen. Die Schädigung äußert sich als Entzündung des Magens, der Bauchspeicheldrüse oder der Leber. Letztere kann zu Leberzirrhose führen, die bei den Todesursachen von Männern an zehnter Stelle steht.

Auch das Herz kann durch Alkoholmißbrauch geschädigt werden; außerdem kann Alkohol Schmerzen überdecken, die sonst auf einen drohenden Herzinfarkt hinweisen würden. Es ist statistisch erwiesen, daß starkes Trinken auch bei Bluthochdruck mitverantwortlich ist, einem der größten Risikofaktoren für Herzinfarkt und Schlaganfall. Aus einer vor kurzem durchgeführten Studie an 8006 Männern (sie wurde bereits auf Seite 188 erwähnt) ging hervor, daß starke Trinker dreimal häufiger einen Schlaganfall durch Blutungen erlitten als solche, die keinen Alkohol tranken.

Alkoholiker erkranken auch öfter an Krebs im Mund, an der Zunge, im Rachen, in der Speiseröhre und am Magen. Einige epidemiologische Untersuchungen weisen auch auf einen Zusammenhang zwischen Alkoholkonsum und Mastdarm- sowie Lungenkrebs hin.

Außerdem begünstigt Alkohol Gewalttätigkeiten in jeder Form. Eine große Anzahl aller Erwachsenen, die in Unfälle verwickelt waren, die Selbstmord oder einen Mord begingen, bei Bränden und durch Stürze starben, den Ehegatten oder Kinder mißhandelten, an Schlägereien in Kneipen und anderen Gewalttätigkeiten beteiligt waren, hatten zu dem Zeitpunkt Alkohol getrunken.

Mindestens die Hälfte der Alkoholiker leidet an Impotenz und Nachlassen der Libido. Jüngsten Erkenntnissen zufolge könnte das verweiblichte Aussehen (stark abnehmender Bartwuchs und Brustvergrößerung), das für Alkoholiker mit Leberzirrhose typisch ist, auf östrogene Substanzen im Alkohol zurückzuführen sein. Wenn man fünf bis acht Jahre täglich einen halben Liter Schnaps oder mehr trinkt, kann die Sexualfunktion völlig zum Erliegen kommen. Das männliche Geschlechtshormon Testosteron kann auch dann schon verstärkt abgebaut werden, wenn man nur gelegentlich so viel trinkt, daß man hinterher einen Kater hat. Außerdem können Störungen der Sexualfunktion und Sterilität schon in relativ jungen Jahren auftreten. Studien am Presbyterian University Hospital in Pittsburgh haben ergeben, daß bei jungen Männern, die über Sterilität klagten, Symptome von Alkoholmißbrauch vorlagen.

Bei längerem Alkoholmißbrauch kann es zum Absterben von Nervenzellen im Gehirn und damit zu Beeinträchtigungen der Gehirnfunktion kommen: Vergeßlichkeit, Verwirrung, deutlicher Mangel, sich zu konzentrieren oder abstrakt zu denken, Sprachschwierigkeiten und verminderte Koordinationsfähigkeit. Bei etwa zehn Prozent der Alkoholiker entwickelt sich das »chronische Gehirnsyndrom«, ein Leiden, das im allgemeinen irreversibel ist.

Alkoholismus kann zu Mangelernährung, Dehydratation, Schädigung der Skelettmuskeln, inneren Blutungen, Gicht, Osteoporose, Schlaflosigkeit und erhöhter Anfälligkeit für Infektionskrankheiten führen. Er kann auch schädliche Reaktionen auf Beruhigungsmittel, Barbiturate, Antihistaminika, Schmerzmittel, Aspirin und andere Medikamente auslösen. Wenn schwangere Frauen trinken, kann das Baby bei der Geburt Untergewicht haben, geistig zurückgeblieben sein oder körperliche Mißbildungen aufweisen. In Zusammenhang mit Medikamenten ist es vor allem die Kombination von Alkohol und Valium, die den Einsatz des Notarztes erforderlich macht oder zum Tode führt. Die durch Alkoholmißbrauch verursachten Schäden, auch die des Gehirns, können jedoch zum großen Teil in Grenzen gehalten oder rückgängig gemacht werden, wenn auf Alkohol verzichtet wird und die dadurch entstandenen gesundheitlichen Probleme wie Mangelernährung behandelt werden.

Die Sucht besiegen

Nach Ansicht von Dr. Morris E. Chafetz, einer maßgebenden Autorität auf diesem Gebiet, ist der Alkoholismus heute die Krankheit, die am häufigsten nicht diagnostiziert und behandelt wird, obwohl man etwas dagegen tun kann. Der Heilerfolg hängt jedoch davon ab, daß der Alkoholiker sein Problem eingesteht, Hilfe akzeptiert und den Entschluß faßt, *nie mehr zu trinken.*

Der erste Behandlungsschritt, das Alkoholproblem zuzugeben, ist oft der schwierigste, weil Alkoholabhängige sich dadurch schützen, daß sie ihr Problem verleugnen. Der zweite Schritt ist die ärztliche Untersuchung, bei der das Ausmaß der Alkoholabhängigkeit und die damit verbundenen gesundheitlichen Beschwerden festgestellt werden. Darauf folgt die Entwöhnungsbehandlung, die ambulant durchgeführt werden kann, wenn nur eine leichte Abhängigkeit vorliegt; andernfalls ist ein Klinikaufenthalt notwendig. Die Entwöhnung bedeutet aber noch keine Heilung. Der vierte Schritt ist, *abstinent zu bleiben.* Als sehr hilfreich dabei haben sich die Einzel-, Paar- oder Familienpsychotherapie und die Unterstützung von AA-Gruppen (Anonyme Alkoholiker, siehe auch *Anschriften von Hilfsorganisationen,* Seite 284) erwiesen. Von entscheidender Bedeutung ist der fünfte Schritt, nämlich regelmäßige Nachuntersuchungen, weil viele trockene Alkoholiker später versuchen, in Maßen wieder Alkohol zu trinken.

Mit anderen Worten: Die Behandlung der Alkoholabhängigkeit ist ein jahrelanger, fortlaufender Prozeß. Die AA und die meisten Experten auf diesem Gebiet sagen, daß die Alkoholabhängigkeit zwar unterbrochen, aber nie geheilt werden kann und daß auch die kleinste Menge Alkohol einen Rückfall auslösen kann. Wissenschaftliche Studien belegen, daß die Aussichten, den Alkoholkonsum auf ein vertretbares Maß beschränken zu können, äußerst gering sind. Viele Experten weisen auch darauf hin, daß sich das geschädigte Gewebe bei weiterem Alkoholgenuß nicht so gut regenerieren kann.

Bisher war man in Fachkreisen immer der Ansicht, daß eine Behandlung der Alkoholabhängigkeit nur dann erfolgreich ist, wenn der Patient sie von sich aus will. Mittlerweile scheinen aber von Arbeitgebern durchgeführte Programme, bei denen von alkoholabhängigen Mitarbeitern verlangt wird, sich behandeln zu lassen, ebenso erfolgreich zu sein wie die auf dem freiwilligen Entschluß des Patienten basierenden Entwöhnungskuren. Die Angst, sonst den Arbeitsplatz zu verlieren, ist für viele Alkoholiker ein zwingendes Motiv.

Hilfe durch die Familie

Sehr wichtig für die Behandlung sind Mitgefühl und Unterstützung von Seiten der Familie, die aber manchmal nur schwer zur Mitarbeit zu bewegen ist. Alle Familienmitglieder leiden unter den Folgen des Alkoholismus, auch wenn sie selbst nicht trinken. Viele Kinder von Alkoholikern halten sich zum Beispiel an

die Regel: kein Vertrauen haben, nicht darüber sprechen, keine Gefühle zeigen. In bestimmten Fällen erleichtert die beruhigende Wirkung von Alkohol das Zusammenleben mit dem Abhängigen. Mancher in der Familie – der die Abhängigkeit vielleicht unbewußt unterstützt oder gefördert hat – sieht sich um seine moralische Überlegenheit als Nichttrinker gebracht, wenn der Alkoholiker abstinent wird. Oder die Familie findet den Betreffenden im nüchternen Zustand so unerträglich, daß sie den Status quo vorzieht. Außerdem hat nicht nur jedes Familienmitglied seine eigenen Probleme, die Familie kann auch dem, der mit dem Trinken aufzuhören versucht, zusätzliche Probleme schaffen, wenn sie nicht therapeutisch unterstützt wird.
Die Familie sollte das Alkoholproblem nie ignorieren oder herunterspielen, dem Alkoholiker gegenüber keine Wut oder eine pessimistische Einstellung zeigen und ihn auch nie verurteilen oder bestrafen. Ebensowenig sollte sie Entschuldigungen für sein zerstörerisches Verhalten suchen, ihm seine Verpflichtungen abnehmen, Flaschen verstecken oder ausgießen oder ihn vor Situationen bewahren, wo er mit Alkohol in Berührung kommt; man sollte nicht mit ihm streiten, wenn er betrunken ist, oder sich für seine Krankheit verantwortlich fühlen. Versuche des Ehegatten, den Alkoholiker zum Aufhören zu überreden (zum Beispiel, um die Ehe zu »retten«), sind meist zum Scheitern verurteilt. Alkohol verschärft die Probleme in einer Beziehung, ist aber selten die Ursache davon. Auch kann niemand einen anderen Menschen zum Trinken »treiben«.
Die Botschaft der Familie an den Alkoholiker sollte sein: »Wir machen uns Sorgen, wie sich der Alkohol auf deine Gesundheit auswirkt, und glauben, daß du Hilfe brauchst.« Der Alkoholabhängige sollte wissen, daß sich die Familie über Alkoholismus informiert und an Treffen der Anonymen Alkoholiker oder anderer Gruppen von betroffenen Angehörigen (siehe auch *Anschriften von Hilfsorganisationen,* Seite 284) teilnimmt. Sie können einen Arzt oder Geistlichen um Unterstützung bitten oder auch einen Freund, der selbst schon Alkoholprobleme hatte. Sie sollten außerdem bedenken, daß es lange dauert, bis jemand zum Alkoholiker wird, und daß die Gesundung »von einem Tag zum anderen« stattfinden muß, wie die Anonymen Alkoholiker es ausdrücken.

Vernünftiger Alkoholgenuß

Alkohol kann, in Maßen genossen, trotz seiner gefährlichen Seiten dennoch zuträglich sein. Er kann den Appetit anregen, ein Essen oder festliches Ereignis abrunden, wie ein leichtes Beruhigungsmittel wirken und Spannungen lösen helfen. Statistisch gesehen leben Leute, die in Maßen Alkohol trinken, länger als völlige Abstinenzler und solche, die regelmäßig zuviel trinken. Mehrere Studien weisen darauf hin, daß ein oder zwei alkoholische Getränke am Tag das Risiko eines Herzinfarkts sogar senken können. Da aber bisher keine eindeutigen Forschungsergebnisse vorliegen, wird mäßiger Alkoholgenuß nicht als Vorbeugungsmaßnahme gegen Herzerkrankungen empfohlen. Es ist manchmal schwer zu sagen, wo mäßiges Trinken aufhört und der Alkoholmißbrauch beginnt. Die Wirkung des Alkohols hängt davon ab, wie schnell man trinkt, wann man zuletzt etwas gegessen hat, was man trinkt, ebenso von Faktoren wie Körpergewicht, Stoffwechsel, Geschlecht, seelischer Verfassung und den Trinkgewohnheiten.

Wichtig zu wissen für mäßigen Alkoholgenuß

▷ Nehmen Sie eine protein- und fettreiche Mahlzeit zu sich, entspannen Sie sich oder machen Sie ein Schläfchen, bevor Sie Alkohol trinken. Man trinkt leicht mehr, wenn man hungrig, müde, angespannt oder verärgert ist.
▷ Essen Sie zwischendurch immer wieder eine Kleinigkeit, damit der Alkohol langsamer aufgenommen wird. Salziges ist jedoch zu meiden, weil man dadurch mehr trinkt.
▷ Mischen Sie Wein oder Schnaps lieber mit Wasser oder Fruchtsaft als mit kohlensäurehaltigen Getränken, denn diese beschleunigen die Alkoholabsorption.
▷ Trinken Sie langsam, das heißt, pro ein bis zwei Stunden nicht mehr als vier Zentiliter Schnaps, ein Bier oder ein Glas Wein. Trinken Sie zwischendurch auch etwas Alkoholfreies.
▷ Achten Sie darauf, wieviel Sie trinken, und denken Sie daran, daß die Bitte, das Glas nur halb zu füllen, sehr oft nicht beachtet wird.
▷ Meiden Sie unbekannte Getränke, und trinken Sie lieber Wein oder Bier statt »harte Sachen«.
▷ Ersparen Sie sich Feste, wo es laut zugeht und drangvolle Enge herrscht. Man fühlt sich in einer solchen Umgebung leicht gestreßt und ist versucht, sich mit Alkohol Entspannung zu verschaffen.
▷ Seien Sie ein verantwortungsbewußter Gastgeber. Fordern Sie Ihre Gäste lieber dazu auf, ein Häppchen zu essen, statt sie zum Trinken zu drängen. Für eine gute Party ist nicht der Alkoholkonsum ausschlaggebend.
▷ Bieten Sie interessante alkoholfreie Getränke an.
▷ Trinken Sie nur einmal am Tag Alkohol und nicht die im Verlauf einer Woche vertretbare Menge auf einmal.
▷ Seien Sie vorsichtig mit Beruhigungsmitteln, Antihistaminika, Mitteln gegen Erkältung und Husten und anderen Medikamenten, die die Wirkung von Alkohol verstärken können.

Die nachfolgende Tabelle wurde von der Addiction Research Foundation in Toronto, Kanada, entwickelt und gilt für gesunde erwachsene Männer, die etwa siebzig Kilogramm wiegen.

Welche Gefährdung bei welchen Mengen Alkohol?

Skala der Gefährdung	Anzahl der alkoholischen Getränke pro Tag (40 ml Whisky *oder* 140 ml Tafelwein *oder* 340 ml Bier)
WAHRSCHEINLICH UNGEFÄHRLICH (über 1 bis 2 Stunden verteilt)	1 bis 2
ACHTUNG: bei längerfristigem Konsum erhöhtes Gesundheitsrisiko	3 bis 4
RISKANT: Gefahr der körperlichen/psychischen Abhängigkeit	5 bis 6
SCHÄDLICH: ernstes Gesundheitsrisiko (Zirrhose, Herzerkrankung, Krebs); fachmännische Hilfe ratsam	7 bis 8
ÄUSSERST GEFÄHRLICH: Lebenserwartung kann um 10–12 Jahre niedriger sein; fachmännische Behandlung erforderlich	9 bis 10

Katerstimmung

Der »Kater« ist eine der vielen unangenehmen Folgen, die man bei übermäßigem Trinken in Kauf nehmen muß. Er ist oft mit starken Kopfschmerzen, Dehydratation, Übelkeit, Schwindel, Abgeschlagenheit, allgemeinem Unwohlsein, Angstzuständen, Depression, Gewissensbissen und Schuldgefühlen verbunden.

Ab welcher Alkoholmenge man einen Kater bekommt, ist sehr unterschiedlich. Es hat auch wenig damit zu tun, ob man »beschwipst« war. Manche bekommen einen Kater, obwohl sie sich subjektiv nicht betrunken fühlen. Was man den Abend über an Alkohol trinkt, summiert sich und führt schließlich zu den bekannten Symptomen.

Das beste Mittel gegen einen Kater ist Ruhe; es dauert etwa zwölf Stunden, bis man wiederhergestellt ist. Es hilft auch ein bißchen, wenn man vor dem Zubettgehen und gleich nach dem Aufwachen einige Gläser Wasser oder Tomatensaft trinkt und etwas Salzgebäck ißt. Salz bringt den Elektrolythaushalt wieder ins Lot, so daß der Körper das Wasser besser aufnehmen kann. Manche nehmen auch Vitamin B_{12}, Vitamin C oder ähnliche Nährstoffe. Was der Körper in diesem Zustand aber am meisten braucht, ist Flüssigkeit, nicht Vitamine.

Eines der herkömmlichen Mittel gegen einen Kater ist Aspirin, das allerdings den Magen reizen kann, vor allem, wenn man es mit Kaffee einnimmt. Man sollte Aspirin lieber in einem großen Glas Wasser oder einem säurebindenden Mittel aufgelöst einnehmen, damit es den Magen nicht so sehr angreift. Oder man nimmt Aspirin mit einem magensaftresistenten Überzug, so daß es sich nicht im Magen, sondern erst im Darm auflöst. Gepuffertes Aspirin ist für den

Magen schlecht. Leichte Beruhigungsmittel, Sedativa und Antihistaminika sind Depressiva, ebenso wie Alkohol, und verstärken die Katersymptome. Den »Kater in Alkohol ersäufen«, wie es so schön heißt, kann zwar die Symptome abschwächen, aber auch zu Alkoholabhängigkeit führen. Am besten ist immer noch, sich einen Kater zu ersparen und Alkohol nur in vernünftigen Maßen zu genießen.

Kokain

Übermäßiger Alkoholkonsum geht oft mit dem Mißbrauch anderer Drogen einher und umgekehrt. Unter Drogenmißbrauch ist jede nichtmedizinische Verwendung eines Medikaments oder einer Droge zu verstehen, ob sie nun rezeptpflichtig, frei verkäuflich oder nur illegal zu bekommen ist. Weit verbreitet ist der Mißbrauch von Narkotika (Heroin, Kodein, Opium, Morphium), Depressiva (Beruhigungsmittel, Barbiturate, Methaqualon), Halluzinogenen (LSD, Meskalin und Phencyclidin), Cannabis (Marihuana, Haschisch) und Anregungsmitteln (Amphetamine, Kokain). Dazu kommen noch die synthetisch hergestellten Drogen. Eine der am häufigsten mißbrauchten Drogen ist das Kokain, das sich bei Jugendlichen und Erwachsenen immer größerer Beliebtheit erfreut. Kokain hatte jahrelang den Ruf – zu Unrecht –, relativ harmlos zu sein und nicht abhängig zu machen. Einem im Jahr 1985 vom National Institute on Drug Abuse unter dem Titel *Cocaine Use In America* veröffentlichten Bericht zufolge ist es jedoch eine der gefährlichsten und am stärksten abhängig machenden illegalen Drogen, die bekannt sind.

Die Droge des Cocastrauchs

Beim Kokain wird immer das euphorische Hochgefühl herausgestrichen, das es auslöst, und weniger von der Gefährlichkeit der Droge gesprochen. Es wurde erstmals um die Mitte des 19. Jahrhunderts aus den Blättern des in Südamerika heimischen Coca-Strauchs isoliert. Vor allem in der Andenregion ist dieses Rauschmittel seit vielen Jahrhunderten bekannt. Zumindest seit dem 6. Jahrhundert v. Chr. kauen die Indianer in diesem Gebiet frische Cocablätter oder brühen sie als Tee auf. Cocablätter enthalten zwar nur 0,5 bis 1 Prozent Kokain, trotzdem ist die Abhängigkeit von diesem Rauschmittel, insbesondere bei den Ärmeren, im Andenhochland sehr verbreitet. Einem Inka-Mythos zufolge wurde die Pflanze vom Sonnengott Inti geschaffen, um den Menschen die schwere Arbeit zu erleichtern. Mit der Zeit bekam das Kauen der Cocablätter die gleiche Funktion wie bei uns die Kaffeepause. Es machte den Arbeitstag erträglicher.

Um die Mitte des 19. Jahrhunderts wurde das Kokain erstmals aus Cocablättern isoliert, und wissenschaftliche Kreise begannen sich dafür zu interessieren. Sigmund Freud veröffentlichte 1884 einen Artikel, in dem er die euphorische

Wirkung des Kokains so überschwenglich pries (er hatte gehofft, seine Arbeit über Kokain würde ihm Erfolg bringen, so daß er heiraten könnte), daß sein Ruf als Wissenschaftler fast völlig ruiniert war, als Kollegen seine Forschungsarbeit als sehr nachlässig durchgeführt bezeichneten. Dennoch fand Kokain als Anästhetikum Eingang in die Augenchirurgie und als Wirkstoff in pharmazeutischen Präparaten, Zäpfchen, Salben, Nasenpulver und Halspastillen. Zu der Zeit, als Coca für pharmazeutische Präparate verwendet wurde, war ein Mißbrauch der Droge selten. Als Coca jedoch vom Kokain verdrängt wurde, erhöhte man die Konzentration bis auf das 200fache von Coca. Damit rückte die Prophezeiung der Inka, daß die Coca-Pflanze den Weißen Mann vernichten würde, in den Bereich des Möglichen.

Noch vor gut zehn Jahren war Kokain der »Champagner unter den Drogen«, weil es sich nur reiche und berühmte Leute leisten konnten. Dann fielen die Preise, und es wurde immer mehr Kokain konsumiert. Nach jüngsten Untersuchungen haben inzwischen über zwanzig Millionen Amerikaner Kokain schon einmal versucht, und mindestens vier Millionen nehmen es regelmäßig. Am stärksten ist der Kokainkonsum bei Jugendlichen und jungen Erwachsenen gestiegen. Der typische Kokainist ist heute der gebildete junge Mann aus der Mittelschicht, der fest angestellt und zwischen achtzehn und fünfunddreißig Jahren alt ist. Viele handeln mit Drogen, um ihre Abhängigkeit zu finanzieren.

Kokain und Gesundheit

In den letzten Jahren sind die durch Kokain verursachten gesundheitlichen Probleme, die Notarzteinsätze und Todesfälle durch eine Überdosis dramatisch gestiegen. Viele Kokainisten sind dazu übergegangen, sich die Droge auf eine gefährlichere Weise als bisher zuzuführen, und viele riskieren eine doppelte Abhängigkeit, indem sie gleichzeitig andere Drogen einnehmen, um die unangenehmen Nachwirkungen des Kokain abzuschwächen. Die heute modernen Methoden des Kokaingebrauchs sind Schnupfen und Spritzen. Daneben wird aus dem Kokainpulver auf chemischem Wege eine reinere Version hergestellt, die man rauchen kann. Eine immer beliebter werdende Form des Kokain ist »Crack«, das in gläsernen Wasserpfeifen geraucht wird. Es macht viel schneller abhängig und ist gefährlicher als Kokain in Pulverform. Es kann zum Tod durch Herzversagen oder Atemstillstand, Gehirnschlag und paranoide Psychose kommen. Oft wird Kokain mit Heroin zu sogenannten »Speedballs« vermischt. Um die nach dem Abflauen der Euphorie auftretende Nervosität zu dämpfen, trinkt man Alkohol oder nimmt andere Drogen, was zu einer doppelten Abhängigkeit führen kann.

Selbst wenn man durch Kokain nicht stirbt, wird der Körper schwer in Mitleidenschaft gezogen. Abgesehen von der Abhängigkeit kann es zu Schlafschwierigkeiten, chronischer Erschöpfung, starken Kopfschmerzen, chronischem Husten und Halsentzündung, Übelkeit und Erbrechen, einer Erhöhung von

Herzfrequenz und Blutdruck sowie Bewußtlosigkeit kommen. Wer sich Kokain spritzt, kann sich durch den Gebrauch bereits benützter Nadeln mit Hepatitis, AIDS und anderen Krankheiten infizieren. Bei Kokainschnupfern kommt es oft zu Entzündungen und Blutungen der Nase oder zur Auflösung der Nasenscheidewand (das ist der Knorpel, der die beiden Nasenlöcher trennt). Durch Rauchen von Kokain kann sich ein chronischer Husten mit schwarzem oder blutigem Auswurf entwickeln. Es gibt auch immer mehr Hinweise darauf, daß sich bereits bestehende Herzerkrankungen durch Kokain verschlimmern und starker Mißbrauch zu akutem Bluthochdruck, Herzstillstand, bleibenden Gehirnschäden und zu Krämpfen mit Todesfolge führen kann.
Zu den psychischen Auswirkungen des Kokainmißbrauchs zählen Depressionen, Angstzustände, Reizbarkeit, Apathie, Konzentrationsschwierigkeiten, Gedächtnisverlust, Nachlassen der Libido, Paranoia, Halluzinationen und Panikanfälle. Bei langfristigem Gebrauch der Droge wurden Psychosen (schwerwiegende Geisteskrankheiten, zu denen auch Verfolgungswahn, Halluzinationen und ähnliche, mit Realitätsverlust verbundene Erkrankungen zählen) festgestellt. Außerdem hat Kokainmißbrauch den Verlust des Arbeitsplatzes, des Ehegatten, von Freunden und Vermögen zur Folge. Eine in den Jahren 1983 und 1984 durchgeführte Untersuchung an fünfhundert Kokainisten machte deutlich, daß diese Abhängigkeit schwerwiegende gesundheitliche und persönliche Folgen hat, ungeachtet dessen, wieviel oder wie oft Kokain genommen wird. Die Folgen sind auch unabhängig davon, ob die Droge geschnupft, geraucht oder gespritzt wird.
Viele glauben, daß Kokain nicht abhängig macht, weil sich keine körperlichen Entzugserscheinungen einstellen wie beim Mißbrauch von Alkohol, Opiaten oder Barbituraten. In Wirklichkeit verliert man bei Kokain die Kontrolle darüber, wieviel man verbraucht, und es kommt zu einem Drang, sich die Droge ständig zu verschaffen und zu konsumieren. Bei längerem Gebrauch von Kokain kommt es in manchen Fällen zu Depressionen und »Zusammenbrüchen«, die die Gier nach der Droge zur Linderung der Nachwirkungen nur noch verstärken.

Gibt es Hilfe?

Jeder Kokainist, der trotz der von der Droge verursachten Probleme nicht aufhören oder den Konsum drastisch reduzieren kann, ist abhängig und braucht Hilfe. Leider löst Kokain ein Wohlgefühl aus, das den Konsumenten davon abhält, Hilfe zu suchen. Es gibt keine Behandlung, die bei jedem hilft; viele basieren auf Programmen für Alkoholiker, bei denen sehr viel Wert darauf gelegt wird, einen Rückfall zu verhindern, eine andere Lebensführung zu ermöglichen, abstinent zu bleiben und die Nachuntersuchungen wahrzunehmen. Bei vielen Programmen wird verlangt, *jeden* Drogenmißbrauch einzustellen, da viele Kokainisten oft auch zuviel Alkohol trinken oder Schlaftabletten,

Beruhigungsmittel oder Marihuana nehmen. Der Abhängige muß die Gefahren von Kokain und anderen Drogen erkennen und dazu motiviert sein, sie für den Rest des Lebens aufzugeben. Nur unter diesen Umständen kann eine Einzel-, Gruppen- oder Familientherapie den Abhängigen dabei unterstützen, sein impulsives Verhalten unter Kontrolle zu bekommen, die Kokainlieferanten zu meiden und zu verstehen, welche Rolle das Kokain in seinem Leben spielt.

Die Behandlung von Kokainisten ist noch im Experimentierstadium. Methylphenidat-Hydrochlorid und Lithiamkarbonat können für den Kokainabhängigen vielleicht genauso hilfreich sein, wie es das Methadon für die von Optiaten Abhängigen ist. Manche Programme verlangen auch aeroben Sport, der offensichtlich die Gier nach Kokain und die Angstzustände lindert. Die Gefahr eines Rückfalls ist vor allem dann gegeben, wenn der Abhängige glaubt, die Droge wieder in Maßen nehmen zu können.

Es haben sich inzwischen Selbsthilfegruppen von Kokainabhängigen gebildet, die nach den gleichen Grundsätzen und dem Zwölf-Punkte-Programm wie die Anonymen Alkoholiker vorgehen. Allerdings gibt es nicht so viele Gruppen wie bei den AA. Da aber viele Kokainisten auch von anderen Suchtmitteln abhängig sind, kann es ebenso sinnvoll sein, sich einer AA-Gruppe anzuschließen.

Anschriften von Hilfsorganisationen finden Sie auf Seite 284.

Marihuana

Viele betrachten das Rauchen von Marihuana als harmloses Vergnügen und meinen, daß diese Droge legalisiert werden sollte. In den 60er und 70er Jahren wurde auf vielen Partys Marihuana geraucht. Heute ist Marihuana bei jungen Erwachsenen immer noch sehr beliebt, unterscheidet sich jedoch von dem »Pot«, das in der Generation ihrer Eltern geraucht wurde. Seit einigen Jahren ist wesentlich stärkeres Marihuana auf dem Markt. Kolumbianisches Marihuana enthält im Durchschnitt vier Prozent THC (Tetrahydrocannabinol; es ist für die psychische Wirkung verantwortlich), das aus Kalifornien kommende über fünf Prozent. Ende der 70er Jahre waren es nur ein bis zwei Prozent oder sogar noch weniger.

Die schädliche Wirkung des Marihuana wurde erst vor kurzem klar erkannt. Es kann sich eine körperliche Toleranz entwickeln (keine körperliche Abhängigkeit), und die Wirkstoffe verbleiben wesentlich länger im Körper als bei Alkohol, wie in dem 1984 unter dem Titel *Correlates and Consequences of Marijuana Use* vom National Institute on Drug Abuse veröffentlichten Bericht festgestellt wurde. Marihuana ist in vielen Fällen eine Einstiegsdroge, auf die der Mißbrauch von Kokain und anderen illegalen Rauschmitteln folgt. Ein 1980 unter dem Titel *Marijuana and Health* vom U.S. Department of Health, Education and Welfare veröffentlichter Bericht weist auf folgende Fakten hin:

- ▷ Wer jeden Tag Marihuana raucht, schädigt seine Lunge in ähnlicher Weise wie ein starker Zigarettenraucher.
- ▷ Langjähriges Marihuanarauchen *kann* zu Lungenkrebs führen. Eindeutige Hinweise darauf aus Tierversuchen liegen bereits vor.
- ▷ Marihuana kann die Fortpflanzungsfähigkeit von Männern und Frauen beeinträchtigen und das ungeborene Kind schädigen. Bei Männern nimmt die Zahl der Samenzellen mit steigendem Marihuanagebrauch ab, in manchen Fällen kommt es bei chronischem Mißbrauch zu Anomalien des Samens. Außerdem sinkt in einigen Fällen der Testosteronspiegel, der sich allerdings wieder normalisiert, wenn kein Marihuana mehr geraucht wird.
- ▷ Marihuana kann die Lernfähigkeit und die motorische Koordination negativ beeinflussen.
- ▷ Marihuanaraucher sind bei Autounfällen mit Todesfolge überrepräsentiert.
- ▷ Aus jüngsten Studien an Mäusen geht hervor, daß Marihuana in hohen Dosen das Immunsystem schwächt.
- ▷ In einem von der Addiction Research Foundation in Ontario, Kanada, und der WHO (Weltgesundheitsorganisation) erstellten Bericht wird darauf hingewiesen, daß Marihuana besonders gefährlich ist für Menschen, die an Bluthochdruck, Herz- und Kreislauferkrankungen, Diabetes, Epilepsie und Geisteskrankheiten leiden.

Die Reaktionen auf Marihuana sind oft unvorhersehbar. Typisch ist, daß die optischen und akustischen Sinneswahrnehmungen intensiver werden und eine gewisse Enthemmung eintritt, was der Marihuanaraucher als angenehm empfindet. Im Marihuanarausch ist jedoch auch das Zeitgefühl verzerrt, das Sprechen wird bruchstückhaft, die Gedankengänge werden unzusammenhängend, und es besteht eine Neigung zur Apathie. In manchen Fällen löst die Droge Verwirrung, Panik, Halluzinationen und Aggressionen aus.

Nikotin

Es wird zwar auf jeder Zigarettenpackung darauf hingewiesen, daß Rauchen die Gesundheit gefährdet, der Aspekt der Abhängigkeit wird aber außer acht gelassen. Jeder ehemalige Raucher kennt die Entzugserscheinungen. Das für die psychische Wirkung des Tabaks verantwortliche Nikotin erzeugt eine sechs- bis achtmal stärkere Abhängigkeit als Alkohol und steht in dieser Hinsicht auf der gleichen Stufe mit Morphium und Kokain. In einer vom Addiction Research Center des National Institute on Drug Abuse durchgeführten Studie wurden den Testpersonen, die Drogenerfahrung hatten, neutral aussehende Spritzen verabreicht, die Nikotin enthielten. Sie glaubten, Kokain bekommen zu haben. Dr. William Pollin, der frühere Direktor des Instituts, hat das Zigarettenrauchen als »die schwerwiegendste . . . und am weitesten verbreitete Form der Abhängigkeit auf der Welt« bezeichnet. Aus einer anderen Studie des Instituts geht hervor, daß Tabak eine Art »Einstiegsdroge« ist, die zum Experi-

mentieren mit Alkohol, Marihuana und anderen Rauschmitteln führen kann.
In Europa wurde das Tabakrauchen im 16. Jahrhundert von spanischen Seefahrern eingeführt. Damals schrieb man dem Tabak nützliche medizinische Eigenschaften zu. Zu den ersten Rauchern zählte Jean Nicot, damals französischer Botschafter in Lissabon, nach dem die Pflanze *Nicotiana tabacum* genannt wurde. Ein im 17. Jahrhundert lebender Arzt, Tobias Venner, war da ganz anderer Meinung:

> Tabak trocknet das Gehirn aus, verschleiert die Sicht, verdirbt den Geruchssinn, schädigt den Magen, zerstört die Körpersäfte, verwirrt den Geist, macht einen schlechten Atem, bewirkt ein Zittern der Glieder, reizt Luftröhre, Lunge und Leber, plagt die Milz, versengt das Herz und verzehrt das Blut.

Dr. Benjamin Waterhouse reimte zu Beginn des 19. Jahrhunderts:

> Tabak ist ein gar schmutzig' Kraut,
> das wohl der Teufel hat geschaut.
> Es leert die Börse, versengt das G'wand
> und macht die Nas' zum Kamin, welch' Schand'.

Der Surgeon General (oberster Arzt der USA) bezeichnete das Zigarettenrauchen 1982 als die »häufigste, vermeidbare Einzeltodesursache in unserer Gesellschaft und das größte Gesundheitsproblem unserer Tage«. In über 30000 Forschungsberichten, die bis 1986 erstellt wurden, wird das Rauchen als eine der Hauptursachen bezeichnet für

- koronare Herzerkrankungen, darunter auch der plötzliche Herztod;
- Krebserkrankungen von Lunge, Speiseröhre, Kehlkopf, Mund und Rachen;
- Emphysem und andere chronische Lungenkrankheiten;
- Schlaganfall;
- Gefäßerkrankungen;
- Magengeschwüre;
- Frühgeburten, niedriges Geburtsgewicht, hohe Sterblichkeitshäufigkeit in der Perinatalperiode (29. Schwangerschaftswoche bis 7. Lebenstag);
- Herzinfarkt und Schlaganfall bei Frauen, die die Antibabypille nehmen.

Rauchen führt außerdem zu Mundgeruch, Kurzatmigkeit, schlechterer sportlicher Leistung, Husten, hohem Kohlenmonoxidgehalt des Blutes und erhöhter Anfälligkeit für Allergien. Bei Kindern hat passives Rauchen oft Bronchitis und Lungenentzündung zur Folge. Das passive Rauchen – gleichgültig, ob Zigaretten-, Zigarren- oder Pfeifenrauch eingeatmet wird – bedeutet sogar für Nichtraucher ein erhöhtes Risiko, an Lungenkrebs zu erkranken. Durch Rauchen sind in den USA mehr Menschen in diesem Jahrhundert gestorben als bei

allen Kriegen zusammengenommen, an denen die USA beteiligt waren. Ein 25jähriger Mann, der täglich zwei Schachteln Zigaretten raucht, hat eine durchschnittliche Lebenserwartung von fünfundsechzig Jahren, ein gleichaltriger Nichtraucher kann jedoch damit rechnen, dreiundsiebzig Jahre alt zu werden, das ist eine Differenz von *acht Jahren.*
Trotz der bekannten Gefahren raucht fast ein Drittel aller Erwachsenen. Es rauchen zwar immer noch mehr Männer als Frauen, der Anteil der Raucher ist aber seit 1964 in allen Altersgruppen erheblich zurückgegangen – seit damals wird verstärkt auf die Gefahren des Rauchens hingewiesen. Der Anteil der Raucherinnen ist weniger zurückgegangen. Die Folge davon ist, daß Lungenkrebs eine der häufigsten Todesursachen bei Frauen ist, obwohl die Sterblichkeitsziffer hier bei Männern immer noch höher liegt.
»Rauchloser Tabak« (Schnupf- und Kautabak) erhöht das Risiko von Mund- und Rachenkrebs, oraler Leukoplakie (dabei bilden sich im Mund weiße Flekken), die bösartig werden kann, und langfristiger Nikotinabhängigkeit. Das Problem ist besonders ernst bei den Jugendlichen, die seit Beginn dieses Jahrzehnts verstärkt zu diesen Tabaksorten greifen.

Ich will aufhören, aufhören, aufhören ...

Die meisten Raucher wissen, daß ihr Laster tödlich sein kann. Die meisten wissen, daß das Risiko von Lungenkrebs und Herzinfarkt zehn bis fünfzehn Jahre, nachdem man zu rauchen aufgehört hat, fast gleich Null ist, auch wenn man jahrzehntelang geraucht hat. Trotzdem schlagen bei drei Vierteln aller starken Raucher die Versuche fehl, mit dem Rauchen aufzuhören oder es wenigstens zu reduzieren. Rauchen ist mehr als eine schlechte Angewohnheit, es ist eine Sucht, die schwer abzulegen ist. Der Nikotinabhängige leidet ja nicht nur unter Entzugserscheinungen wie Reizbarkeit, Angstzuständen, Unruhe, Schlaflosigkeit, verstärktem Hungergefühl und der Gier nach Nikotin, sondern ist oft auch ständig von Rauchern umgeben.
Dennoch haben es viele Raucher geschafft. Wie haben sie das gemacht? Es gibt viele Wege, sich das Rauchen abzugewöhnen. In Japan zum Beispiel gehen manche Raucher zu einem Shinto-Schrein und werfen ihre Zigaretten in ein Feuer. Ein Priester segnet sie, und sie geloben, sich nie mehr eine Zigarette anzuzünden. Bei uns schaffen es die meisten allein; nur wenige bitten ihren Arzt um Unterstützung oder machen ein Entwöhnungsprogramm mit. Einschlägige Untersuchungen belegen jedoch, daß die Rückfallquote nach solchen Programmen geringer ist als in den anderen Fällen. Leider gibt es keine Methode, die bei jedem den gewünschten Erfolg bringt. Mit dem Rauchen aufzuhören, verlangt mehr als Willenskraft; man muß ein starkes, persönliches Motiv dafür haben. Der Entschluß, mit dem Rauchen aufzuhören – und das Bewußtsein, daß dazu wahrscheinlich mehrere Versuche nötig sind –, ist viel

wichtiger als die letztlich angewandte Methode. Wer aufhören will, sollte sich überlegen, warum er raucht:

- ▷ Zur Anregung?
- ▷ Um Hände und Mund zu beschäftigen?
- ▷ Zur Entspannung?
- ▷ Um Anspannung und andere unangenehme Empfindungen zu dämpfen?

Wenn das Rauchen die Funktion einer »Krücke« hat, kann es mit dem Aufhören schwer werden, wenn dahinterstehende Bedürfnisse und Gefühle nicht berücksichtigt werden.

Da bei der Nikotinabhängigkeit meist mehrere Faktoren mitspielen, hilft oft eine Kombination verschiedener Methoden, wenn man aufhören will. Man kann zum Beispiel eine Aversionstherapie (schnelles Rauchen, bis einem übel wird) und nikotinhaltigen Kaugummi kombinieren. Die Aversionstherapie ist unangenehm und möglicherweise gefährlich, wenn man an einer Kreislauferkrankung, an Bluthochdruck oder Diabetes leidet. Nikotinhaltiger Kaugummi dämpft die Entzugserscheinungen, kann aber unangenehme Nebenwirkungen haben. Menschen mit bestimmten Herzkrankheiten sollten ihn nicht nehmen. Manche Ärzte empfehlen, auf Zigarettenmarken mit immer niedrigerem Nikotin- und Teergehalt umzusteigen. Wenn man bei einer Marke mit sehr niedrigem Nikotingehalt angelangt ist, kann man leichter aufhören. Zigaretten, denen Gewürznelken beigemischt werden, sind zu meiden, denn sie können schwere Lungenschäden verursachen. Derzeit wird eine ganze Reihe von Medikamenten erprobt, die die Gier nach Nikotin reduzieren sollen; für den Markt wurde bisher aber noch keines davon freigegeben.

Auch wenn es eine Pille gäbe, mit der man das Rauchen sofort lassen könnte, wäre doch das Verlangen nach den anderen Aspekten noch da. Für viele Raucher ist es ein Verlusterlebnis, wenn es diese lange gepflegte Gewohnheit in ihrem Leben nicht mehr gibt. Dr. M. Therese Southgate, stellvertretende Herausgeberin des *Journal of the American Medical Association,* hat festgestellt, daß viele Ex-Raucher in der ersten Zeit die fünf Stadien der Trauer durchlaufen: Ablehnung, Zorn, Depression, das »Feilschen« und schließlich das Akzeptieren. Das gefährlichste Stadium ist das Feilschen oder sich zu sagen, daß eine Zigarette ab und zu nicht schadet. Für einen Ex-Raucher ist schon eine Zigarette zuviel, und tausend sind nicht genug. Mit Hilfe von psychologischer Beratung und Programmen zur Verhinderung von Rückfällen eignet man sich eine neue Fitness und andere Eßgewohnheiten an, um gegen Abgeschlagenheit und Gewichtszunahme anzugehen, und man lernt, die »Gieranfälle« in den Griff zu bekommen, die einen Rückfall auslösen könnten.

In einem vom National Heart, Lung, and Blood Institute produzierten Film mit dem Titel *We Can't Go On Like This* wird das Rauchen als eine Liebesaffäre dargestellt, die an sich zu Ende ist. Der Film zeigt die aufregenden Momente der ersten Begegnung, das Wachsen der Beziehung, die Anzeichen von

Schwierigkeiten und den Schmerz über das Ende der Affäre. Der Raucher lamentiert: »Wie soll ich es allein aushalten, wenn ich dich bei anderen Leuten sehe? ... Wir waren jeden Tag dreißigmal zusammen. Nichts habe ich öfter getan als das ...« Der Kernpunkt ist, daß man das Rauchen Schritt für Schritt »erlernt« hat und es lange dauert, bis man es wieder verlernt. Die Belohnung kommt, wenn man Rauchen nicht mehr als eine Art der Lebensbewältigung, sondern *Nichtrauchen* als Teil eines angenehmeren Lebens versteht.

»Süchtige« Liebe

Die am weitesten verbreitete – und am wenigsten als solche erkannte – Abhängigkeit ist die von einem anderen Menschen, meist in einer sexuellen oder Liebesbeziehung, die mehr auf Unfreiheit und den-anderen-Brauchen beruht als auf Achtung und Zuneigung. »Wir wenden uns dem anderen aus dem gleichen Bedürfnis heraus zu, das manche zum Alkohol oder Heroin treibt. Und diese Art der Abhängigkeit ist genauso selbstzerstörerisch wie ... die anderen Formen«, schreiben Dr. Stanton Peele und Archie Brodsky in ihrem Buch *Love and Addiction.* Die Abhängigkeit besteht hier nicht in einer chemischen Reaktion, sondern in einer Erfahrung, die dem Abhängigen so viel Sicherheit und Beruhigung vermittelt, daß er ohne sie nicht leben kann.
Wann ist eine Liebesbeziehung ungesund? Nach Meinung von Dr. Peele dann, wenn der eine nur dazu da ist, das Bedürfnis des anderen nach Sicherheit zu befriedigen, ja vielleicht sogar als zum Überleben notwendig betrachtet wird. Ein oder beide Partner haben in solchen Fällen nicht gelernt, von ihnen selbst als lohnenswert betrachtete Dinge zu tun, sie wünschen sich sehnlichst, umsorgt zu werden, und müssen eine Leere in sich ausfüllen.
Zu den Symptomen einer »süchtigen« Liebe zählt das übergroße Bedürfnis, ständig mit dem geliebten Menschen zusammenzusein und sich ohne ihn wie gelähmt zu fühlen. Und außerdem:

1. Man fühlt sich, als ob das Leben erst begonnen hätte, als man ... traf.
2. Es war Liebe auf den ersten Blick.*
3. Man fühlt sich elend, wenn man allein ist, auch wenn man mit dem Partner ständig streitet.
4. Man würde die Beziehung gerne beenden, kann aber nicht.
5. Man ist eifersüchtig auf alles, was der geliebte Mensch ohne einen selbst macht, auch wenn er mit Freunden zusammen ist oder etwas anderes tut.
6. Man sieht sich immer öfter, um ein tiefgehendes, schmerzhaftes Bedürfnis zu befriedigen.

* Erich Fromm schrieb in seinem Buch *Die Kunst des Liebens,* daß die Intensität und Schnelligkeit, mit der sich zwischen zwei Menschen das Gefühl der Liebe entwickelt, »vielleicht nur beweist, wie einsam sie vorher waren«.

7. Ist die Beziehung zu Ende, stellen sich Entzugserscheinungen ein: Man kann nichts essen, nicht mehr schlafen oder sich konzentrieren. Das Herz schlägt auf einmal ohne ersichtlichen Grund schneller, Magen und Verdauung sind durcheinander.
8. Die Sehnsucht und der Schmerz lassen erst nach, wenn man mit dem Menschen, von dem man abhängig ist, wieder zusammen ist.
9. Wenn man sich aus einer solchen Abhängigkeit gelöst hat, fühlt man sich erleichtert, sobald der »Entzugsschock« vorbei ist.
10. Man sieht sich sofort nach einem neuen Partner um.

Wer »liebessüchtig« ist, hat oft Beziehungen mit Partnern, die sich mit Gefühlen zurückhalten und unerreichbar sind, weil sie schon eine feste Bindung haben, keine wollen oder unfähig sind, eine solche einzugehen. Solche Beziehungen sind meistens wie eine Sackgasse; sie geben einem nicht, was man will oder braucht, und/oder sind ein Schlachtfeld, auf dem Wut und Mißhandlungen ausgetragen werden. Solche abhängigen Beziehungen beruhen auch nicht immer auf Gegenseitigkeit. Der Abhängige kann gleichzeitig oder nacheinander Beziehungen eingehen, weil er es nicht erträgt, sich ganz einzubringen oder keinen Partner finden kann, der ihn ganz annimmt.

Für eine gesunde Beziehung hingegen ist kennzeichnend, daß man dem Partner eher aus einer Position der Stärke als der Schwäche heraus begegnet; der Liebe Zeit läßt, sich aus gemeinsamen Erlebnissen und Gefühlen zu entwickeln; nicht die ganze Zeit zusammen verbringt; seine Freunde und Interessen deshalb nicht aufgibt; keine Angst hat, selbst innerlich zu wachsen und sich zu verändern; sich vom inneren Wachstum und den Veränderungen des Partners nicht bedroht fühlt; dem anderen seine Gefühle nicht aufzwingt – auch wenn es liebevolle sind; und daß man nie lügt, nur damit sich der Partner nicht schlecht oder weniger geliebt fühlt. Am wichtigsten ist das sichere Wissen, daß keine Beziehung einem das Leben geben oder nehmen kann.

In jeder Liebesbeziehung oder Ehe sind Elemente von Abhängigkeit enthalten. Der Kernpunkt ist, ob die Beziehung *hauptsächlich* aus Abhängigkeit besteht. Es gäbe weniger »kranke« Beziehungen, wenn man bei den entsprechenden Entscheidungen rationaler wäre; das beginnt schon bei der Wahl des Partners. Eine im Jahr 1981 abgeschlossene Studie erbrachte, daß bei einem Großteil von 38 000 verlobten Paaren offensichtlich kein Einverständnis über Kindererziehung, Geld, Politik oder Freizeitaktivitäten bestand oder daß man von den Ansichten des Partners zu diesen Dingen wenig wußte. Die Paare hatten 143 Fragen zu beantworten, die Charles Kirk Burnett, ein Psychologe mit Schwerpunkt auf Familienangelegenheiten, zusammen mit zwei Geistlichen entwickelt hatte, um verlobten Paaren zu helfen.

Offenbar ist es für viele Menschen – vor allem die liebessüchtigen – wichtiger, einen Partner zu *haben,* als sich einen Partner zu *wählen.* Würde man aber als Geschäftsmann mit einer anderen Firma fusionieren, nur weil sie das will?

Würde man die Personalplanung ändern und erst dann sehen, was die andere Firma zu bieten hat? Würde man nicht auf Ehrlichkeit in den Anzeigen bestehen?

In seinem Buch *How to Break Your Addiction to a Person* (*Liebe und Abhängigkeit. Wie wir übergroße Abhängigkeit in einer Beziehung beenden können.* Isko-Press, 1988.) schlägt Howard M. Halpern fünfundzwanzig »Anti-Abhängigkeits-Leitsätze« vor. Sie beginnen mit »Du *kannst* ohne ihn/sie leben (möglicherweise sogar besser)« und enden mit »Wenn Du diese zerstörerische Beziehung beendest, eröffnest Du Deinem Leben ganz neue Möglichkeiten«.

Eine bessere Beziehung aufbauen

- ▷ Werden Sie sich darüber klar, ob Sie von der Beziehung abhängig sind oder nicht.
- ▷ Schließen Sie Freundschaften mit dem anderen Geschlecht. Dadurch wird der Teufelskreis der Abhängigkeit unterbrochen.
- ▷ Streben Sie mehr danach zu *lieben,* als *geliebt zu werden.*
- ▷ Stärken Sie Ihr Selbstwertgefühl, denn ein schwaches Selbstwertgefühl zerstört Beziehungen und macht einen anfälliger dafür, in Abhängigkeiten zu geraten.
- ▷ Lernen Sie, das Alleinleben wirklich zu genießen, bevor Sie sich wieder binden.
- ▷ Gehen Sie keine Beziehungen ein, nur weil Sie vor der unangenehmen Atmosphäre zu Hause, einer fehlgeschlagenen Partnerschaft, der Einsamkeit oder einem unzufriedenen Leben fliehen wollen.
- ▷ Gehen Sie erst mit jemand ins Bett, wenn Sie wissen, was sich »darunter verbirgt« (siehe den Abschnitt *Sicherer Sex,* Seite 86).
- ▷ Denken Sie daran, daß die Entscheidung, zusammen zu leben, von ebensolcher Tragweite ist wie der Entschluß zu heiraten.
- ▷ Machen Sie sich über Ihre Beziehung öfter einmal Gedanken, und suchen Sie nach Wegen, Dinge zu besprechen, die Sie gerne ändern möchten, aber nicht zur Sprache zu bringen wagen.
- ▷ Denken Sie daran, daß die Menschen die besten Beziehungen haben, die eine positive Einstellung zu sich selbst haben und deshalb auch vom anderen Gutes denken und ihm vertrauen.

Studien über glückliche Paare zeigen, daß sie starke Persönlichkeiten sind, sich Kompetenzen teilen, Konflikte austragen, dem anderen Unabhängigkeit und Alleinsein zugestehen, keine Angst vor Veränderungen des anderen haben, Gefühle äußern, sich für die Arbeit und Beschäftigungen des anderen interessieren, nicht in allem übereinstimmen wollen, Dinge tun, die beiden Spaß machen, sich um den anderen kümmern, Vertrauen in ihre Liebe haben und in der Gegenwart des anderen Ruhe ausstrahlen.

Himmel und Hölle der Abhängigkeit

»Ich kann nur noch an ... denken.«
»Alles andere außer ... ist unwichtig.«
»Ich brauche immer mehr ...«
»Ich vernachlässige die Arbeit, meine Familie und mich selbst, nur um ... zu haben.«

Diese Sätze stammen von einem Kokainisten. Man könnte aber ebensogut Alkohol, Heroin, Tabak oder den Namen des Menschen einfügen, von dem man abhängig ist. Es kann sich auch eine Abhängigkeit vom Essen, von Koffein, zwanghaftem Spielen, Sex, rücksichtslosem Autofahren, Fernsehen und sogar von der Religion entwickeln. Die auf das erste Glas, den ersten Zug oder den ersten Kuß in einer aussichtslosen Romanze folgende Euphorie ist wundervoll, bis man merkt, daß man keine Wahl mehr hat, sondern nur ein Verlangen, das man nicht mehr kontrollieren kann. Je abhängiger man von diesen Fluchtmitteln als alleiniger Quelle der Befriedigung und des Glücks wird, um so mehr verurteilt man sich selbst zu Himmel und Hölle der Abhängigkeit.

Millionen Menschen – die meisten davon Männer – leiden und sterben an psychischer und körperlicher Abhängigkeit von Alkohol, Drogen und Zigaretten. Die Abhängigkeit von ungesunden Beziehungen ist vielleicht noch häufiger und zerstörerischer. Diese und andere Formen der Abhängigkeit werden in dem Buch von Dr. Norman Farberow *The Many Faces of Suicide* als »Selbstmord auf Raten« bezeichnet.

Eine Sucht ist schwer zu behandeln, weil der Abhängige sie entweder leugnet oder glaubt – das ist für Süchtige typisch –, daß er »geheilt« ist und kontrollieren kann, wieviel er an Alkohol, Kokain oder einem anderen Rauschmittel zu sich nimmt. Diese Verleugnung der Sucht – die von ebenfalls abhängigen Ehegatten oder Partnern unterstützt wird –, führt dazu, daß Millionen Abhängige nicht behandelt werden.

Der Süchtige braucht Hilfe, um seine Abhängigkeit und die zugrundeliegenden Probleme zu überwinden. Inzwischen gibt es für fast jede Art von Abhängigkeit Selbsthilfegruppen. Die meisten arbeiten mit einer abgeänderten Version des Zwölf-Punkte-Programms der Anonymen Alkoholiker. Diese Gruppen gehen davon aus, daß die Abhängigkeit die ganze Familie angeht und die Unterstützung der Familie für den Süchtigen eine große Hilfe dabei ist, wieder leben zu lernen.

Sich selbst der beste Freund werden

Millionen Menschen würden gerne mit dem Trinken aufhören, sich das Rauchen abgewöhnen oder Diät halten. Aber wie? Bei vielen Gewohnheiten, die die Gesundheit, Karriere oder das Privatleben gefährden, ist gar keine fachmännische Hilfe nötig, und dennoch sind es ernste Probleme, die man irgendwie lösen möchte. Um sein Verhalten zu ändern, sollte man damit beginnen, realistisch, flexibel zu werden und gut zu sich selbst zu sein, statt sich dem unerträglichen Druck auszusetzen, daß man sich ändern muß. Man sollte zum Beispiel nicht versuchen, gleichzeitig Diät zu halten und sich von seinem Partner zu trennen. Das Grundprinzip ist, daß Verhalten erlernt wird und, bei entsprechendem Einsatz seiner Fähigkeiten, auch wieder verlernt werden kann. Man ist ja auch nicht von Geburt an Raucher. Um ein bestimmtes Verhalten zu verlernen, sind folgende Schritte zu beachten:

1. *Verstärkung der Motivation:* Sind die Gründe für eine Verhaltensänderung nur vage? Sind eher andere Leute dafür ausschlaggebend?
2. *Ein genaues Protokoll schreiben:* Sie stellen damit Tatsachen fest und können die Ursachen und Folgen Ihres Verhaltens genauer erkennen.
3. *Feste Ziele setzen:* Sie sollten nicht versuchen, einfach nur »abnehmen zu wollen«; statt dessen sollten Sie sich vornehmen, dreimal pro Woche intensiv Sport zu treiben.
4. *Aktiv werden:* Vermeiden Sie Auslöser, ersetzen Sie das frühere Verhalten durch ein besseres, und belohnen Sie sich immer wieder dafür.
5. *Das neue Verhalten üben:* Sie sollten daran denken, daß eine dauerhafte Veränderung nicht durch Willenskraft allein entsteht. Unterstützung von Freunden und der Familie ist sehr hilfreich. Mit Menschen, die die gleiche selbstzerstörerische Gewohnheit haben wie Sie früher, sollten Sie möglichst keinen Umgang haben.

Anschriften von Organisationen und Selbsthilfegruppen, bei denen Abhängige Hilfe finden können, sind auf Seite 284 aufgelistet.

Teil IV

Die Folgerungen

18 Älter werden und gesund bleiben

Kommen auch Männer in die Wechseljahre?

Der Begriff »männliche Menopause« ist relativ neu; gemeint ist damit der Lebensabschnitt ab Vierzig oder Fünfzig, in dem das Selbstwertgefühl oft angeschlagen ist und verstärkt Zweifel an der Selbstverwirklichung kommen. Eigentlich ist dieser Begriff falsch, denn er legt nahe, daß bei Männern ähnliche körperliche Veränderungen auftreten wie bei Frauen nach der letzten Menstruation, was ja die wörtliche Bedeutung von Menopause ist. Solche Veränderungen gibt es jedoch bei Männern nicht. Schon ab etwa zwanzig Jahren sinkt der Spiegel des Testosteron, des männlichen Geschlechtshormons; dieser Rückgang vollzieht sich aber so langsam, daß auch bei gesunden älteren Männern noch in einem Umfang Geschlechtshormone produziert werden, der mit dem jüngerer Männer vergleichbar ist.
In dieser Übergangszeit, die man besser als »Midlife-crisis« bezeichnen sollte, scheint einem alles früher Erreichte bedeutungslos, die finanzielle Belastung erdrückend, die Zukunft grau in grau. Verwirrung und Verzweiflung verdüstern die Verheißungen der Jugendzeit. Dr. William A. Nolen nennt in seinem Buch *Crisis Time: Love, Marriage and the Male at Midlife* Symptome wie Schlaflosigkeit, Alkohol- oder Medikamentenmißbrauch, Unzufriedenheit mit der beruflichen Karriere, Streitigkeiten mit den Kindern und dem Ehegatten, sexuelle Probleme, Angst vor Krankheit oder Tod. Dr. Herb Goldberg meint in seinem Buch *The New Male,* daß diese Krise noch tiefer geht:

> Ich persönlich bin nicht mit der Erklärung einverstanden, daß die »männliche Menopause« nur die Folge der Panik wegen abnehmender Potenz, biologischer Veränderungen, der Schnellebigkeit des modernen Lebens oder dem Zusammenbruch traditioneller Werte ist. Meiner Ansicht nach drückt sich darin aus, wie der männliche Organismus unter dem Gewicht einer erdrükkenden, entmenschlichten Konditionierung ... (und) nach jahrelanger Verdrängung und Verleugnung der Gefühle in Stücke geht.

Die Midlife-crisis tritt nicht unbedingt um die Lebensmitte ein; sie kann früher, später oder auch nie kommen. Sie kann sich über viele Jahre hinweg langsam entwickeln oder einen plötzlich überfallen – wenn man beim Tennisspielen gegen den Sohn oder die Tochter verliert, zugunsten eines jüngeren Kollegen nicht befördert wird oder wenn mitten im Liebesakt die Erektion auf einmal weg ist. Manche Männer erleben überhaupt keine Midlife-crisis. Das sind wahrscheinlich vor allem jene, die gesund und emotional stabil sind und keine Angst vor dem Älterwerden haben.

Falsche Vorstellungen vom Älterwerden

Die meisten Menschen wissen recht wenig über das Älterwerden. Dr. Robert N. Butler befaßt sich in seinem Buch *Why Survive? Being Old in America* – für das er übrigens den Pulitzerpreis bekam – mit den falschen Vorstellungen und tatsächlichen Fakten des Alterns. Fast alle sind der irrigen Meinung, daß Älterwerden gleichbedeutend sei mit körperlichem und geistigem Verfall. Es gibt aber keine eherne Regel, die vorschreibt, daß man nicht auch mit Siebzig und darüber kreativ, produktiv, gesund und attraktiv sein kann.

Falsche Vorstellung 1: Viele Menschen glauben, daß Älterwerden zwangsläufig zu Senilität führt.

Tatsächlich sind aber nur bei fünf bis zehn Prozent der über 65jährigen und fünfundzwanzig bis dreißig Prozent der über 85jährigen die geistigen Funktionen beeinträchtigt, sei es durch die Alzheimer-Krankheit oder mehrere kleine Schlaganfälle; in beiden Fällen kommt es zu größerer Hirnschädigung. Dafür treten bei vielen älteren Menschen über hundert verschiedene Beschwerden auf, die der Verwirrung, Vergeßlichkeit und anderen Veränderungen der Persönlichkeit und des Verhaltens ähneln, die man im allgemeinen fälschlicherweise als Senilität bezeichnet. Zu diesen Leiden – die in den meisten Fällen zu beheben sind – zählen der Gesundheit abträgliche Reaktionen auf Medikamente, Depression, hohes Fieber, Unterfunktion der Schilddrüse, Stauungsinsuffizienz des Herzens, Alkoholismus, kleinere Kopfverletzungen, schlechte Ernährung, Dehydratation, Verlust des Selbstwertgefühls, Einsamkeit und Langeweile.

Falsche Vorstellung 2: Wenn man ein bestimmtes Alter überschritten hat – die magische Zahl ist meist 65 –, ist man automatisch »alt«.

Tatsächlich gibt es Leute mit Dreißig oder Vierzig, die körperlich und geistig älter sind als viele Rentner. Wer jünger aussieht, als er tatsächlich ist, kann sich körperlich oft mit einem wesentlich jüngeren Menschen vergleichen. Das biologische Alter – im Gegensatz zum chronologischen – hat mit der Lebensführung, Gesunderhaltung und vielleicht auch mit genetischen Faktoren zu tun.

Falsche Vorstellung 3: Der typische ältere Mensch ist nicht mehr leistungsfähig, unflexibel, in sich gekehrt, verschroben und hypochondrisch.

Dr. Paul T. Costa und Dr. Robert R. McCrae vom Gerontology Research Center am National Institute on Aging in Baltimore, Maryland, konnten bei einer Studie an über 1000 Personen keine altersbedingten Persönlichkeitsveränderungen feststellen. Dieses Forschungsprojekt, die Baltimore Longitudinal Study of Aging, befaßt sich seit 1958 damit, wie ein ganz normaler Mensch im

Laufe seines Lebens altert. Die Persönlichkeit eines jeden Menschen ist einzigartig; sie wird im frühen Erwachsenenalter geformt und bleibt über die Jahre hinweg bemerkenswert stabil. Das erklärt die Feststellung, daß alle, die sich freiwillig für diese Studie meldeten, auch im Alter große individuelle Unterschiede aufweisen. Und zum Thema Hypochondrie meinen die Forscher, daß »jemand, der ständig und übertrieben über (gesundheitliche) Beschwerden im Alter klagt, das wahrscheinlich schon sein ganzes Leben lang getan hat«.

Falsche Vorstellung 4: Ältere Menschen haben kein Interesse mehr an Sex.

William Masters und Virginia Johnson haben mit ihrer Forschungsarbeit schon vor langer Zeit bewiesen, daß man im Alter nicht notwendigerweise sexuell inaktiv sein muß, obwohl viele Medikamente negative Auswirkungen in dieser Hinsicht haben. Das größte Problem älterer Menschen ist – nach Meinung von Dr. Robert N. Butler und Myrna I. Lewis, den Autoren von *Sex After Sixty* und *Love and Sex After Forty* – die Einstellung, daß Großmütter nicht mehr zu lieben, sondern Plätzchen zu backen haben, und die »sinnliche Begierde« eines jungen Mannes bei einem alten Mann »Lüsternheit« ist. Die am Gerontology Research Center durchgeführten Studien haben erbracht, daß bei Männern in den Siebzigern und Achtzigern, die ihr Liebesleben weiter pflegen, der Spiegel der Sexualhormone gleich bleibt oder steigt.

Falsche Vorstellung 5: Alte Menschen können nicht mehr logisch denken und werden vergeßlich.

Forschungen am Gerontology Research Center und an anderen Instituten haben ergeben, daß die Fähigkeit, logisch zu denken, erst ab fünfundsiebzig oder achtzig Jahren abnimmt, wenn überhaupt. Die geistigen Veränderungen des normalen Alterungsprozesses werden erst zwischen sechzig und achtzig Jahren deutlich. Sie äußern sich darin, daß man nicht mehr so leicht Neues lernen oder bei schwierigen Problemen nicht mehr so schnell eine Entscheidung treffen kann. Beides heißt aber nicht, daß man überhaupt nicht mehr denken kann. Die konkrete Denkfähigkeit – sie wird von Ausbildung und Erfahrungen bestimmt – nimmt normalerweise im Laufe des Lebens zu und läßt meist nur im hohen Alter nach.

Oft sind es Sehkraft und Gehör, die im Alter nachlassen, nicht der Verstand. Das liegt in erster Linie an altersbedingten Erkrankungen und Gebrechen, die man aber behandeln kann (siehe Seite 258). Auch das Gedächtnis wird mit der Zeit schlechter, jedoch nicht bei jedem. Die meisten Menschen über Fünfzig sagen zwar, daß ihr Gedächtnis »auch nicht mehr das sei, was es früher war«, bei objektiven Tests stellt sich aber selten eine solche Schwäche heraus. Ältere Menschen, die bei diesen Gedächtnistests gut abschneiden, sind im Vergleich zu denen, die ein schlechteres Gedächtnis haben, aktiver und emotional stabiler. Einschlägige Studien belegen auch, daß ältere Menschen ihr Erinnerungsvermögen mit Hilfe mnemonischer Techniken (Gedächtnisübungen) verbessern können, vor allem was Namen und Ereignisse der jüngsten Vergangenheit betrifft.

Falsche Vorstellung 6: Altsein bedeutet in jedem Fall eine Verschlechterung des Gesundheitszustandes.

Tatsächlich haben die körperlichen und seelischen Probleme, die dem Alter zugeschrieben werden, oft schon um die Lebensmitte bestanden. Das Alter bringt zwar manche neue gesundheitliche Probleme mit sich, es treten auch andere Reaktionen auf bestimmte Krankheiten und Medikamente auf. Dennoch bezeichnen neunzig Prozent aller alten Menschen ihren Gesundheitszustand als ausgezeichnet, gut oder zufriedenstellend. Etwa zwanzig Prozent der alten Menschen – meistens Frauen über achtzig Jahren – leben in Pflegeheimen und ähnlichen Einrichtungen, hauptsächlich weil ihr Geisteszustand sehr schlecht ist. Achtzig Prozent leben in ihrer gewohnten Umgebung. Sogar in der Gruppe der über 85jährigen ist weniger als die Hälfte in irgendeiner Weise behindert oder aufgrund chronischer Krankheiten unfähig, die wichtigsten Tätigkeiten zu verrichten.

Falsche Vorstellung 7: Der Ruhestand wirkt sich verheerend auf die körperliche und seelische Gesundheit aus.

Eine Reihe von Untersuchungen an der Veterans Administration Outpatient Clinic in Boston belegt ganz im Gegenteil, daß das Gesundheitsrisiko eines durchschnittlichen Rentners nicht größer ist als das eines Berufstätigen. Es wurde festgestellt, daß sogar bei zwangsweiser Versetzung in den Ruhestand und der Tatsache, mit weniger Geld auskommen zu müssen, statistisch nicht mehr gesundheitliche Beschwerden auftreten. Bei diesen Studien wurden Männer, die aus gesundheitlichen Gründen in Rente gingen, nicht berücksichtigt.
Da Menschen aus dieser Gruppe wahrscheinlich viel häufiger über ernste Erkrankungen klagen, bringen viele Menschen den Ruhestand mit einer Verschlechterung des Gesundheitszustandes in Verbindung. Es kann auch zu psychischen Problemen kommen, wenn jemand gezwungen wird, in Rente zu gehen, obwohl er von sich aus noch nicht dazu bereit ist. Da die Menschen heute länger leben und früher in Rente gehen, wird es ab dem Jahr 2000 so sein, daß die meisten etwa ein Viertel ihres Lebens im Ruhestand verbringen.

Falsche Vorstellung 8: Gegen die negativen Seiten des Altwerdens kann man nichts tun.

Wer aber vorher auf eine gesunde Lebensführung geachtet hat, wird auch im Alter noch Schwung haben. Die tatsächlichen Feinde sind nicht Krankheit und

Verfall, sondern es ist die *Angst* vor Krankheit und Verfall. Wer glaubt, daß er die beste Zeit seines Lebens schon lange hinter sich hat, stellt sich selbst ein Bein.

Die Vorurteile gegen die alten Menschen sind ein Überbleibsel aus der Zeit um die Jahrhundertwende, als die meisten keine fünfundsechzig Jahre alt wurden und die Senioren nur vier Prozent der Bevölkerung ausmachten. Seit einigen Jahrzehnten sind die älteren Menschen die am schnellsten wachsende Bevölkerungsgruppe. Bald nach dem Jahr 2000 wird jeder dritte – die meisten wurden zur Zeit des Baby-Booms geboren – über fünfundfünfzig Jahre alt sein. Sollten die Vorurteile daher kommen, daß alte Menschen bisher eine Minderheit waren, dann wird diese Einstellung vermutlich bald überholt und unklug sein.

Im Alter gesund bleiben

Um die Jahrhundertwende erkrankten und starben ältere Menschen vor allem an Infektions- und akuten Krankheiten. Heute sind die häufigsten Todesursachen bei den über 65jährigen chronische Krankheiten wie Herzerkrankungen, Krebs und Schlaganfall; Grippe und Lungenentzündung; Unfälle (insbesondere Verkehrsunfälle); Lungen- und Leberkrankheiten. Die körperlichen Behinderungen beruhen hauptsächlich auf Arthritis, Bluthochdruck, Schwerhörigkeit, Herzleiden, orthopädischen Problemen (Hüfte, Rücken, Beine und Wirbelsäule), chronischer Nebenhöhlenentzündung, Augenleiden, Diabetes, Krampfadern, Hämorrhoiden, chronischer Verstopfung, Erkrankungen der Harnwege, Fußleiden, Heuschnupfen und Leistenbruch.

Natürlich kann man nicht alles ändern. Die Prostata zum Beispiel vergrößert sich, die Arterien sind nicht mehr so elastisch, die Nervenimpulse fließen langsamer, Muskelmasse und Körperkraft nehmen ab, die Temperaturregulierung des Körpers funktioniert nicht mehr so gut, das Haar wird dünner und ergraut.

Zu den positiven Aspekten zählt, daß die Körperfunktionen mit Fünfundsechzig etwas langsamer sind, aber nicht schlechter. Das Herz pumpt mit Achtzig noch ebensoviel Blut wie mit Dreißig. Und viele – wenn nicht die meisten – gesundheitlichen Probleme, die in diesem Lebensabschnitt auftreten, entstehen nicht durch den Alterungsprozeß, sondern sind die Folge der Lebensführung in früheren Jahren. Auch wenn Erkrankungen auftreten, bedeutet das nicht notwendigerweise eine ernste Behinderung. Arteriosklerose, Emphysem, Zirrhose, Lungenkrebs, Falten, Vitalitätsverlust, Muskelschwäche, Versteifung der Gelenke, Gewichtszunahme, Krampfadern, Hämorrhoiden, Verstopfung, das Nachlassen der Libido: Alles das sind Dinge, denen man vorbeugen oder die man behandeln kann. Das gilt auch für Zahnausfall, nachlassende Sehkraft und Schwerhörigkeit.

Die Zähne

Ein 22jähriger hat im Durchschnitt nur dreißig von ursprünglich zweiunddreißig Zähnen. Mit Fünfzig haben die meisten noch zweiundzwanzig Zähne, mit Siebzig nur noch siebzehn. Die Ursache ist im allgemeinen entweder Karies (Zahnverfall) – fast jeder hat irgendwann einmal damit zu tun – oder eine Erkrankung des Zahnhalteapparates, von der fast jeder über Fünfunddreißig betroffen ist. Der »Missetäter« in beiden Fällen ist Plaque: ein weißlicher, fast nicht zu sehender Belag auf den Zähnen mit Millionen von Bakterien. Je länger die Plaque dort verbleibt, um so größer ist die Wahrscheinlichkeit, daß es zu Zahnverfall und Zahnfleischerkrankung kommt: zu Gingivitis, bei der das Zahnfleisch anschwillt, blutet und druckempfindlich wird, und Periodontitis, die schließlich zum Verlust des Zahnhalteapparates führen kann. Auch Zahnstein führt zu ernsten Problemen, weil sich die Plaque dort in allen Ritzen und Winkeln festsetzt und schwerer zu entfernen ist. Wenn beim Zähneputzen das Zahnfleisch blutet, ist das ein erster Hinweis darauf, daß etwas damit nicht stimmt.

Zur Gesunderhaltung der Zähne kann man einiges tun:

- ▷ *Fluor wirkt vorbeugend gegen Karies.* Man sollte eine Zahnpasta oder ein Mundwasser mit Fluor benützen oder den Zahnarzt regelmäßig Fluor anwenden lassen.
- ▷ *Essen Sie weniger Zucker,* vor allem zwischen den Mahlzeiten. Entscheidend dabei ist, wie oft man Zucker ißt, nicht so sehr die Menge.
- ▷ *Bürsten Sie die Zähne mit Natriumbikarbonat, und reinigen Sie die Zwischenräume mit Zahnseide,* und zwar mindestens einmal täglich, um die Plaque zu entfernen. Sie sollten alle Zähne gründlich bürsten und mit der Zahnseide in den Zwischenräumen vorsichtig auf- und abfahren. Es empfiehlt sich auch, die Zunge zu bürsten, um die dort angesiedelten Mundbakterien zu entfernen.
- ▷ *Gehen Sie jedes halbe Jahr zum Zahnarzt.* Nur der Zahnarzt kann verhärtete Plaque und Zahnstein entfernen und feststellen, ob Zähne und Zahnfleisch ganz gesund sind.

Die Augen

Zwei der häufigsten im Alter auftretenden Augenleiden sind der graue Star (Katarakt) und der grüne Star (Glaukom). Charakteristisch für das Glaukom, eine der wichtigsten Erblindungsursachen, ist der erhöhte Augeninnendruck. Symptome treten meist erst auf, wenn die Krankheit schon weit fortgeschritten ist. Die Augen passen sich bei Dunkelheit nicht mehr so gut an, und die Seitensicht ist eingeschränkt. Das Glaukom kann mit Medikamenten zur Senkung des Augendrucks, durch einen chirurgischen Eingriff oder mit Laserstrahlen behandelt werden. Ein erhöhtes Risiko besteht bei Menschen mit Diabetes oder Bluthochdruck, auch dann, wenn es in der Familie schon Fälle von Glaukom gab. Der größte Risikofaktor ist jedoch das Alter: Einer von fünfzig der über 65jährigen hat ein Glaukom. Um die Krankheit frühzeitig zu erkennen, empfehlen Augenärzte, ab vierzig Jahren mindestens alle zwei Jahre eine Augenuntersuchung durchführen zu lassen. Bei einer solchen Untersuchung können auch Diabetes, Bluthochdruck, Gehirntumore, geschädigte Arterien, bestimmte Krebsformen, einige Darmerkrankungen und eine ganze Reihe von Augenleiden festgestellt werden, auch der graue Star.

Der graue Star bezeichnet eine Linsentrübung, die zur Erblindung führen kann. Charakteristisch für diese Krankheit ist das unscharfe und verschwommene Sehen, vor allem nachts. Etwa sechzig Prozent aller über 65jährigen leiden unter mehr oder weniger fortgeschrittenem grauen Star. Bei nicht einmal zehn Prozent ist ein chirurgischer Eingriff erforderlich, der übrigens eine sehr hohe Erfolgsquote hat. Über neunzig Prozent der Patienten lassen sich lieber die getrübte Linse herausoperieren und eine künstliche einpflanzen, statt eine Brille mit dicken Gläsern zu tragen.

Millionen älterer Menschen leiden auch an Makuladegeneration, meist in leichter Form. Dabei verändert sich die Netzhautmitte, die für das scharfe zentrale Sehen wichtig ist, das man zum Autofahren oder zum Lesen von Kleingedrucktem braucht. Die Erkrankung tritt im allgemeinen erst ab fünfundsechzig Jahren oder noch später auf, und die meisten können damit auch weiterhin noch fast normal sehen. Auch in schweren Fällen kommt es nicht zur Erblindung. Man kann diese Sehschwäche mit speziellen Linsen oder elektronischen Hilfsmitteln ausgleichen, die Objekte in der Nähe entsprechend vergrößern.

Eine altersbedingte Veränderung der Augen ist die Presbyopie oder Alterssichtigkeit. Sie ist keine Krankheit, sondern das normale, allmähliche Nachlassen des Naheinstellvermögens der Augen. Die Linsen – sie stellen sich beim jungen Menschen auf nahe oder entfernt liegende Objekte ein – verhärten und können sich auf Dinge in der Nähe nicht mehr scharf einstellen. Diese Verhärtung setzt ziemlich früh ein; schon mit vierzig bis fünfundvierzig Jahren können die Zeilen eines Buches bei normalem Leseabstand verschwimmen. Mit Fünfzig brauchen die meisten schon eine Lesebrille oder Bifokalgläser. Im Alter verkleinern sich auch die Pupillen, so daß sich das Auge veränderten Lichtverhältnissen schlechter anpassen kann; außerdem sondern die Tränendrüsen weniger Flüssigkeit ab. Die Augen können sich auch nicht mehr so schnell wie früher auf plötzlich sehr helles Licht einstellen, zum Beispiel wenn man nachts mit dem Auto auf schlecht beleuchteten Straßen fährt, und man braucht für die meisten Tätigkeiten mehr Licht.

Die Ohren

Presbyakusis ist die wissenschaftliche Bezeichnung für Altersschwerhörigkeit. Sie ist die Folge davon, daß die empfindlichen, haarähnlichen Zellen im Innenohr über längere Zeit immer mehr geschädigt wurden, so daß man hohe Töne nicht mehr hören kann. Die Ursachen sind Krankheiten, Nebenwirkungen von Medikamenten und – in erster Linie – Lärm, dem man ein Leben lang ausgesetzt war. Die Schwerhörigkeit, an der etwa die Hälfte aller Männer und Frauen ab Fünfundsechzig leiden, ist also meistens nicht altersbedingt. Bei Männern unter Fünfundsechzig tritt Schwerhörigkeit öfter auf als bei Frauen, wahrscheinlich weil sie am Arbeitsplatz und in der Freizeit dem Lärm öfter ausgesetzt sind. Der Grad der Schädigung hängt von der Empfindlichkeit gegen Lärm ab, von der Dauer und Lautstärke.
Null Dezibel (dB) bezeichnet den leisesten Ton, den das Ohr wahrnehmen kann. Ein Flüstern in 1,5 Meter Entfernung entspricht 30 dB. Da die Dezibel-Skala logarithmisch ansteigt, bedeuten jeweils 10 dB die doppelte Lautstärke. Bei etwa 90 dB kann es zu Ohrensausen kommen, ein Zeichen dafür, daß das Gehör irreversibel geschädigt wird.

Häufige Ursachen von Lärm in Dezibel

Geräusche/Lärmquellen	Ungefähre Lautstärke in Dezibel
In einem ruhigen Zimmer	40
Gespräch in 1 Meter Entfernung	60
Staubsauger	70
In einer Wohnung nahe der Autobahn	80
Stadtverkehr/schreiendes Baby	90
Holzverarbeitender Betrieb	100
Gewitter	110
Rockband mit Verstärker	120
Diskothek	130
Auf dem Deck eines Flugzeugträgers	140
Gewehrfeuer oder Knallfrösche	125–160
Schweres Artilleriefeuer	160–180
Im Nahbereich einer Bombenexplosion	190

Man kann zwar auch schwerhörig werden, wenn man nur ein einziges Mal sehr großem Lärm ausgesetzt oder in der Nähe einer Explosion ist, in den meisten Fällen entwickelt sich aber eine durch Lärm verursachte Schwerhörigkeit über einen längeren Zeitraum. Auch Lärm in mäßiger Lautstärke, verursacht durch Staubsauger, Kopfhörer und elektrische Rasenmäher, kann das Gehör schädigen und langfristig dazu führen, daß man unter normalen Bedingungen nicht mehr hören kann, was andere zu einem sagen. Wenn man von einem anderen nur eine Armeslänge entfernt ist und sich nicht verständlich machen kann, ohne die Stimme zu erheben, dann ist der Geräuschpegel schon zu hoch. In

solchen Fällen sollte man entweder woanders hingehen, Ohrstöpsel oder Ohrschützer tragen, sich die Ohren zuhalten oder sie mit einem Stück Papiertaschentuch verstopfen. Es gibt auch Ohrstöpsel aus weichem Wachs, die man immer wieder verwenden und sich zurechtformen kann. Man hört damit eine Unterhaltung oder das Summen einer Maschine, der schädliche Lärm wird jedoch auf ein Minimum reduziert.
Der Verlust des Gehörs verläuft in den meisten Fällen schmerzlos. Man bemerkt die Beeinträchtigung jahrelang nicht, weil ja beide Ohren davon betroffen sind. Dann hört man auf einmal nicht mehr, was andere sagen. Ohrensausen tritt auf, oder man stellt den Fernseher lauter, als andere es wollen. Viele Spezialisten empfehlen, sich ab Fünfundfünfzig einmal jährlich einem Gehörtest zu unterziehen. Das einzige Mittel gegen Schwerhörigkeit ist bis jetzt das Hörgerät, manchmal in Verbindung mit Lippenlesen. Man sollte wirklich lieber ein solches Hilfsmittel benutzen – die modernen Geräte sind kaum zu sehen und werden ständig verbessert –, als den Kontakt zu anderen Menschen zu verlieren und ständig verwirrt oder stumm dazustehen.

Länger leben

Englische Wissenschaftler waren im Jahr 1889 der Ansicht, daß ein langes Leben von gutem Sehen und Hören, gesunden und alt gewordenen Vorfahren, einer schlanken Figur, guter Verdauung, einem gesunden Schlaf, mäßigem Essen und Alkoholgenuß, Intelligenz, einem ruhigen Temperament und tüchtiger Arbeit abhängt. Ein österreichischer Forscher stellte im Jahr 1911 zwölf Regeln für ein langes Leben auf, darunter Sport und frische Luft, ausreichender Schlaf, ein streßfreies Leben sowie mäßiger Alkohol- und Tabakgenuß. Er empfahl auch, jeden Tag einmal zu baden, für täglichen Stuhlgang zu sorgen, luftdurchlässige Unterwäsche zu tragen und einen Tag in der Woche auszuruhen, ohne etwas zu lesen oder zu schreiben. Diese Empfehlungen gelten auch noch nach dem heutigen Wissensstand.
Heute unterscheiden die Wissenschaftler zwischen Lebenserwartung und Lebensspanne. Unter *Lebenserwartung* versteht man die Zahl an Jahren, die eine bestimmte Gruppe von Menschen oder Tieren im Durchschnitt wahrscheinlich erleben wird. Die Lebenserwartung der verschiedenen Völker ist unterschiedlich; sie hängt für den einzelnen davon ab, wie alt die Eltern wurden, und auch vom Gesundheitszustand, der Lebensführung und Umwelt. Die *Lebensspanne* bezeichnet die maximale Zahl an Jahren, die eine bestimmte Art überhaupt leben kann. Bis jetzt lebte der älteste Mensch nachweislich 114 Jahre, und man geht davon aus, daß damit vorerst die Grenze der Lebensspanne erreicht ist.
Über den Alterungsprozeß gibt es viele Theorien, zum Beispiel, daß das Altern genetisch programmiert ist. Die Theorie der DNS-Schädigung geht davon aus, daß das genetische Material der Zellen im Laufe der Zeit immer mehr geschädigt wird. Dr. Leonard Hayflick hat die Hypothese aufgestellt, daß sich die

Zellen bei einer Spezies nur in begrenztem Maß verdoppeln und dies bei den menschlichen Bindegewebszellen etwa fünfzigmal stattfindet, bevor sie aufhören zu wachsen und schließlich absterben.
Dr. Denham Harman entwickelte Ende der 50er Jahre eine neue Theorie, die der *freien Radikalen.* Freie Radikale sind besonders reaktionsfähige chemische Nebenprodukte, die durch den Sauerstoffverbrauch des Körpers entstehen. Sie oxidieren und schädigen langsam das Körpergewebe, vor allem die Zellmembranen. Viele haben sich über die Harman-Theorie ausgelassen und behauptet, daß Antioxidantien in hoher Dosis die Wirkung der freien Radikalen neutralisieren können. Die Autoren des vielverkauften Buches *Life Extension,* Durk Pearson und Sandy Shaw, sagen zum Beispiel, daß man seine Lebensspanne verdoppeln kann, wenn man verschiedene Zusatznahrung und konservierte Lebensmittel zu sich nimmt, vor allem solche, die Antioxidantien enthalten. Der an der University of California tätige Gerontologe Dr. Roy L. Walford empfiehlt in seinem Buch *Maximum Life Span* (*Leben über 100.* Droemer Knaur, 1986.) eine Kombination von Antioxidantien, Unterernährung und bestimmten Übungen. Bisher wurde seine Theorie aber noch nicht am Menschen erprobt.
Skeptiker widersetzen sich dem Gebrauch von Antioxidantien, weil der Mensch bei ausgewogener Ernährung alles bekommt, was er braucht. Sie weisen darauf hin, daß die orale Einnahme von Zusatzpräparaten mit Antioxidantien, wie zum Beispiel Superoxiddismutase, sinnlos sei, weil sie nicht resorbiert werden und die Körperzellen sie nicht nützen können. Außerdem können Antioxidantien in sehr hoher Dosierung den Alterungsprozeß beschleunigen, statt ihn zu verlangsamen. Bisher ist nicht bekannt, welcher Zusammenhang zwischen Antioxidantien und einem langen Leben genau besteht.
Untersuchungen haben erbracht, daß die Lebensspanne bei unterernährten Ratten und Mäusen um bis zu siebzig Prozent über dem normalen Wert liegen kann. Die Auswirkungen einer verminderten Nahrungsaufnahme beim Menschen wurden allerdings noch nicht untersucht. Die Forschungsergebnisse sind ziemlich widersprüchlich: Manche weisen nach, daß dünne, untergewichtige Menschen länger leben; andere belegen, daß untergewichtige Menschen die höchste Sterbeziffer haben. Manche Forscher haben das Immunsystem von Nagetieren durch bestimmte Mangelerscheinungen verjüngt, indem sie das Futter entsprechend reduzierten oder Hormone aus der Thymusdrüse verabreichten. Thymosin und ähnliche Hormone haben aber das Leben von Tieren mit einem intakten Immunsystem nicht verlängern können.
Zu den Substanzen, die den Alterungsprozeß verlangsamen sollen – was aber bislang unbewiesen ist –, zählen Gerovital (ein leichtes Antidepressivum, das nur in Rumänien erhältlich ist), Meclofenoxat (ein sehr häufig gegen Alterspigmente verabreichtes Medikament), Dehydro-epi-androsteron (ein Nebennierenhormon, das im Alter abnimmt), Levodopa (ein Medikament gegen die Parkinson-Krankheit, das bei Mäusen das Leben verlängert), Zusatzstoffe mit

DNS (Desoxyribonucleinsäure, die Substanz, aus der Chromosomen und Gene gemacht sind), RNS (Ribonucleinsäure, ein verwandtes Molekül, das die genetische Information der DNS in Protein übersetzt) und verschiedene Vitamine. Wieder andere Wissenschaftler beschäftigen sich damit, wie man das Leben durch Herabsetzen der Körpertemperatur verlängern könnte.
Noch gibt es kein Wundermittel, das den Alterungsprozeß aufhält, sagt Dr. Edward L. Schneider, der stellvertretende Direktor des National Institute on Aging. Es ist ein so komplexer Vorgang, daß keine Substanz oder Technik diese Veränderungen je aufhalten oder umkehren könnte. Es gibt dennoch viele Möglichkeiten, die erwiesenermaßen zur Gesunderhaltung und einer längeren Lebenserwartung beitragen und die leider nicht ausreichend genutzt werden. Dazu gehören Dinge wie aufhören zu rauchen, eine sinnvolle Ernährung, regelmäßiger Sport, angemessene Ruhe- und Entspannungspausen, kontrollierter Streß, Anlegen des Sicherheitsgurts, Beachtung der allgemeinen Sicherheitsmaßnahmen, Vermeiden von Alkohol- und Drogenmißbrauch, regelmäßige Untersuchungen und entsprechende Behandlungen sowie andere Dinge, die in diesem Buch bereits erwähnt wurden.
Der von Dr. James F. Fries von der Stanford University aufgestellten Theorie der »Organreserve« zufolge ist die Kapazität von Herz, Lungen, Nieren und Leber eines jungen Erwachsenen vier- bis zehnmal so groß wie die tatsächlich zum Überleben notwendige. Diese Organreserve trägt zur Gesunderhaltung bei, nimmt aber ab Dreißig ab. Am Ende steht der natürliche Tod, der – ohne Krankheit – am Ende der Lebensspanne eintritt. Der menschliche Organismus nützt das ganze Potential jedoch nicht aus, weil chronische Krankheiten wie Herzkrankheiten, Krebs, Lungenkrankheiten und Leberzirrhose den Abbau der Organreserve beschleunigen. Diese chronischen Krankheiten kann man jedoch durch eine andere Lebensführung auf einen möglichst späten Lebensabschnitt verschieben. Wenn einem das gelingt, treten diese Krankheiten möglicherweise nie auf, und die Menschen sterben an »Altersschwäche«. Es ist doch eine bessere Alternative, als dem Tod nach vielen Jahren körperlicher Behinderung entgegenzusehen.

Ohne Training keine Fitness

Würde man heute einen Jungbrunnen entdecken, dann stünden darauf die Worte *Ohne Training keine Fitness.* Vorzeitige Fehlfunktionen von Herz, Lunge, Gelenken und anderen Körperorganen sind im allgemeinen die Folge davon, daß sie zuwenig oder falsch beansprucht werden, aber nicht zuviel. Es ist zwar bislang nicht eindeutig nachgewiesen, daß Sport das Leben verlängert, aber Dr. Robert N. Butler, der frühere Direktor des National Institute on Aging, meint, daß er »das beste und am häufigsten verschriebene Medikament wäre«, wenn man seine Wirkung in eine Tablette packen könnte.
Mit Sport läßt sich die Leistungsfähigkeit von Herz und Lunge steigern, die

Knochen werden kräftiger, und er bietet einen Schutz vor Herz- und Kreislauferkrankungen. Viele altersbedingte Veränderungen, Kräfteverfall oder das Nachlassen der Beweglichkeit lassen sich dadurch aufhalten oder sogar wieder rückgängig machen.

Das Alter und die Wirkung des Sports

Körperfunktionen	Folge des Alterns	Wirkung des Sports
Körperkraft	läßt nach	nimmt zu
Belastbarkeit der Muskeln	läßt nach	nimmt zu
Schnelligkeit	läßt nach	nimmt zu
Leistungsfähigkeit	läßt nach	nimmt zu
Gleichgewicht	läßt nach	keine Veränderung
Leistungsfähigkeit der Muskeln	läßt etwas nach	keine Veränderung
Feinmotorik	keine Veränderung	keine Veränderung
Grobe Motorik	läßt nach	verbessert sich
Reaktionszeit	nimmt ab	keine Veränderung

Nach einer Studie des Gerontology Research Center an 120 sehr gut durchtrainierten Sportlern im Alter von fünfundfünfzig Jahren und darüber – die meisten von ihnen laufen oder gehen achtzig bis fünfundneunzig Kilometer in der Woche – entspricht deren Leistungsfähigkeit in etwa der von gesunden 25jährigen Sportlern. Gegenüber Menschen mit sitzender Lebensweise gleichen Alters wurden auch noch viele andere Vorteile festgestellt, so zum Beispiel ein besserer allgemeiner Gesundheitszustand, weniger Beeinträchtigungen bei den tagtäglichen Verrichtungen, ein niedrigerer Blutdruck, weniger Körperfett, ein niedrigeres Gewicht, weniger Fälle von Diabetes, ein besserer Cholesterinspiegel, größere Beweglichkeit und mehr Kraft, mehr Selbstvertrauen, ein größeres Selbstwertgefühl und weniger Fälle von Depression.

Ein »Training« ist auch für den geistig-seelischen Bereich unabdingbar. Der Abbau der geistigen Fähigkeiten, den man dem Alter zuschreibt, beruht nur allzu oft auf der Erwartung, daß eben dies eintritt. Einschlägige Untersuchungen belegen, daß bei Menschen, die früher ein aktives Leben geführt haben, die geistigen Fähigkeit ab Sechzig stabil bleiben oder sich sogar verbessern. Bei Menschen, die ein sehr gleichförmiges Leben führen, kommt es zu einem merklichen Abbau. In den 50er und 60er Jahren wurde zum Beispiel eine Studie über bekannte Männer und Frauen erstellt, die im *Who's Who in America* stehen. Es zeigte sich, daß sehr aktive Menschen beiderlei Geschlechts im Durchschnitt um neunundzwanzig Prozent länger lebten als andere gleichen Alters. Das beweist vielleicht nur, daß für das Erreichen besonderer Leistungen und für ein langes Leben dieselben Bedingungen gelten. Es kann aber auch bedeuten, daß das Streben nach einem Ziel und der damit verbundene positive Streß das Leben eher verlängert als verkürzt.

Auch im sexuellen und sozialen Bereich ist ein »Training« unerläßlich. Es wurde bereits in Kapitel 3 festgestellt, daß Freude am Sex nichts mit dem Alter zu tun hat. Das geringe Interesse liegt zum großen Teil an Alkohol- und Medikamentenmißbrauch und auch an der negativen Einstellung, die man mit dem Satz umschreiben könnte »Was hast *du in deinem Alter* denn noch zu erwarten?«. Man braucht im Alter zwar länger, um erregt zu werden und zum Orgasmus zu kommen, aber viele ältere Menschen finden ihr Sexualleben wesentlich befriedigender als früher, weil sie mit dem Partner gefühlsmäßig viel enger verbunden sind, sich viel besser kennen. Sehr wichtig ist auch, enge Freundschaften zu pflegen, und zwar ein Leben lang. Wer, ganz gleich in welchem Alter, am liebsten vor dem Fernseher sitzt und sich nur selten mit der Familie oder Freunden unterhält, stirbt vielleicht viel früher als ein anderer.

Benjamin Franklin und weitere dreizehn Männer von den fünfundfünfzig, die die Unabhängigkeitserklärung unterzeichneten, wurden über achtzig Jahre alt; das waren zu jener Zeit dreißig Jahre mehr als die durchschnittliche Lebenserwartung. Sie alle führten ein aktives Leben, ebenso wie Bertrand Russell, der mit Vierundneunzig internationale Friedensfahrten organisierte, George Bernard Shaw, der mit Dreiundneunzig noch Theaterstücke schrieb, und Pablo Casals, der mit Achtundachtzig Cellokonzerte gab.

Zu den in unserer Zeit für ihre gute Gesundheit im hohen Alter bekannten Völkern zählen die Einwohner von Vilcabamba in Ecuador, die Hunza in Pakistan und die Abchasen in der UdSSR. Das tatsächliche Alter läßt sich zwar schwer feststellen, aber die Menschen in diesen Volksgruppen leben offensichtlich länger als andere. Studien an den Abchasen haben zum Beispiel ergeben, daß sie wenig, aber gut essen, viel Bewegung haben, schwer arbeiten, sexuell aktiv bleiben und bis ins hohe Alter am Familienleben teilhaben. Es ist absolut nicht ungewöhnlich, dort einem 89jährigen Schäfer, einem 97jährigen Winzer oder einem 101jährigen Zimmerer zu begegnen.

Jahrzehntelange Forschungen von Gerontologen haben ergeben, daß Menschen, die ein abwechslungsreiches und forderndes Leben führen – die sich viel bewegen, lesen, mit Freunden zusammen sind, Neues lernen, lieben, sich vergnügen und anderen helfen –, ihre Altersgenossen, die ein gleichförmiges Leben führen, im allgemeinen überleben. Wie Shakespeare in der heiteren Komödie *Verlorene Liebesmüh'* sagte: »Ein unbeschwertes Herz lebt lange.« Es ist auch ein Vorteil, wenn man Eltern hatte, die alt wurden. Allerdings kann man diesen Vorteil durch ungesunde Lebensführung auch verspielen.

Die Veränderungen, die das Alter mit sich bringt, sind lange nicht so negativ, wie viele denken. Die meisten kann man sehr gut unter Kontrolle halten.

Dem Körper tut es wirklich gut, wenn er gefordert wird. Man hat die Wahl, ob man entweder einrosten oder das Leben voll auskosten will. Viele Menschen, die darauf achten, im Alter gesund, kreativ, produktiv und glücklich zu sein – was vielleicht das positive Ergebnis der Midlife-crisis ist –, haben ihre Werte überprüft und ihre Einstellung zum Altwerden auf sinnvolle Weise verändert. Benjamin Franklin hat einmal gesagt: »Man sollte nicht so sehr danach trach-

Was tun bei Veränderungen im Alter?

Veränderungen im Alter	Gegenmaßnahmen
Bluthochdruck	Gewichtskontrolle, Sport
Leistungsfähigkeit von Herz und Lunge	Sport, nicht rauchen
Gedächtnis	In Übung bleiben, Gedächtnistraining
Körperkraft/Ausdauer	Sport, Gewichtskontrolle
Reaktionszeit	Training, in Übung bleiben
Cholesterinspiegel	Sport, gesunde Ernährung
Soziale Kontakte	Aktiv bleiben
Sexualleben	Nie damit aufhören!

ten, lange zu leben, als gut zu leben.« Eine der wichtigsten Aufgaben der Zeit um die Lebensmitte ist es, sich auf das Alter vorzubereiten und sich auf die unerwarteten Vorteile einzustellen. Die Kunst des Lebens täglich zu praktizieren ist nicht nur der beste, sondern auch der sicherste Weg, um länger zu leben.

19 Warum Männer »jung« sterben oder wie sie acht (oder mehr) Jahre länger leben können

Der große Unterschied in der Lebenserwartung

Die Lebenserwartung bei Männern und Frauen war um die Jahrhundertwende fast gleich; sie betrug bei Frauen achtundvierzig Jahre, bei Männern sechsundvierzig. Im Verlauf des Jahrhunderts wurde diese Spanne immer größer, obwohl sie sich in den letzten Jahren verringert hat und in den Jahren 1918/19 durch die Grippeepidemie kurzfristig sogar ein Gleichstand eintrat. Im Jahr 1987 betrug die durchschnittliche Lebenserwartung bei Frauen 78,3 Jahre, bei Männern nur 71,8 Jahre, das heißt genau sieben Jahre weniger. Außerdem leben die Frauen in allen Industrieländern der Welt länger als die Männer. Aktuellen Berechnungen zufolge wird die Lebenserwartung bei im Jahr 2050 Geborenen bei 81,0 Jahren für Frauen und bei 71,8 Jahren für Männer liegen. Einige Fachleute gehen davon aus, daß sich der Gesundheitszustand und die Lebenserwartung der Frauen den Männern angleichen wird, weil immer mehr Frauen rauchen und dem Druck des Arbeitslebens ausgesetzt sind. Diese Behauptung ist jedoch bislang nicht bewiesen.

Sterben Männer aus biologischen Gründen »jung«?

Warum hatten Frauen in den Industrieländern bis jetzt eine längere Lebenserwartung als Männer? Die Antwort darauf beginnt schon vor der Geburt: Bei Fehlgeburten gehen mehr männliche als weibliche Föten verloren. Bei der Geburt liegt das Verhältnis bei 100 Mädchen zu 106 Knaben. Im ersten Lebensjahr ist die Sterblichkeitsziffer bei Jungen höher als bei Mädchen, vor allem aufgrund genetischer und Atemwegserkrankungen. Dieser Trend setzt sich dann fort, bis sich die Lebenserwartung zwischen Fünfzig und Sechzig angleicht. Frauen leben also länger, obwohl jedes Jahr etwa die gleiche Anzahl von Jungen und Mädchen geboren wird und Frauen dazu neigen, länger andauernde chronische körperliche und geistige Krankheiten zu entwickeln.
Manche Wissenschaftler sind der Meinung, daß Männer aufgrund des genetischen Unterschieds das schwächere Geschlecht sind und begründen dies so: Der Mensch hat einen doppelten Chromosomensatz, der aufgrund der Verschmelzung von Ei- und Samenzelle bei der Befruchtung zur Hälfte von der Mutter und zur Hälfte vom Vater stammt. Jedes Chromosom ist also doppelt vorhanden – nur bei den Geschlechtschromosomen ist das etwas anders. Weibliche Zellen haben zwei X-Chromosomen, männliche ein X- und ein Y-Chromosom. Abgesehen von den Genen, die für die Ausprägung des männlichen Geschlechts zuständig sind, trägt das Y-Chromosom nur wenige andere Gene. Auf dem X-Chromosom hingegen liegen eine ganze Anzahl von Genen, deren abnorme Ausprägung für das Auftreten von Krankheiten verantwortlich ist. Im weiblichen Geschlecht (XX) hat jedes Gen seine Entsprechung auf dem anderen Chromosom, und wenn dieses »gesund« ist und dominiert – was es üblicherweise tut –, tritt die Krankheit nicht auf. Im männlichen Geschlecht (XY) fehlt den Genen auf dem X- die Entsprechung auf dem Y-Chromosom, ihre Defekte können nicht überlagert werden, prägen sich aus, und die Krankheit wird manifest. Frauen sind also in diesen Fällen die Träger dieser Krankheiten und geben sie mit 50prozentiger Wahrscheinlichkeit an ihre Söhne weiter. Typische Beispiele sind Bluterkrankheit und auch Farbenblindheit. Laut Dr. Estelle R. Ramey, Professorin für Physiologie und Biophysik an der Georgetown University in Washington, sind Frauen von der Anlage her also stärker als Männer. Dr. Rameys Ansicht nach stärkt das zusätzliche X-Chromosom bei Frauen möglicherweise das Immunsystem und macht sie gegen Infektionskrankheiten wie Grippe und Lungenentzündung widerstandsfähiger als Männer.
Untersuchungen von Dr. Ramey und Kollegen an der Georgetown University haben ergeben, daß bei Männern eine Neigung zu Blutgerinnseln besteht, die zu Herz- und Blutgefäßerkrankungen führen. Langjährige Tierversuche belegen, daß das männliche Geschlechtshormon Testosteron die Entwicklung einer arteriellen Thrombose, das heißt die Bildung von Blutgerinnseln, die Herz und Kreislauf schädigen, fördert; das weibliche Geschlechtshormon Östrogen wirkt

dem entgegen. Diese Tierversuche belegen also, ebenso wie Studien an Menschen, eine der Ursachen dafür, daß Männer öfter einen Herzinfarkt erleiden als Frauen. Das gleicht sich erst aus, wenn bei den Frauen die Menopause eintritt und damit der Schutzeffekt des Östrogen wegfällt.

Laut Dr. Ramey reagiert der männliche Körper auch stärker auf Streß und produziert mehr von bestimmten Streßhormonen. Diese lösen die »Kampf-oder-Flucht«-Reaktion aus, während der das Blut schneller gerinnt, das Herz kräftiger und – wenn der Betreffende nicht in Form ist – auch schneller schlägt, der Blutdruck sofort steigt und mehr rote Blutkörperchen gebildet werden, so daß das Blut dicker wird. »Bereits ab der Pubertät«, sagt Dr. Ramey, »werden beim Mann Herz und Gefäße aufgrund der stärkeren Streßreaktion laufend geschädigt. Etwa fünfzehn Jahre später, also um die Dreißig, kommt es erstmals zu einem Anstieg der Herzinfarktfälle bei Männern.« Die weiblichen Geschlechtshormone, vor allem das Östrogen, schützen Frauen bis zur Menopause vor Herzerkrankungen. Bei Frauen ohne Eierstöcke treten Herz- und Gefäßerkrankungen ebenso häufig auf wie bei Männern. Dr. Ramey fügt hinzu, daß diese Streßhormone nicht nur Herz und Kreislauf schädigen, sondern auch das Immun- und Verdauungssystem und praktisch jede Körperzelle, weil sie im Blut transportiert werden. Hinter diesen Abläufen steht, daß Frauen von der Natur für das Austragen von Kindern und damit die Erhaltung der Art angelegt sind. Die Männchen aller Säugetierarten brauchen die »Kampf-oder-Flucht«-Reaktion, weil sie die trächtigen Weibchen schützen müssen.

Außerdem gibt es bei Männern, wie Dr. Ramey sagt, noch einen physiologischen Nachteil, der das Verhalten beeinflußt. In den ersten sechs Wochen sind alle Föten weiblich, und dann sorgt das Y-Chromosom für die Produktion von Testosteron und die Ausbildung der männlichen Genitalien. Durch diese Anlageveränderung wird auch die physiologische Entwicklung des männlichen Gehirns im Vergleich zum weiblichen verlangsamt. Das führt zu dem eher wilden Verhalten von kleinen Jungen, das man auch als »Hyperaktivität« bezeichnet. Außerdem werden Jungen durch die soziale Konditionierung dazu ermutigt, aktiver und risikofreudiger zu sein, was im späteren Leben dann zur Folge hat, daß sie häufiger bei Autounfällen oder auf andere Weise gewaltsam zu Tode kommen. Mädchen hingegen sind sowohl körperlich als auch von der Gesellschaft her darauf »programmiert«, ruhiger und vorsichtiger zu sein. Dr. Ramey meint, daß »es kein Zufall ist, daß männliche Forscher sich bisher kaum mit der Frage beschäftigt haben, warum Männer früher sterben als Frauen«. Dr. Ramey erforscht seit über zwanzig Jahren die biologischen Unterschiede zwischen Männern und Frauen. Ihrer Ansicht nach könnte es im Hinblick auf die Lebenserwartung von Männern von Vorteil sein, wenn man erforschen würde, warum sich die Biochemie des weiblichen Körpers lebensverlängernd auswirkt, wie man die negativen Seiten des Testosteron umgehen und dabei natürlich die positiven erhalten könnte.

Liegt es am Verhalten?

Viele Forscher sind der Ansicht, daß Langlebigkeit weit mehr ist als nur eine Frage der Biologie. Dr. Ramey merkt an, daß zwar wesentliche biologische Unterschiede zu der Differenz bei der Lebenserwartung von Männern und Frauen beitragen, daß Männer aber drei bis vier Jahre länger leben könnten, wenn sie ihr Verhalten ändern. Dazu zählt unter anderem, die »großen drei« Risikofaktoren auszuschalten, um die Gefahr eines Herzinfarkts zu verringern (siehe Seite 157).

Die Biologin Ingrid Waldron von der University of Pennsylvania ist der Meinung, daß vermutlich die komplexen Wechselbeziehungen zwischen biologischer Anlage und Verhalten zu einem großen Teil für die erhöhte Sterblichkeit bei Männern verantwortlich sind. Sie weist darauf hin, daß die Sterbeziffer der Männer bei den sieben häufigsten Todesursachen die der Frauen um 100 Prozent oder mehr übersteigt. Die zwei größten Risikofaktoren in diesem Zusammenhang sind bei Männern besonders häufig: Rauchen und Trinken. Das Rauchen von Zigaretten trägt zu Herzerkrankungen, Emphysemen und Lungenkrebs bei; übermäßiger Alkoholkonsum ist bei vielen Verkehrs- und anderen Unfällen, bei Selbstmord und Mord im Spiel. Er führt zu Leberzirrhose und trägt, wie jüngste Studien zeigen, zu Herzerkrankungen und Schlaganfällen bei.

Wie Dr. Waldron sagt, sind drei Viertel der geringeren Lebenserwartung bei Männern heute auf diese sieben häufigsten Todesursachen zurückzuführen. Den größten Anteil mit einem Drittel haben dabei die Herzerkrankungen. Auf das Verhalten bezogen, kann man dem Zigarettenrauchen etwa fünfzig Prozent zuschreiben. Männliche Raucher tragen dabei noch ein größeres Risiko als Frauen, weil sie mehr rauchen und stärker inhalieren. Außer Rauchen und übermäßigem Alkoholgenuß tragen noch andere Verhaltensweisen, zu denen Männer von ihrer Umwelt ermuntert werden, zu der höheren Sterblichkeitsziffer bei: draufgängerisches Autofahren, vor allem in Verbindung mit Alkohol; risikofreudiges Verhalten, das mehr Unfälle zur Folge hat; Berufe, in denen sie Karzinogenen und anderen Gefahren ausgesetzt sind; der Konsum illegaler Drogen; der Gebrauch von Feuerwaffen; das Typ-A-Verhalten (erhöhter Streß durch Rastlosigkeit), das koronare Herzerkrankungen begünstigt; und: daß Männer zuwenig auf sich selbst achten.

Es wurde schon oft gesagt, daß Männer »jung« sterben, weil sie – direkt oder indirekt – selbstzerstörerisch sind. Dr. Waldron meint jedoch, daß es weniger an einer selbstzerstörerischen Neigung liegt als vielmehr daran, daß viele Männer entweder nicht wissen, wie sie auf gesunde Weise mit Streß umgehen und auf sich selbst achten können; oder daß sie es zwar wissen, aber nicht ausreichend motiviert sind, sich auf eine gesündere Lebensführung umzustellen. »Wo es darum geht, sich um das eigene Wohlbefinden zu kümmern«, sagt Dr. Waldron, »tun Männer das, was den männlichen Klischees entspricht, und die

Frauen, was den weiblichen Klischees entspricht. Es wäre besser, wenn beide sich nach den Verhaltensmustern des jeweils anderen Geschlechts richten würden.«

Männlichkeit und Sterblichkeit

Dr. Herb Goldberg befaßt sich in seinem Buch *The Hazards of Being Male* mit den destruktiven Auswirkungen einer starren männlichen Konditionierung, nach der sich die Lebensführung an traditionellen männlichen Verhaltensmustern ausrichtet. Er sagt, daß viele Männer durch den gesellschaftlichen Druck geradezu darauf programmiert seien, eine ganze Reihe von »Gegebenheiten« hinzunehmen, so zum Beispiel eine frühzeitige Heirat, Vaterschaft, eine oft übereilte Berufswahl und andere größere Entscheidungen, wodurch sich viele Männer an einen Beruf oder eine bestimmte Lebensform binden und große finanzielle Verpflichtungen übernehmen, ohne sich über die Wahlmöglichkeiten Gedanken gemacht zu haben. Das bedingungslose Akzeptieren der Rolle des Ehemanns, Vaters, Versorgers und Beschützers führt dazu, daß viele Männer verärgert, frustriert, isoliert, gelangweilt sind und defensiv werden. Solche Männer haben oft jede Verbindung zu ihren Gefühlen und ihrem Körper verloren, sie verleugnen ihre Schwächen und nehmen ein »Macho«-Verhalten an, daß durch körperliche Gewalt, besonders große Risikofreudigkeit und andere Dinge gekennzeichnet ist, die sehr negative Folgen haben können. Für solche Männer, sagt Dr. Goldberg in seinem Buch *The New Male,* sei der pflegliche Umgang mit dem Körper gleichbedeutend mit:

1. Je weniger Schlaf ich brauche,
2. je mehr Schmerzen ich aushalten kann,
3. je mehr Alkohol ich vertrage,
4. je weniger ich mich um meine Ernährung kümmere,
5. je seltener ich andere um Hilfe bitte oder sie brauche,
6. je mehr ich meine Gefühle unter Kontrolle halte und verdränge,
7. je weniger ich mich um meinen Körper kümmere,

desto männlicher bin ich.

»Männlich« ist für sie im besten Sinne des Wortes ein unabhängiger, starker, zuverlässiger, gelassener, abenteuerlustiger, furchtloser und risikofreudiger Jäger/Krieger, auf den Frauen und Kinder angewiesen sind, wenn sie sich sicher fühlen, umsorgt und beschützt sein wollen. Nicht diese traditionellen männlichen Tugenden an sich sind das Problem, sondern wie Wohlbefinden und Vitalität von Männern in unserer heutigen Gesellschaft untergraben werden. Offensichtlich werden sich Männer allmählich bewußt, wie teuer sie die selbstzerstörerischen Aspekte dieses »typisch männlichen« Verhaltens zu stehen kommen. Immer mehr Männer entscheiden sich für eine gesündere Lebensführung; sie hören auf zu rauchen, treiben mehr Sport, essen mehr Ballaststoffe und weniger Fett, legen den Sicherheitsgurt an und schützen sich vor Geschlechtskrankheiten. Die Männer müssen jetzt lernen – wenn sie länger leben wollen –, mit anderen Männern, Frauen und vor allem mit sich selbst in Harmonie zu leben.

Der »typische Mann« ist meist ein einsames Wesen. Bindungen zwischen Männern ergeben sich üblicherweise bei Trinkgelagen, Fußballspielen oder beim Reparieren von Autos. Nach Ansicht von Dr. Lionel Tiger, Professor der Anthropologie an der Rutgers University und Autor des Buches *Men in Groups,* helfen solche Beziehungen, ihre männliche Identität und das Gefühl der Männlichkeit aufrechtzuerhalten. Solche gemeinsamen Beschäftigungen erzeugen Nähe, aber keine Vertrautheit, und die inneren Werte, die sie miteinander teilen könnten, bleiben weiter ungenutzt. Wenn das Bedürfnis nach Vertrautheit befriedigt werden soll, müssen Männer das gegenseitige Mißtrauen und Wettbewerbsdenken aufgeben und sich zu ihren gemeinsamen Anliegen bekennen.

Die Beziehungen zwischen Männern und Frauen würden sich enorm verbessern, wenn die Frauen in ihnen nicht länger das privilegierte Geschlecht sähen und sich auch etwas mehr für die Schwierigkeiten von Männern interessieren würden. Wenn Frauen aufhören, Männer als Karriereobjekte zu betrachten, dann würden vielleicht mehr Männer sie nicht mehr als Sexobjekte sehen. Sie sollten vielleicht eher fragen »Wie gut achtet dieser Mann auf sich und seine Gesundheit?«.

Die Probleme zwischen Männern und Frauen beruhen zu einem großen Teil auf einem ungesunden Abhängigkeitsverhältnis. Viele moderne Männer wollen zwar eine Frau, die sich selbst versorgen kann; im Grunde wäre ihnen aber doch lieber, wenn sie nicht wirklich unabhängig wäre. Eine solche Frau findet oft nur schwer einen Mann, der sich durch ihre Unabhängigkeit nicht bedroht fühlt. Ein Mann, der keinen Erfolg hat, ist unmännlich, sagt man. Eine Frau, die Karriere macht, ist unweiblich. Beide Geschlechter haben einander trotz der Unterschiede viel zu geben und können viel vom anderen lernen. Männer könnten hieraus von Frauen vor allem lernen, wie man länger lebt.

Um mit sich selbst in Harmonie zu leben, müssen Männer sich ihre Verletzlichkeit eingestehen, Zärtlichkeit bei sich selbst und anderen Männern respektieren und damit aufhören, Gesundheitsbewußtsein als weiblich zu betrachten. Männer müssen damit aufhören, Männlichkeit mit Rauchen und übermäßigem Alkoholkonsum gleichzusetzen und auch mit der Einstellung, daß man sich erst helfen läßt, wenn man körperlich und seelisch völlig ausgelaugt ist. Vor allem müssen sie damit aufhören, immer nur äußere Gründe für körperliche und seelische Probleme verantwortlich zu machen, und sich einmal damit beschäftigen, was *sie selbst* dazu beitragen. Nur dann haben sie eine Chance, zu einer neuen, lebensbejahenden Männlichkeit zu finden.

Besser leben

Viele wissen, wie sie gesund bleiben können, setzen dieses Wissen aber nicht in die Praxis um. Das geht aus einer Untersuchung hervor, die das Department of Health and Human Services im Jahr 1985 in über 33 000 Haushalten durchführte. Viele möchten etwas ändern, wissen aber nicht, wie. Andere lassen lieber alles beim alten, vor allem was Gewohnheiten wie Rauchen und Alkoholkonsum betrifft, die ja auch ein gewisses Vergnügen und eine positive Verstärkung bedeuten. Manche übertreiben es derartig mit dem Laufen oder Diäthalten, daß es für die Gesundheit eher abträglich als förderlich ist. Und einige bauen einen unerträglichen Druck auf, indem sie viele Dinge zugunsten einer besseren Gesundheit sofort umstellen wollen, ohne sie klar zu definieren. Wenn sie dann nicht durchhalten, haben sie Schuldgefühle und sind nicht mehr motiviert. Viel aussichtsreicher ist es, immer nur eine Sache auf einmal in Angriff zu nehmen und zu warten, bis das neue Verhalten zur zweiten Natur wird, bevor man dic nächste angeht.

Es ist eine traurige Tatsache, daß manche Männer gar nicht versuchen, sich zu ändern. »Es ist zu spät dazu«, sagen sie. »Warum soll ich mir die Mühe machen? An *irgend etwas* muß ich schließlich sterben!« Natürlich, aber die Frage ist, *wann* und *woran*. Solche Männer sollten sich vielleicht überlegen, ob sie lieber immer kränker werden und – vielleicht – vorzeitig sterben wollen oder ob sie gesund und möglichst lange leben wollen.

Der Psychologe Carl Rogers beschreibt persönliche Entwicklung und Veränderung in seinem Buch *On Becoming a Person* als einen Prozeß, der nie ganz abgeschlossen ist. Wichtig ist der Weg zum Ziel, nicht das Ziel an sich. Nehmen wir zum Beispiel einen Mann Ende Vierzig. Er ist zwar seit drei Jahren geschieden, hat aber ähnliche Probleme und Schwächen wie verheiratete Männer. Sein erster Schritt zu einem größeren Gesundheitsbewußtsein nach der Scheidung war, mit dem Rauchen aufzuhören. »Mir war klar, daß die meisten Frauen mit einem Raucher nichts zu tun haben wollen«, sagt er. Er läuft dreimal in der Woche am Morgen eine längere Strecke und fährt am Wochenende oft an die fünfzig Kilometer mit dem Fahrrad. Seine Ernährung ist fett- und cholesterinreicher, als ihm lieb ist, weil er sehr oft in Restaurants ißt und noch nicht gelernt hat zu kochen. Er kennt seinen Cholesterinspiegel nicht und war nicht mehr beim Arzt, seit er sich mit Achtunddreißig für die jetzige Arbeitsstelle bewarb und sich untersuchen lassen mußte. Den Alkoholkonsum hat er auf ein Glas Wein pro Tag oder weniger reduziert. Gelegentlich trinkt er »einen über den Durst«, aber er weiß, daß er die Sache im Griff hat. Er schläft gut und ausreichend und gönnt sich ein Nickerchen, wenn er das Bedürfnis danach hat.

Nach seiner Scheidung hatte er mehrere kurze Liebesaffären. Er hat, als seine Ehe in die Brüche ging, eine Psychotherapie gemacht und dabei festgestellt, daß er sich grundsätzlich nur sehr schwache Frauen suchte, die er schließlich ablehnte, und selbständigen Frauen, die ihn zurückweisen könnten, aus dem Weg ging. Er versucht dieses Verhaltensmuster zu durchbrechen, indem er sich »Bedenkzeit« nimmt und mit Frauen Freundschaften pflegt, bei denen die sexuelle Seite ausgespart bleibt.

Er arbeitet sechzig bis achtzig Stunden in der Woche, weil ihm seine Arbeit Freude macht und um so die Zeit auszufüllen, die er sonst vielleicht in trübseliger Stimmung verbringen würde. Er nimmt sich ab und zu einen freien Tag für die »seelische Gesundheit«. Er macht sich Sorgen darüber, daß er seine Arbeit durch den technologischen Fortschritt verlieren könnte oder weil schon Jüngere auf seine Stelle warten.

Er sieht seine Kinder häufig und fühlt sich ihnen näher als während der Ehe. Er ist zwar manchmal depressiv, hat aber eine ganze Reihe von Freunden, mit denen er über alles reden kann. Er hätte gern mehr männliche Freunde, weiß aber nicht, wie er das anstellen soll. Er pflegt seine Freundschaften, indem er oft Partys und gemeinsame Radausflüge organisiert.

Er hat viel Sinn für Humor. Er belohnt sich mit Dingen, die er sich während der Ehe nie gegönnt hätte. Es ist ihm nie langweilig, wenn er allein ist. Manchmal fühlt er sich einsam, aber er weiß, daß dieses Gefühl wieder vorbeigeht. Er läßt sich mehr Zeit, bevor er eine größere Verantwortung übernimmt und wichtige Entscheidungen trifft, weil er sein Leben selbst gestalten möchte.

Das Altwerden beunruhigt ihn, und er nennt sich manchmal selbst einen »alten Mann«, obwohl er die Figur eines 30jährigen hat. Seine größte Angst ist, keine Partnerin mehr zu finden, aber im tiefsten Innern weiß er, daß es doch klappen wird. Ihm ist klar geworden, daß er für seine Gesundheit selbst verantwortlich ist und ihm das niemand abnimmt. Er ist – in jeder Hinsicht – dabei, »erwachsen« zu werden.

Veränderung macht angst, ist aber auch ein sehr interessanter Prozeß, der viele lohnenswerte Dinge mit sich bringt. Wer sich darauf einläßt, wird vermutlich nie mehr in selbstzerstörerische Verhaltensmuster zurückfallen. Es mag zwar gelegentlich »Ausrutscher« geben, aber im allgemeinen geht die Tendenz vom selbstzerstörerischen Verhalten weg zu einem selbsterhaltenden, vom passiven Akzeptieren zur bewußten Gesundheitspflege.

Es dauert so lange, bis ein neues Verhalten eingespielt ist, daß viele schon auf halbem Weg entmutigt sind. Es könnte helfen, sich den Standpunkt von Carl Rogers anzueignen, nämlich daß man bereits *ist*, was man später sein wird, und vor allem, daß man

- ▷ nicht zuviel von sich verlangt, insbesondere am Anfang;
- ▷ sich erreichbare Ziele setzt;
- ▷ die Fortschritte schriftlich festhält;
- ▷ die Stolpersteine auf dem Weg nicht vergißt;
- ▷ sich belohnt, wenn man ein kleines Ziel erreicht hat;
- ▷ Familie und Freunde darum bittet, diese Bemühungen zu unterstützen.

Auf die innere Stimme hören

Man kann die Gesundheitsphilosophie viel zu vieler Männer immer noch mit dem Satz zusammenfassen: »Unkraut vergeht nicht!« Sie ignorieren viel zu lange Körpersignale, die anzeigen, daß etwas nicht stimmt, bis es dann zu spät ist. Viele Männer pflegen ihr Auto besser als sich selbst. Sie hören es sofort, wenn der Motor nicht mehr gut läuft, aber auf Signale wie Magen-, Kopf- oder Herzschmerzen hören sie nicht.

»Auf die innere Stimme hören« bedeutet, auf die Signale zu achten, die der Körper von Zeit zu Zeit aussendet. Nehmen wir an, es treten Schmerzen im Magen- und Brustbereich auf. Man kann entweder sagen »Ruhe da!« oder fragen »Was für ein Schmerz ist das? Wann tut es weh? Wodurch wird er schlimmer?« Wenn die Schmerzen nach einem schweren Essen auftreten und nachlassen, wenn man ein mildes, säurebindendes Mittel einnimmt, dann ist es wahrscheinlich Sodbrennen. Stellt sich der Schmerz nach anstrengender körperlicher Betätigung ein und strahlt er in die Arme aus, dann kann das ein ernstzunehmendes Anzeichen für einen Herzinfarkt sein. Bauchschmerzen, Kurzatmigkeit, Kopfschmerzen, Schwindelgefühle, ja sogar Unruhe und Ärger sind Teil des Biofeedback-Systems, das einem sagt, wann ein körperliches oder seelisches Problem vorliegt. Manchmal bessert sich ein Symptom schon, wenn man es genau lokalisiert hat. Manchmal ist es auch so, daß – wie Lewis Thomas in *The Lives of a Cell* sagt – »die meisten Dinge von selbst besser werden. Am nächsten Morgen ist fast immer alles gut«. Wichtig ist, auf Symptome zu achten wie Gewichtsverlust oder Schmerzen, die länger andauern oder schlimmer werden. Bei ernsten Symptomen, denen man selbst nicht beikommt, hilft nur ein Arzt.

Welche Untersuchungen sind sinnvoll?

Die Ärzte selbst unterziehen sich nur selten einer jährlichen Routineuntersuchung, in erster Linie deshalb, weil ihre Nützlichkeit bislang nicht erwiesen ist, außer vielleicht bei Menschen über Sechzig. Vergleichende Studien an Patienten, die sich einer jährlichen Routineuntersuchung unterzogen, und solchen, die das nicht regelmäßig taten, haben keine statistisch signifikanten Unterschiede bei der Zahl der Todesfälle oder chronischen Krankheiten erbracht. Ebensowenig haben sich Screening- oder Suchtests als nützlich erwiesen. In vielen Fällen können Diabetes- und andere routinemäßige Suchtests sogar mehr schaden als nützen. Bei einem »falsch positiven« Ergebnis – das heißt, wenn irrtümlich ein krankhafter Wert angezeigt wird – macht man sich unnötige Sorgen, und außerdem zieht es noch teurere und manchmal sogar gefährliche Tests nach sich. Jährliche Brustaufnahmen und EKGs (Elektrokardiogramme) werden nicht mehr empfohlen, weil sie zur Erkennung von Lungen- und Herzkrankheiten wenig hilfreich sind. Dennoch sind bestimmte Untersuchungen in verschiedenen Lebensstadien von größter Bedeutung.

Viele Männer drücken sich vor Untersuchungen aus Angst, Negatives zu erfahren oder bestätigt zu bekommen, daß eine Behandlung notwendig ist. Das Warten auf die Diagnose mag zwar Nerven kosten, aber wie sähe die Alternative aus? Wenn man sein Auto regelmäßig zur Wartung bringt, rechnet man nicht damit, daß Mängel festgestellt werden. Weder Schäden am Auto noch gesundheitliche Probleme verschwinden, wenn man den Kopf in den Sand steckt; sie werden höchstens noch schlimmer. Ärztlicherseits wird deshalb folgendes empfohlen:

Für gesunde Männer unter Vierzig

1. *Eine umfassende körperliche Untersuchung* und ein Elektrokardiogramm (EKG) zwischen Zwanzig und spätestens Ende Dreißig.
2. *Einmal jährlich eine Überprüfung des Blutdrucks.*
3. *Jedes halbe Jahr ein Besuch beim Zahnarzt.*
4. *Eine Überprüfung des Cholesterinspiegels* zwischen Zwanzig und Dreißig. Wenn der Wert normal ist (unter 200), sollte man den Cholesterinspiegel bis zum Alter von vierzig Jahren spätestens alle fünf Jahre wieder überprüfen lassen, es sei denn, man gehört zu einer der Risikogruppen (siehe Seite 157). Bei einem erhöhten Cholesterinwert sind eine ärztliche Behandlung und regelmäßige Überprüfung angezeigt.
5. *Alle drei Jahre eine Krebsvorsorgeuntersuchung* (dazu gehört eine Untersuchung des Mundes, der Schilddrüse, Haut, Lymphknoten, Prostata und Hoden). Eine *monatliche Selbstuntersuchung der Hoden* ist ebenfalls ratsam (siehe Seite 168–169).

Für gesunde Männer über Vierzig

1. *Alle ein bis drei Jahre eine körperliche Untersuchung;* wer eine gefährliche Arbeit oder in der Familie Fälle von Herzkrankheiten oder Krebs hat, sollte sich eventuell öfter untersuchen lassen.
2. *Alle zwei Jahre eine Augenuntersuchung zur Früherkennung eines Glaukoms.*
3. *Eine jährliche rektale Untersuchung zur Früherkennung von Mastdarm- und Dickdarmkrebs; eine jährliche Stuhluntersuchung auf Blut* und *alle drei bis fünf Jahre eine Sigmoidoskop-Untersuchung des Dickdarms.*
4. *Alle zwei bis drei Jahre eine Überprüfung des Cholesterinspiegels* im Zuge einer körperlichen Routineuntersuchung.

Anmerkung: Männer jeden Alters sollten einmal im Monat überprüfen, ob Muttermale sich verändert haben.

5. *Eine jährliche Untersuchung der Prostata.*
6. *Ab Sechzig eine jährliche körperliche Untersuchung.*

Mit Medikamenten vorsichtig umgehen

Manche Männer weigern sich strikt, überhaupt Medikamente zu nehmen, welche Umstände auch immer vorliegen. Das ist an sich ein gesunder Instinkt, da viele Medikamente in zu großer Menge verschrieben werden und auch die harmlosesten mißbräuchlich verwendet werden können. Manchmal sind Medikamente jedoch lebenswichtig, so zum Beispiel blutdrucksenkende Mittel. Leider mißachten viele Menschen die Anweisung des Arztes, wie das verordnete Medikament einzunehmen ist, was manchmal tragische Folgen hat. Sehr häufig wird es einfach nicht mehr genommen, sobald man sich besser fühlt. Das kann dazu führen, daß die ursprüngliche Erkrankung wieder aufflackert. Oder man tauscht vom Arzt verordnete Medikamente mit Freunden, die ähnliche Symptome haben. Viele nehmen auch übriggebliebene Arzneimittel, die sie schon lange zu Hause haben, was äußerst gefährlich sein und die Erstellung einer Diagnose erschweren kann. Andere horten jahrelang Medikamente und dosieren sie nach Gutdünken, ohne zu wissen, ob die Mindesthaltbarkeitszeiten nicht schon überschritten sind. Menschen über Fünfundsechzig müssen mit Medikamenten besonders vorsichtig sein, weil sie darauf meist anders reagieren als jüngere.
Als Patient sollte man wissen,

- ▷ welches Medikament man einnimmt und wie es heißt;
- ▷ warum man es einnimmt;
- ▷ in welcher Menge, wie oft und für wie lange man es einnehmen muß;
- ▷ wie man mögliche Nebenwirkungen erkennt, vor allem solche ernsterer Natur;
- ▷ wie sich das verordnete Präparat mit Alkohol, bestimmten Nahrungsmitteln und anderen Medikamenten verträgt;
- ▷ was man tun soll, wenn man einmal vergessen hat, es einzunehmen.

Worauf es ankommt

Bei der herkömmlichen Medizin liegt der Schwerpunkt viel zu oft auf Krankheit und Tod statt auf Vorbeugung und Wohlbefinden, und es wird häufig zu spät und dann zu massiv behandelt. Außerdem werden in der Ausbildung der Ärzte Gebiete wie Ernährung, Fitness, Sexualität und seelische Gesundheit und die sich daraus ergebenden Probleme nur unzureichend vermittelt. Die Ganzheitsmedizin (Holismus) hingegen sieht den Menschen als Einheit und nicht als ein Gefüge von Einzelteilen. Sie betrachtet Gesundheit nicht als einen Zustand ohne Behinderung und Krankheit, sondern als körperliches und seelisches Wohlbefinden insgesamt und als eine Lebenseinstellung. Die Ganzheitsmedizin umfaßt eine ganze Reihe alternativer Heilmethoden. Es gibt zwar gelegentlich etwas fragwürdige Heilpraktiker, und man neigt in der Ganzheitsmedizin dazu, den Nutzen von Vitaminen und anderen in Reformhäusern vertriebenen Produkten überzubewerten; sie betont aber ganz folgerichtig, daß man insgesamt mehr für die Gesundheit tun sollte, auch wenn man keine bestimmten Beschwerden hat. Und, was noch wichtiger ist, die Ganzheitsmedizin sieht den Menschen nicht als Patienten, sondern als Klienten und Partner, der aktiv an seiner Gesunderhaltung mitarbeitet.

»Also gut, und was ist die Quintessenz des Ganzen?« werden Sie vielleicht fragen. »Was muß ich alles sein lassen?« Aufzuhören zu rauchen ist zwar der sicherste Weg, um länger zu leben – es kann bis zu acht Jahre ausmachen, je nachdem, wie lange man geraucht hat –, aber man sollte besser fragen »Was muß ich *tun*?« Bei einem gesundheitsbewußten Verhalten kommt es vor allem auf das *Tun* an, nicht so sehr darauf, etwas aufzugeben.

Einschlägige Studien belegen schon seit langem, daß Männer elf und Frauen sieben Jahre länger leben könnten, wenn sie mehr für ihre Gesundheit täten. Dr. Lester Breslow, Vorstand der School of Public Health an der University of California, empfahl Anfang der 70er Jahre, nicht zu rauchen, wenig oder keinen Alkohol zu trinken, regelmäßig und vernünftig zu essen, in gesunden Maßen Sport zu treiben und jeden Tag sieben bis acht Stunden zu schlafen. Eine Studie an etwa 7000 Männern und Frauen, die sich an diese Empfehlungen hielten, erbrachte, daß sie alle körperlich gesünder waren als vorher – wobei körperliche Gesundheit als ein hohes Maß an Energie ohne Auftreten chronischer Krankheiten oder Symptome und sich seltener ergebende ernste Behinderungen definiert wurde. Außerdem hatten diese gesundheitsfördernden Maßnahmen eine kumulative Wirkung, wie Dr. Breslow und Nedra Belloc in der Zeitschrift *Preventive Medicine* vom August 1982 berichteten. Testpersonen, die sich an alle oder die meisten der Empfehlungen hielten, waren gesünder als solche, die nur eine oder zwei einhielten, und zwar unabhängig von Einkommen, Alter oder Geschlecht. Andere Forscher haben Dr. Breslows Konzept von der aktiven Gesunderhaltung inzwischen bestätigt und teilweise erweitert.

Hier nun zusammengefaßt alle Punkte, die zur Gesunderhaltung wichtig sind:

1. Rauchen Sie nicht.
2. Ernähren Sie sich vernünftig: mehr Ballaststoffe, weniger Kalorien, weniger cholesterinreiche Nahrungsmittel, Salz und Zucker und, vor allem, weniger Fett.
3. Treiben Sie regelmäßig und intensiv Sport.
4. Sorgen Sie für ausreichenden Schlaf, Ruhe und Erholung.
5. Lernen Sie, wie Sie sich entspannen und mit Streß besser umgehen können.

6. Vertiefen Sie die Beziehung zu Freunden und Familienangehörigen; lernen Sie, anderen zuzuhören.
7. Legen Sie immer den Sicherheitsgurt an.
8. Trinken Sie wenig oder überhaupt keinen Alkohol.
9. Fahren Sie nie angetrunken Auto.
10. Meiden Sie abhängigmachende Medikamente und »ungesunde« Beziehungen.
11. Denken Sie positiv, vor allem, was das Altwerden betrifft.
12. Achten Sie auf die Signale Ihres Körpers.
13. Gehen Sie regelmäßig zum Arzt.
14. Schieben Sie gesundheitliche Probleme wie Bluthochdruck nicht auf die lange Bank, sondern lassen Sie sie behandeln.

Der Kernpunkt ist, Freude am Leben zu haben. Seine Gesundheit zu erhalten muß nicht in quälerische Selbstverleugnung ausarten. Es hat eigentlich mehr damit zu tun, sein Leben im Griff zu haben und jeden Tag etwas zu tun, was einen glücklich und zufrieden macht.

Der französische Philosoph Voltaire sagte im 18. Jahrhundert: »Die Kunst der Medizin besteht darin, den Patienten zu unterhalten, während die Natur die Krankheit kuriert.« Heute wissen wir, daß Ärzte, Medikamente oder sogar die Natur helfen können, man sich aber nicht mehr allein auf sie verlassen kann, wenn man gesund werden oder bleiben will. Viele – wenn nicht sogar die meisten – der Todesfälle durch Herzerkrankungen, Krebs, Unfälle, Schlaganfall, Emphysem und andere Krankheiten können auf die Lebensweise zurückgeführt werden. Eine längere Lebenserwartung bei Männern (oder Frauen) hängt also nicht von der Medizin ab, *sie liegt in Ihrer Hand.*

Wenn sich die Kluft zwischen der Lebenserwartung von Männern und Frauen schließen soll, dann tut man am besten alles, damit die Männer länger leben, statt darauf zu warten, daß die Lebenserwartung von Frauen sinkt. Vielleicht sollte man die Lebenserwartung nicht nur unter dem Gesichtspunkt sehen, daß man ein paar *Jahre* mehr hat, sondern auch, daß man damit *mehr vom Leben* hat.

Wer gesünder werden will, muß insgesamt mehr für sich tun. Wer einmal diesen Entschluß von großer Tragweite gefaßt hat, wird sich wahrscheinlich auch daran halten. Gesundheit bekommt man nicht geschenkt, man muß selbst etwas dafür tun. Und ein gesunder Mann ist nicht nur attraktiv, sondern im besten Sinne des Wortes männlich.

Zur Autorin

Maureen Mylander – mehrfach ausgezeichnete Medizinjournalistin und Autorin beim Nationalen Gesundheitsinstitut. Zu ihrem Buch sagt sie:

> In mehr als zwanzig Jahren Tätigkeit als Autorin medizinischer Bücher habe ich viele wissenschaftliche Arbeiten über die gesundheitlichen Probleme von Männern und ihre Lösung kennengelernt – doch bislang wurden diese Ergebnisse nicht allgemein verständlich formuliert und somit auch nicht einer größeren Öffentlichkeit zugänglich gemacht. Es gibt aber noch einen persönlichen Grund, warum ich dieses Buch geschrieben habe: Mein Vater starb mit 51 Jahren nach mehr als einem Jahrzehnt körperlichen Verfalls aufgrund eines Herzleidens. Keiner sprach über die Krankheit, aber die ganze Familie litt darunter.

Anmerkung der Autorin

Kurz bevor das endgültige Manuskript zu diesem Buch dem Verlag vorliegen sollte, ergab sich noch folgendes:

- ▷ Die National Institutes of Health gaben bekannt, daß die Zahl der Todesfälle von Krebskranken unter fünfundfünfzig Jahren zurückgegangen ist.
- ▷ Eine Gruppe von Wissenschaftlern berichtete über eine Entdeckung, die die Entwicklung eines AIDS-Impfstoffes beschleunigt. Eine andere hatte eine neue Theorie darüber aufgestellt, warum Krebszellen gegen die in der Chemotherapie verwendeten Medikamente resistent sind.
- ▷ Ein Forscher teilte der Autorin mit, daß er im nächsten Jahr über eine neue medikamentöse Behandlung von Impotenz berichten würde, bei der weder ein chirurgischer Eingriff noch Spritzen notwendig sind.

Solche Ankündigungen sind natürlich gut für den Leser, aber weniger gut für einen Autor, der ja hofft, daß sein Buch möglichst lange aktuell ist. Sicher wird die Liste der Entdeckungen zum Zeitpunkt der Veröffentlichung dieses Buches noch länger sein, und es werden eventuell zu manchen der hier vermittelten Informationen neue Erkenntnisse der medizinischen Forschung vorliegen.

Danksagungen

Für ihre Hilfe bei der Entstehung des Buches *Der vitale Mann* möchte ich Fred Schellenberg und Gary Hammer danken, ebenso Beth Rashbaum, meiner Erstredakteurin, und Christina Coffin, meiner Schlußredakteurin, sowie meinem Agenten, Carl Brandt. Ich möchte auch Clarissa Wittenberg, Ken Roberts, Jim Sheaks, Jim Walker, Richard McManus und Loring Henderson dafür danken, daß sie mein Manuskript durchgelesen und kommentiert haben. Für die Unterstützung bei Recherchen danke ich Laurie Doepel, Marcia Doniger, Winnie Adams und all den Bibliothekaren der öffentlichen Bücherei von Fairfax County. Herzlichen Dank auch an Cynthia Phelps und Bruce Birnbaum für ihre Hilfe bei der Vorbereitung des Manuskripts.

Mein besonderer Dank gilt den vielen Experten, die verschiedene Teile des Manuskripts überarbeitet haben:

John T. Hagenbucher, Dr. med., Innere Medizin, Washington (Kapitel 6, 7 und 19)

Karen Donato, früher Mitglied des Koordinationskomitees der National Institutes of Health Nutrition (Kapitel 1)

Anne Thomas, Leiterin der Öffentlichkeitsarbeit, National Institutes of Health (Kapitel 1 und 2)

York Onnen, Leiter der Entwicklung von Programmen am President's Council on Physical Fitness and Sports (Kapitel 2)

Janet Vizard und Tom Klein, National Institutes of Health Fitness Center (Kapitel 2)

Susan J. Kalish, Leiterin der Informationsabteilung, American Running and Fitness Association (Kapitel 2)

Ester McBride, zuständig für Öffentlichkeitsarbeit am Office of Communications des National Institute of Allergy and Infectious Diseases (Kapitel 3)

Maureen Gardner, zuständig für Öffentlichkeitsarbeit am Office of Research Reporting, National Institute of Child Health and Human Development (Kapitel 3, die Abschnitte über Unfruchtbarkeit, Vasektomie und Empfängnisverhütung)

Michael McClure, Dr. phil., Reproductive Sciences Branch, National Institute of Child Health and Human Development (Kapitel 3, Abschnitt über Unfruchtbarkeit)

Jeffrey Perlman, Dr. phil., Leiter der Contraceptive Evaluation Branch, National Institute of Child Health and Human Development (Kapitel 3, Abschnitt über Empfängnisverhütung und Vasektomie)

Gabriel Bialy, Dr. med., Leiter der Contraceptive Development Branch, National Institute of Child Health and Human Development (Kapitel 3, Abschnitt über Empfängnisverhütung und Vasektomie)

Michael J. Free, Dr. phil., Leiter der Entwicklungsabteilung, Program for Appropriate Technology for Health, Seattle, Washington (Kapitel 3, Abschnitt über Kondome)

Robert N. Kohmescher, Erzieher, und Susan Schultz von der Abteilung für Geschlechtskrankheiten, Centers for Disease Control (Kapitel 3, Abschnitt über Geschlechtskrankheiten)

Stephen E. Straus, Dr. med., Leiter der Virologie-Abteilung am Laboratory of Clinical Investigation beim National Institute of Allergy and Infectious Diseases (Kapitel 3, Abschnitt über Herpes)

Lynne Lamberg, Autorin, *The American Medical Association Guide to Better Sleep* (Kapitel 4)

David N. Fairbanks, Dr. med., Facharzt für Hals- und Ohrenleiden (Kapitel 4, Abschnitt über das Schnarchen)

Donald S. Jewell, Dr. phil., klinischer Psychologe, Washington (Kapitel 5 und 17)

Molly Jones, Dr. phil., klinische Psychologin, Washington (Kapitel 5)

George P. Chrousos, Dr. phil., Forschungsleiter der Developmental Endocrinology Branch, National Institute of Child Health and Human Development (Kapitel 5)

Stephen M. Weiss, Dr. phil., Leiter der Behavioral Medicine Branch am National Heart, Lung, and Blood Institute (Kapitel 5)

Larry Blaser, Leiter der Research Reporting Section; Office of Prevention, Education and Control; National Heart, Lung, and Blood Institute (Kapitel 6)

Bowen Hosford, Autor, Vienna, Virginia (Kapitel 6)

Patricia Newman, Leiterin der Reports Section, Office of Cancer Communications, National Cancer Institute (Kapitel 7 und Kapitel 1, Zusammenhang von Ernährung und Krebs)

Rosemary Romano, Linda Anderson, Eleanor Nealon und Joyce Doherty, Office of Cancer Communications, National Cancer Institute (Kapitel 7)

Ritva Butrum, Dr. phil., Leiter der Diet and Cancer Branch, Division of Cancer Prevention and Control, National Cancer Institute (Kapitel 7 und Kapitel 1, Zusammenhang von Ernährung und Krebs)

Ernst Meyer, Wissenschaftler, U.S. Department of Transportation (Kapitel 8)

John R. Marler, Dr. med., Amtsarzt, Stroke and Trauma Program, National Institute of Neurological and Communicative Disorders and Stroke (Kapitel 9)

Hannah H. Peavy, Dr. med., Airways Diseases Branch, Division of Lung Diseases; National Heart, Lung, and Blood Institute (Kapitel 10)

William Jordan, Dr. med., Direktor, Microbiology and Infectious Diseases Program, National Institute of Allergy and Infectious Diseases (Kapitel 11)

Connie Raab, Beauftragte der Informationsabteilung, National Institute of Diabetes and Digestive and Kidney Diseases (Kapitel 13 und 15)

Kenneth R. Warren, Dr. phil., National Institute of Alcohol Abuse and Alcoholism (Kapitel 13)

Thomas Lalley, Hauptbeauftragter, Antisocial and Violent Behavior Branch, National Institute of Mental Health (Kapitel 14)

Robert E. Silverman, Dr. med., Dr. phil., Leiter der Diabetes Program Branch, National Institute of Diabetes and Digestive and Kidney Diseases (Kapitel 15)

Laurence H. Miller, Dr. med., Dermatologe, Washington (Kapitel 16, Abschnitt über die Glatze und verschiedene Hautkrankheiten)

Nancy B. Cummings, Dr. med., Ko-Direktorin, Research and Assessment, National Institute of Diabetes and Digestive and Kidney Diseases (Kapitel 16, Abschnitt über Prostataleiden)

Susan Lachter, Division of Prevention and Communications, National Institute on Drug Abuse (Kapitel 17)

Victor Cohn, Dr. phil., Professor der Pharmakologie, George Washington University Medical Center, Washington (Kapitel 17)

Richard J. Bast, Direktor, Quality Assurance, National Clearinghouse for Alcohol Information (Kapitel 8, Abschnitt über Alkohol am Steuer, und Kapitel 17, Abschnitt über Alkohol)

Lon R. White, Dr. med., Leiter des Epidemiology Office; Epidemiology, Demography and Biometry Program; National Institute on Aging (Kapitel 18 und 19)

Barbara Katzman, zuständig für öffentliche Angelegenheiten, Public Information Office, National Institute on Aging (Kapitel 18)

Robert N. Butler, Dr. med., Brookdale-Professor of Geriatrics and Adult Development, Mount Sinai Krankenhaus, New York (Kapitel 3, Abschnitt über Sex mit Sechzig, und Kapitel 18)

William E. Wright, Zahnchirurg, Facharzt für Periodontologie, Zahnklinik, National Institute of Dental Research (Kapitel 18, Abschnitt über Zahnprobleme)

Sally Wilberding, zuständig für öffentliche Angelegenheiten, Public Inquiries and Reports Section, National Institute of Dental Research (Kapitel 18, Abschnitt über Zahnprobleme)

Robert Sperduto, Dr. med., Amtsarzt, Biometry and Epidemiology Program, National Eye Institute (Kapitel 18, Abschnitt über die Sehkraft)

Mary Lynn Hendrix, zuständig für öffentliche Angelegenheiten, Office of Scientific Reporting, National Eye Institute (Kapitel 18, Abschnitt über die Sehkraft)

Buckminster Ranney, Dr. phil., stellvertretender Direktor, Communicative Disorders Program, National Institute of Neurological and Communicative Disorders and Stroke (Kapitel 18, Abschnitt über das Gehör)

Ingrid Waldron, Dr. phil., außerordentliche Professorin für Biologie, University of Pennsylvania (Kapitel 19)

Estelle Ramey, Dr. phil., Professorin für Physiologie und Biophysik, Georgetown University (Kapitel 19)

Jules Asher, zuständig für öffentliche Angelegenheiten, Intramural Research Program, National Institute of Mental Health (Kapitel 5, Abschnitt über Depression, und Kapitel 7, Abschnitt über Selbstmord)

Ed Long, stellvertretender Direktor, Office of Scientific Information, National Institute of Mental Health (Kapitel 5, Abschnitt über Depression, Kapitel 12 und 14)

Lynn Cave, Autorin und Herausgeberin, Office of Scientific and Health Reports, National Institute of Neurological and Communicative Disorders and Stroke (Kapitel 9 und Kapitel 18, Abschnitt über das Gehör)

Judy Murphy, Hauptbeauftragte, Office of Communications, National Institute of Allergy and Infectious Diseases (Kapitel 11 und Kapitel 17, Abschnitt über Nikotin)

Weiterführende Literatur

Gesundheit und Ernährung

Michael F. Jacobson: *Eater's Digest and Nutrition Scoreboard.* New York: Anchor Books, 1985.

Jane Brody: *Jane Brody's Good Food Book: Living the High-Carbohydrate Way.* New York: Norton, 1985.

Covert Bailey: *Fit or Fat?* Boston: Houghton Mifflin, 1978.

Dr. Michael E. DeBakey: *The Living Heart Diet.* New York: Simon and Schuster, 1984.

Sport und Fitness

Dr. Kenneth H. Cooper: *The Aerobics Program for Total Well-Being.* New York: M. Evans, 1982. (Titel der deutschen Ausgabe: *Dr. Coopers Gesundheitsprogramm. Bewegung, Ernährung, Seelisches Gleichgewicht.* Droemer Knaur, 1984.)

Dr. Gabe Mirkin/Marshall Hoffmann: *The Sportsmedicine Book.*, Boston: Little, Brown, 1978. (Titel der deutschen Ausgabe: *Die Dr. Mirkin Fitness-Sprechstunde. Der medizinische Ratgeber für Fitness und Sport.* BLV, 1988.)

Bob Anderson: *Stretching: For Everyday Fitness and for Running, Tennis, Racquetball, Cycling, Swimming, Golf and Other Sports.* Bolinas: Shelter Publications. (Titel der deutschen Ausgabe: *Stretching.* Heyne, 1987.)

Liebe und Sexualität

Warwick Williams: *It's Up to You.* Baltimore: Williams & Wilkins, 1985.

Entspannung und Schlaf

Lynne Lamberg: *The American Medical Association Guide to Better Sleep.* New York: Random House, 1984.

Streßbewältigung

Herbert Benson: *The Relaxation Response.* New York: Morrow, 1976.

Alan Lakein: *How to Get Control of Your Time and Your Life.* New York: New American Library, 1973.

Anschriften von Hilfsorganisationen

AIDS

AIDS-Beratungstelefon (bundesweit)
19411

Bundeszentrale für gesundheitliche Aufklärung
Ostmerheimerstraße 200
5000 Köln 91
AIDS-Telefonberatung: 0221/892031

Deutsche AIDS-Hilfe e. V.
Nestorstraße 8–9
1000 Berlin 31
Telefon: 030/8969060

Alkoholismus/ Drogenabhängigkeit/ Suchtkrankheiten

Anonyme Alkoholiker (AA)
Zentrale Kontaktstelle
Landwehrstraße 9
8000 München 2
Telefon: 089/555685

Blaues Kreuz in Deutschland e. V.
Freiligrathstraße 27
5600 Wuppertal-Barmen
Telefon: 0202/621098

Deutscher Caritasverband e. V.
Referat Gefährdetenhilfe/Suchtkrankenhilfe
Karlstraße 40
7800 Freiburg
Telefon: 0761/2000

Deutscher Guttemplerorden (I. O. G. T.) e. V.
Adenauerallee 45
2000 Hamburg 1
Telefon: 040/245880

Deutsche Hauptstelle gegen die Suchtgefahren e. V.
Westring 2
4700 Hamm 1
Telefon: 02381/25855

Gesamtverband für Suchtkrankenhilfe im Diakonischen Werk der EKD
Brüder-Grimm-Platz 4
3500 Kassel
Telefon: 0561/102638

Kreuzbund e. V.
Selbsthilfeorganisation und Helfergemeinschaft für Suchtkranke
Jägerallee 5
4700 Hamm
Telefon: 02381/8797

Diabetes

Deutscher Diabetiker-Bund e. V.
Bundesgeschäftsstelle
Danziger Weg 1
5880 Lüdenscheid
Telefon: 02351/85051

Herz- und Kreislauferkrankungen

Bundesverband der Herz- und Kreislaufbehinderten e. V.
– anti infarkt club –
Schweizer Straße 23
4190 Kleve 1
Telefon: 02821/22538

Deutsche Herzstiftung e. V.
Hans-Thoma-Straße 10
6000 Frankfurt am Main 70
Telefon: 069/610838

Deutsche Liga zur Bekämpfung des hohen Blutdrucks e. V.
Berliner Straße 46
6900 Heidelberg 1
Telefon: 06221/411774

Krebs

Deutsche Krebshilfe e. V.
Informations- und Beratungszentrum
Thomas-Mann-Straße 40/42
5300 Bonn 1
Telefon: 0228/729900

Narkolepsie

Deutsche Narkolepsie-Gesellschaft e. V.
Postfach 9006
4150 Krefeld
Telefon: 02151/542640

Sexualprobleme/ Empfängnisverhütung

PRO FAMILIA
Deutsche Gesellschaft für Sexualberatung und Familienplanung e. V.
Bundesverband
Körner Wiese 5
6000 Frankfurt am Main 1
Telefon 069/447061

Regionale Beratungsstellen dieser Organisationen in Ihrer Nähe können Sie immer bei den hier aufgeführten *Zentralstellen* oder beim örtlichen Gesundheitsamt erfragen. Wer allgemeine Informationen über die Möglichkeiten und den Aufbau von Selbsthilfegruppen bekommen möchte, kann sich auch an die *Nationale Kontakt- und Informationsstelle für Selbsthilfegruppen NAKOS,* Albrecht-Achilles-Straße 65, 1000 Berlin 31, wenden.

Register